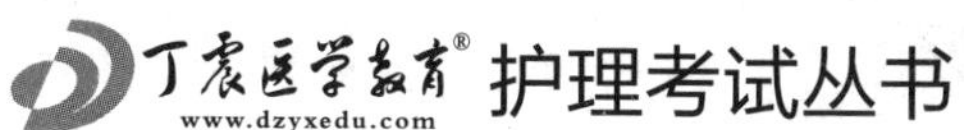
护理考试丛书

丁震主管护师急救包®

护理学（中级）

单科第4科专业实践能力

考点背诵及强化1000题

丁 震 编著

山东城市出版传媒集团·济南出版社

图书在版编目（CIP）数据

护理学（中级）单科第 4 科专业实践能力考点背诵及强化 1000 题 / 丁震编著 . — 济南 : 济南出版社，2023.9

（丁震主管护师急救包）

ISBN 978-7-5488-5911-6

Ⅰ . ①护⋯　Ⅱ . ①丁⋯　Ⅲ . ①护理学—资格考试—自学参考资料　Ⅳ . ① R47

中国国家版本馆 CIP 数据核字 (2023) 第 181583 号

丁震主管护师急救包　护理学（中级）单科第 4 科专业实践能力考点背诵及强化 1000 题

DING ZHEN ZHUGUAN HUSHI JIJIUBAO　HULIXUE (ZHONGJI) DANKE DI 4 KE ZHUANYE SHIJIAN NENGLI KAODIAN BEISONG JI QIANGHUA 1000 TI

丁震 / 编著

出 版 人　田俊林
责任编辑　张所建
装帧设计　舜思教育

出版发行　济南出版社
地　　址　济南市市中区二环南路 1 号（250002）
总 编 室　（0531）86131715
印　　刷　三河市中晟雅豪印务有限公司
版　　次　2023 年 9 月第 1 版
印　　次　2023 年 9 月第 1 次印刷
成品尺寸　210mm × 285mm　16 开
印　　张　15.25
字　　数　488 千
定　　价　59.00 元

内容简介

丁震医学教育® www.dzyxedu.com

本书是护理学（中级）资格考试的复习参考用书，主要为上一年度主管护师主专业（代码368）第四科（专业实践能力）考试未通过的考生编写。全书分为考点背诵和强化试题两个部分。考点背诵部分根据考试大纲对单科目考核的内容要求和历年考试命题情况编写，分为内科、外科、妇产科、儿科四章，主要从疾病的临床表现、治疗要点和护理措施等几个方面做了较大跨度的知识总结和归纳，方便考生强化理解和背诵；另外还涉及少数跨科目的辅助检查、病因与发病机制、解剖生理和病理生理等内容，以确保单科复习的系统性和完整性。强化试题部分精选1000题，共10套试卷，供考生专项实战模拟；1000题均配有原创解析，对有干扰价值的选项逐项对比解析，帮助考生深刻理解考试重点。本书也可供第一年参加考试，习惯拆分为单科报考和复习的考生使用。

前 言

丁震医学教育 www.dzyxedu.com

全国全国卫生专业技术资格（初、中级）以考代评工作从2001年开始正式实施，参加并通过考试是用人单位评聘相应技术职称的必要依据。2011年，原初级护士专业考试并轨、独立为全国护士执业资格考试。自2024年起，取消中医护理学（师）和中医护理学（中级）2个专业，将中医护理学并入护理学专业，在护理学专业考试中增加中医内容；另外取消了结核病学、职业病学、计划生育和职业卫生4个专业。目前，全国卫生专业技术资格（初、中级）考试共设113个专业，涵盖护理、临床医学、药学、检验、影像、康复、口腔、预防医学、中医药等学科领域。

全国卫生专业技术资格（初、中级）考试采用4个科目的考试形式，4个科目分别为第一科基础知识、第二科相关专业知识、第三科专业知识、第四科专业实践能力。每个科目有100个得分点，满分100分，60分即通过该科目。科目成绩实行2年有效的滚动管理办法，考生须在连续的2个考试年度内通过同一专业的所有4个考试科目，方为所报考专业成绩合格。各专业考试涉及知识范围广，有一定难度，考生对应考复习资料的需求较强烈。

目前，除护理学（师）专业仍为纸笔答题外，其余的112个考试专业均采用人机对话方式。采用人机对话考试后，每个考试科目的考试时间由原纸笔方式的120分钟减少至90分钟，完整的一个专业考试时间也由原纸笔方式的2天变为1天，即采用人机对话方式考试的4个科目分别在上午和下午各完成2个科目。

全国卫生专业技术资格（初、中级）考试共分为A1/A2、B1、A3/A4和案例分析题4类题型（已取消X型多选题），案例分析题只出现在临床医学专业的第四科。人机对话考试根据报考专业和科目的不同，每个科目会按上述4类题型划分为不同的模块，每个模块答题结束须提交方可进入下一个模块的答题，已提交的模块不可再回退修改答案；A3/A4和案例分析题的每道题或每个提问也只能向前点击，不可回退修改。A1/A2和B1两类题型在该模块未提交时可回退修改。

护理学（中级）考试也称为主管护师考试，分为主专业（专业代码368）以及内科（专业代码369）、外科（专业代码370）、妇产科（专业代码371）、儿科（专业代码372）和社区（专业代码373）亚专业，共6个专业。

主专业因考生人数较多，每年通常分为多个批次（3或4批）考试，亚专业均为1个批次，具体考试批次及时间以当年国家卫生健康委人才交流服务中心发布的官方通知为准。分多个批次的主专业考试，各批次的命题均不相同。

主专业和各亚专业的考试范围相互交叉、关系复杂，根据我们汇总的考生提问发现，如果没有针对性的复习参考书和培训课程，绝大多数考生分不清楚自己所报考主专业或亚专业的复习范围，以至于花费大量精力，却做了很多无用功。为此，考生在报考前务必对自己报考专业的考查范围做到心中有数。

首先，要明确第一、第二2个科目为主专业和亚专业共用。内科、外科、妇产科、儿科和社区这5个亚专业根据当年考试时间安排，第一、第二2个科目与同时间考试的主专业使用相同的试卷。第二科的考试范围非常清晰，是护理健康教育学、医院感染护理学、护理管理学这3章的内容。但需要特别强调的是，第一科的考试范围是内科、外科、妇产科和儿科这4个临床学科全部疾病的相应内容，比如，内科亚专业的考生，第一科并不只考内科，还要考外科、妇产科和儿科，如果仅仅复习内科，将会差之甚远。

其次，要明确社区护理学仅是报考社区亚专业才会考的内容，报考主专业以及内科、外科、妇产科和儿科这4个亚专业的考生都不需要复习社区护理学的内容。

再次，要明确主、亚专业第三、第四2个科目的考试范围。内科、外科、妇产科、儿科和社区这5个亚专业分别只考各自对应学科的全部内容。比如，内科亚专业，第三、第四科只考内科，不考外科、妇产科和儿科；社区亚专业只考社区护理学。而主专业第三、第四科包含了内科、外科、妇产科和儿科这4个学科的内容，但是要注意，并不是这4个学科的全部内容，而仅仅是考试大纲中标“*”的疾病或内容。

此外，还需要特别强调，主管护师考试只有第二科的考试范围非常清晰，第一、第三、第四这3个科目除涉及主、亚专业复杂的学科和疾病复习范围划分之外，还涉及疾病的病因与发病机制、解剖生理、病理、病理生理、临床表现、辅助检查、治疗要点和护理措施（我称以上内容为“大纲要点”）等命题范围区分。

第一、第三、第四科的大纲要点考查规则非常复杂，对一次考试同时报考这3个科目的考生来讲，全部复习即可，对每个科目的大纲要点范围可以不作区分，这个问题并不重要；但对于需要在这3个科目中只选取其中的1或2个科目报考的考生来讲，就应该把这3个科目所对应的大纲要点范围区分清楚，否则会做很多无用功。虽然考试大纲对这3个科目的大纲要点范围有具体要求，但在考试大纲中的标记琐碎、复杂，并且实际考试命题与考试大纲并不完全相符，甚至有些方面相差巨大，即便完全按考试大纲复习，也难免“掉坑”，这成为导致主管护师考试未通过的重要因素。尤其对于单科补考的考生，补考失利就意味着第3年需要全部重新报考。

以上考试规则非常复杂，把不同考试专业的不同考试科目从学科、疾病及大纲要点之间复杂的命题范围关系区分清楚，是一件非常困难的事，所以很多考生只会捧着一本厚厚的考试指导教材，不作区分、全书复习，虽精神可嘉，但复习效率非常低。

为了很好地解决不同专业考生分科目应考的难题，最佳的方法不是告诉考生每个专业各个科目的复习范围，而是直接向考生提供各专业、各单科的图书或课程。所以，我早在任人民军医出版社考试中心主任时期，就策划编写了主专业单科复习应考的图书，此后的十几年，不断修订并增加了内科、外科亚专业的相应科目，形成了“丁震单科考点背诵及强化1000题丛书”。该系列图书以试题为主，每本图书包含单科试卷10套，共1000题；同时总结了需要强化背诵的重点考试内容，以表格归纳为主。本丛书特别适合单科补考的考生，也适用于偏好拆分成单科复习的考生。

应试指导教材对复习备考必不可少，尤其对于基础相对薄弱的考生，有助于建立系统的知识体系，把握更多考试细节。丁震版应试指导教材以历年考试命题为依据，对历年常考的重点内容编写得非常详细，而对不常考的内容则一笔带过，并舍去了主专业及内科、外科、妇产科、儿科5个专业都不会考的社区护理学，大大压缩了教材篇幅，减轻了考生的备考复习压力。

考试前大量综合刷题更是必不可少，丁震版综合刷题卷题量大，且区分了主、亚专业。主专业有《护理学（中级）模拟6套卷全解析》《护理学（中级）预测5套卷全解析》《护理学（中级）冲刺4套卷全解析》3种试卷（简称“主专业6＋5＋4刷题三本套”），共15套卷6000题；内科、外科亚专业分别有“模拟6套卷”和“冲刺4套卷”各2本（简称“亚专业6＋4刷题两本套”），每个亚专业共有10套卷4000题。

2024年，新增了两本图书。一本是《护理学（中级）历年真题考点解读5套卷》，这本书是我们根据近两年多批考试原创的全真试卷和解析，体现了近年考试命题微妙的变化，参考价值特别高。另一本是《护理学（中级）札记》，这是一本图表化的记忆手册，以表格总结归纳历年考试的高频知识点，以流程图和思维导图梳理重点疾病的知识逻辑，并配套近 20 节重点难点疾病的精品课程。

由于主管护师考试难度大，对于复习应考较吃力或想尽快通过考试的考生，培训课程可以大幅度降低复习备考难度。课程充分体现了我和我的讲师团队对主管护师考试教学的专业研究成果，对考生顺利通过考试将大有裨益，且可以大幅降低复习的时间成本。

丁震主管护师“单科预测课”和“单科押题课”于 2019 年首次以直播形式推出，此后课件经过不断修订完善，试题和考点覆盖更广；2023 年起已全部转变为线上录播课的形式，既有以讲题为主的“单科预测课”“单科押题课”“历年题讲解课”“病例分析专项课”，也有以讲知识点为主的“核心考点课”等。“单科预测课”“单科押题课”是主干课程，以“点线学习法”的思路展开讲解，重在类似知识点的分类和归纳。在讲解中对知识点的扩展是课程的最大特色，特别有助于考生深刻理解每道题和每个知识点，融会贯通，举一反三。

2024 年，我们还将增加高端班型，其对考生最大的价值是用最少的精力通过考试。课程中增加了近两年考试新题，主要课程均为全新录制，针对性更强，押中率更高。

在图书编写和课程制作过程中，我和我的团队始终坚持两个基本原则：一是内容原创原则；二是及时修订原则，每年增补新的知识总结和新试题。只有不断努力，才能出精品。

由于编写和出版的时间紧、任务重，书中不足之处，请考生批评指正。

丁震

2023 年 9 月于北京

目 录

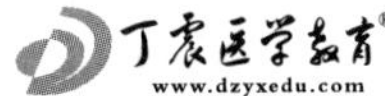

第一部分 考点背诵

第二部分 强化 1000 题

附：答案与解析

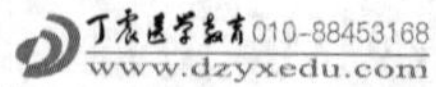

第一部分　考点背诵

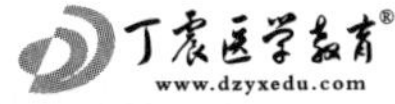

第一章　内科护理学

考点背诵 1：呼吸系统疾病的痰液特点

痰液特点	常见疾病
透明黏液痰	支气管炎、支气管哮喘
黄脓痰	金黄色葡萄球菌感染
翠绿色痰	铜绿假单胞菌感染
铁锈色痰	肺炎链球菌肺炎
砖红色胶冻状痰	肺炎克雷伯菌肺炎
果酱样痰	肺吸虫病
粉红色泡沫痰	急性左心衰
恶臭痰	厌氧菌感染
白色黏稠拉丝痰	真菌感染
咖啡样痰	阿米巴肺脓肿

考点背诵 2：呼吸系统疾病的主要临床表现

疾　病	表　现
急性呼吸道感染	急性上呼吸道感染：可分为普通感冒、急性咽炎和喉炎、急性咽 - 扁桃体炎等； 急性气管 - 支气管炎：初为刺激性干咳，以后出现咳嗽、咳痰
慢性阻塞性肺疾病（COPD）	慢性支气管炎：表现为“咳、痰、喘、炎”。长期反复咳嗽、咳痰为其最突出的症状，每年发病持续 3 个月，连续 2 年或 2 年以上。 COPD：特征性症状是慢性和进行性加重的呼吸困难、咳嗽和咳痰。桶状胸，双侧语颤减弱。严重者可有缩唇呼吸，叩诊过清音，呼吸音减弱，呼气延长，出现湿啰音和（或）干啰音，肺下界下移，心音遥远。 并发症包括慢性肺源性心脏病（最常见）、Ⅱ型呼吸衰竭、自发性气胸等
慢性肺源性心脏病	肺、心功能代偿期：发绀，肺气肿，肺动脉第二心音（P_2）亢进，三尖瓣区收缩期杂音（右心扩大后三尖瓣相对关闭不全）或剑突下心脏搏动增强（右心室肥厚）。 肺、心功能失代偿期：最突出的表现为呼吸困难加重，严重者出现肺性脑病，表现为谵妄、嗜睡、躁动、抽搐、昼睡夜醒等，是慢性肺源性心脏病死亡的首要原因。心力衰竭以右心衰竭为主
肺结核	长期午后低热、乏力、食欲减退、消瘦、盗汗；咳嗽、咳痰、咯血；患侧呼吸运动减弱，语颤增强，叩诊浊音，听诊呼吸音减低
呼吸衰竭	呼吸困难是最早、最突出的症状；发绀是缺氧的主要表现； Ⅰ型呼吸衰竭：动脉血氧分压（PaO_2）$<$ 60mmHg，而动脉血二氧化碳分压（$PaCO_2$）正常或低于正常； Ⅱ型呼吸衰竭：$PaO_2 < 60mmHg$ 且 $PaCO_2 > 50mmHg$
肺炎链球菌肺炎	急性起病，稽留热，头痛和全身肌肉酸痛。早期干咳，继之出现脓痰，呈铁锈色；实变时表现为患侧呼吸运动减弱，语颤增强，叩诊浊音
军团菌肺炎	寒战、高热，咳嗽，有少量黏液痰，痰中带血，胸痛，呼吸困难，伴有恶心、呕吐，水样腹泻

考点背诵 3：呼吸系统疾病的治疗与护理

疾　病	治疗与护理
急性呼吸道感染	病毒感染者常选用抗病毒药物； 细菌感染者应用抗菌药物治疗，常选用青霉素类、头孢菌素类或大环内酯类
慢性支气管炎	急性发作期的治疗包括病因治疗和对症治疗，最主要的治疗是病因治疗即控制感染。其次是祛痰、镇咳、解痉、平喘、雾化吸入等对症治疗
肺炎链球菌肺炎	首选青霉素，对青霉素过敏或耐药者，应用喹诺酮类或大环内酯类抗生素
金黄色葡萄球菌肺炎	选用半合成青霉素或头孢菌素类抗生素，对于耐甲氧西林金黄色葡萄球菌（MRSA）应选用万古霉素
肺炎支原体肺炎	首选大环内酯类抗生素，如红霉素、罗红霉素和阿奇霉素
军团菌肺炎	首选大环内酯类抗生素，如红霉素、罗红霉素和阿奇霉素
肺结核	治疗原则：早期、联合、适量、规律和全程治疗。 全杀菌药：异烟肼、利福平；半杀菌药：链霉素、吡嗪酰胺；抑菌药：乙胺丁醇。 中、大量咯血应严格卧床，取患侧卧位，保持呼吸道通畅（关键措施），大量咯血者静脉给予垂体后叶素，合并窒息时取头低足高俯卧位
慢性阻塞性肺疾病（COPD）	首要的治疗目的：改善呼吸功能； 稳定期：支气管扩张药、吸入型糖皮质激素、祛痰药、长期家庭氧疗； 急性加重期：控制性氧疗（1~2L/min，28%~30%）、抗感染、平喘、祛痰、镇咳
慢性肺源性心脏病	治肺为本、治心为辅；控制感染、合理氧疗（首要措施），控制和纠正心力衰竭。 患者出现水肿、腹腔积液或尿少时，应限制钠、水摄入，限钠盐＜3g/d、水＜1500ml/d、蛋白质1.0~1.5g/（kg · d），避免摄入高碳水化合物食物； 急性加重期禁用镇静药，镇静药易引起呼吸抑制、影响咳嗽反射、诱发肺性脑病
呼吸衰竭	治疗原则：保持呼吸道通畅，迅速纠正缺氧，改善通气，积极治疗原发病；消除病因，纠正酸碱平衡失调及维持重要脏器的功能。 Ⅰ型呼吸衰竭给予较高浓度（＞35%）吸氧； Ⅱ型呼吸衰竭给予低浓度（＜35%）持续吸氧

考点背诵 4：抗结核病药物的主要不良反应

药　物	主要不良反应
异烟肼	周围神经炎、肝损害［谷丙转氨酶（ALT）升高］
利福平	肝损害（ALT 升高和黄疸）、胃肠道不适、过敏反应
吡嗪酰胺	高尿酸血症常见、药物性肝炎（ALT 升高、黄疸）
链霉素	耳毒性和肾毒性：听力障碍、眩晕
乙胺丁醇	球后视神经炎、胃肠道反应
对氨基水杨酸	胃肠道反应、过敏反应、肝损害

助记歌谣　全异周围利福肝，半链听肾吡尿酸。抑菌乙胺最伤眼，伤胃对氨水杨酸。

考点背诵 5：缺氧程度的判断及氧疗

（1）血气分析检查结果是氧疗的客观指标。

① PaO_2 是反映缺氧的敏感指标，是决定是否给氧的重要依据，对于成年患者，特别是慢性呼吸衰竭者（PaO_2＜60mmHg），应给予吸氧。

② $PaCO_2$ 是决定给氧方式的主要依据，若无二氧化碳潴留，则给予高浓度给氧。若存在二氧化碳潴留，则给予低流量、低浓度给氧，防止高浓度吸氧解除主动脉体和颈动脉窦的兴奋性，从而抑制呼吸，加重缺氧和二氧化碳潴留。

（2）氧疗的目的是使患者在静息状态下，达到 $PaO_2$60mmHg 和（或）使动脉血氧饱和度（SaO_2）升至 90% 以上。

（3）PaO_2 正常值为 95~100mmHg。

（4）$PaCO_2$ 正常值为 35~45mmHg。

（5）SaO_2 正常值为 95%~98%。

（6）长期家庭氧疗指征

① PaO_2 ≤ 55mmHg 或 SaO_2 ≤ 88%，有或没有高碳酸血症。

② PaO_2 为 55~60mmHg，或 SaO_2 ＜ 89%，并有肺动脉高压、右心衰竭或红细胞增多症。

考点背诵 6：呼吸系统疾病的吸氧流量、浓度及注意事项

疾 病	氧流量（L/min）	氧浓度（%）	吸氧注意事项
慢性阻塞性肺疾病（COPD）	1~2	28~30	每天给氧不少于 15 小时，尤其夜间不可间断
慢性肺源性心脏病	1~2	28~30	
Ⅱ型呼吸衰竭	1~2	＜ 35	
Ⅰ型呼吸衰竭		＞ 35	
慢性心力衰竭	2~4	29~37	
急性心力衰竭	6~8	45~53	20%~30% 乙醇湿化吸氧
急性呼吸窘迫综合征（ARDS）		＞ 50	呼气末正压（PEEP）

考点背诵 7：有效排痰

（1）排痰方法

排痰方法	适应情况
有效咳嗽	适用于神志清醒，尚能咳嗽者
气道湿化	适用于痰液黏稠和排痰困难者
胸部叩击	适用于久病体弱、长期卧床、排痰无力者
体位引流	适用于痰液量较多、呼吸功能尚好者，如支气管扩张症、肺脓肿
机械吸痰	适用于痰液黏稠无力咳出、意识不清或建立人工气道者，如年老体弱、新生儿、危重、昏迷、麻醉未清醒等

（2）胸部叩击的方法：五指并拢，向掌心微弯曲呈空心掌状或握杯状（非扇形张开），自下而上，由外向内，迅速而有节律地叩击患者胸壁，频率 120~180 次 / 分。每次叩击 5~15 分钟，应在餐后 2 小时或餐前 30 分钟完成，以免引发呕吐。

考点背诵 8：呼吸功能锻炼

（1）缩唇呼吸：缩唇缓慢呼气可提高支气管内压，防止呼气时小气道过早塌陷，利于肺泡气排出，以减少肺内残气量，增加有效通气量，改善肺通气功能。具体方法：患者闭嘴，经鼻吸气，缩唇（吹口哨样）缓慢呼气，同时收缩腹部，以能将距面前 15~20cm 处、与口唇等高水平的蜡烛火焰吹摇动而不灭为宜。

（2）腹式呼吸：通过训练可减低呼吸道阻力，增加肺泡通气量，提高呼吸效率。

①取立位、平卧位或半卧位。

②用鼻吸气，经口呼气，呼吸缓慢均匀。

③吸气时腹肌放松，腹部鼓起；呼气时腹肌收缩，腹部下陷。

④呼气与吸气时间比为（2~3）: 1。

⑤呼吸约 10 次 / 分，3~4 次 / 天，10~15 分钟 / 次。

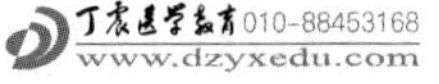

考点背诵 9：结核菌素试验判断标准

（1）注射方法：常用纯蛋白衍化物（PPD），在左前臂屈侧中部皮内注射 0.1ml（5U）的结核菌素。

（2）观察结果：48~72 小时测量皮肤硬结直径。

硬结直径	判断标准
＜ 5mm	阴性（－）
5~9mm	阳性（＋），常为接种卡介苗后，硬结浅红，边缘不清，2~3 天后消失
10~19mm	中度阳性（＋＋），提示有结核分枝杆菌感染，硬结深红，边缘清，7~10 天后消失
≥ 20mm	强阳性（＋＋＋），提示有活动性结核病的可能
除硬结外，还有水疱、破溃、淋巴管炎及双圈反应	极强阳性（＋＋＋＋）

助记歌谣 小五阴，阳到九，接种卡介经常有。十九中，感结核，二十强阳结核活。

考点背诵 10：心力衰竭的临床表现

	主要症状	主要体征
左心衰竭	劳力性呼吸困难：最早出现的症状。 夜间阵发性呼吸困难：最典型的表现。 端坐呼吸：肺淤血达到一定程度，患者不能平卧。 急性肺水肿：最严重的情况。 咳嗽、咳痰、咯血：夜间加重，而站位、立位时减轻；咳粉红色泡沫样痰是急性肺水肿的表现	肺部湿啰音； 心脏体征：左心室扩大，可闻及舒张早期奔马律，肺动脉瓣区第二心音（P_2）亢进； 交替脉
右心衰竭	消化道症状：恶心、呕吐、食欲减退、腹胀、肝区胀痛等是最常见的症状； 呼吸困难：发绀是由于体循环静脉淤血，血流缓慢，血液中的还原血红蛋白增多所致	颈静脉征：颈静脉充盈、怒张是最早征象。 肝颈静脉反流征阳性：指按压右上腹时颈外静脉充盈，是特征性体征。 水肿：典型体征，由于体循环静脉压力增高所致。水肿从足、踝开始，逐渐向上蔓延，呈对称性、凹陷性；胸腔积液和腹腔积液

考点背诵 11：心功能分级及活动指导

分 级	心功能表现	活动指导
Ⅰ 级	体力活动不受限，日常活动（一般活动）不引起明显的气促、乏力或心悸	注意休息，不限制一般的体力活动，适当锻炼，但应避免剧烈运动和重体力劳动
Ⅱ 级	体力活动轻度受限，休息时无症状，日常活动（一般活动）如平地步行 200~400m 或以常速上 3 层以上楼梯的高度时，出现气促、乏力和心悸	适当限制体力活动，可从事轻体力活动和家务劳动，增加午睡时间，劳逸结合
Ⅲ 级	体力活动明显受限，稍事活动或轻于日常活动（一般活动）如平地步行 100~200m 或以常速上 3 层以下楼梯的高度时，即引起显著气促、乏力或心悸	限制日常体力活动，以卧床休息为主，鼓励或协助患者自理日常生活
Ⅳ 级	体力活动重度受限，休息时也有气促、乏力或心悸，稍有体力活动症状即加重，任何体力活动均会引起不适	不需要静脉给药者为Ⅳ a 级，可在室内或床边略活动；需静脉给药者为Ⅳ b 级，应绝对卧床休息，日常生活由他人照顾，卧床时应做肢体被动运动

助记歌谣 Ⅰ级心衰不受限，日常活动难出现。Ⅱ级活动轻受限，行 2 上 3 症状现。Ⅲ级明显活动限，未及 2、3 就出现。Ⅳ级重度活动限，即便休息也常见。

考点背诵 12：稳定型心绞痛与急性心肌梗死鉴别

	稳定型心绞痛	急性心肌梗死
典型症状	发作性胸痛和胸部不适	心前区剧烈疼痛是最早出现和最突出的症状
胸痛特点	压榨、憋闷、紧缩、烧灼或窒息感	
濒死、恐惧感	偶伴	常伴
胸痛部位	胸骨后上中段或心前区	
放　射	多至左肩，沿左臂尺侧至环指和小指；向上可至颈、咽部和下颌部	
持续时间	一般 3~5 分钟，不超过 30 分钟	10~20 分钟以上
诱　因	体力劳动、情绪激动、饱餐、寒冷、吸烟	一般无明显诱因
好发时段	早晨和上午	
含服硝酸甘油	1~2 分钟开始起效，10 分钟以上不缓解考虑非心绞痛	无效

考点背诵 13：洋地黄的用药护理

		说　明
常用药物	地高辛、毛花苷丙（西地兰）	
药理机制	治疗剂量可增强心肌收缩力、减慢心率、抑制心脏传导系统，使心脏每搏输出量和心排血量增加，改善肺循环及体循环淤血	
不良反应	心脏毒性反应	快速型心律失常：最常见和最早出现的是室性期前收缩，如二联律、三联律甚至心室颤动； 缓慢型心律失常：房室传导阻滞或窦性心动过缓
	胃肠道反应	表现为食欲减退、恶心、呕吐等
	神经系统反应	表现为头痛、头晕、视物模糊、黄视、绿视等
用药护理	严格遵医嘱用药，用药前应先测量心率。静脉给药时务必稀释后缓慢静脉注射，同时监测心律、心率、脉搏、心电图及血压变化。当患者心律或脉搏节律由规则变为不规则，或由不规则变为规则，心率或脉搏＜ 60 次 / 分时，均提示洋地黄中毒，应暂停用药并通知医生。 洋地黄化心电图特征性表现：ST 段出现鱼钩样改变	
毒性反应处理	一旦发现中毒，应立即停用洋地黄，严格卧床，半卧位。 快速型心律失常：停用排钾利尿药，积极补钾，避免诱因；严重者可遵医嘱给予苯妥英钠或利多卡因治疗，不宜用电复律，以免引起心室颤动。 缓慢型心律失常：使用阿托品治疗，不宜补钾	
配伍禁忌	注意不与奎尼丁、普罗帕酮、维拉帕米、胺碘酮、钙剂、阿司匹林等药物合用	

考点背诵 14：循环系统疾病药物应用及护理

药　物	药物应用及护理
利尿药	排钾利尿药：呋塞米（速尿）、氢氯噻嗪，易引起低钠血症、低钾血症、低氯血症、低镁血症性碱中毒，其中低钾血症最危险；含钾丰富的食物有深色蔬菜、柑橘、瓜果、大枣、菇类、豆类等；为防止对消化道的刺激，口服补钾宜餐后或与果汁同服。 保钾利尿药有螺内酯（安体舒通），可引起男性乳腺增生，停药后可消失
血管紧张素转换酶抑制剂（ACEI）	常用药物有卡托普利、依那普利、福辛普利等。 是目前治疗和改善慢性心力衰竭预后的首选药；无痰干咳、高钾血症是常见的不良反应

续 表

药 物	药物应用及护理
血管紧张素Ⅱ受体拮抗剂（ARB）	常用药物有氯沙坦、缬沙坦等； 当患者不能耐受因 ACEI 引起的干咳时，可改用 ARB
β受体阻滞剂	常用药物：美托洛尔（倍他乐克）、比索洛尔、卡维地洛等。 慢性心力衰竭和原发性高血压的常用药；对心绞痛有良好疗效；降低心力衰竭患者病死率；对多种原因引起的室上性和室性心律失常均有效。 支气管哮喘、心动过缓、房室传导阻滞、重度心力衰竭患者禁用
钙通道阻滞剂（CCB）	二氢吡啶类钙通道阻滞剂：硝苯地平、尼卡地平、非洛地平等。 降低血压，各型心绞痛均有用。心力衰竭患者慎用
硝酸甘油	终止心绞痛发作最有效、作用最快的药物。 常见给药方式为舌下含服。 最常见的不良反应是低血压，故用药后应立即平卧，以防直立性低血压，静脉用药时随时监测血压变化；避光放在棕色瓶内，药瓶开封后每 6 个月更换一次，确保疗效
硝普钠	高血压急症首选药物，可同时扩张小动脉和小静脉，也是治疗急性心力衰竭的常用药。 应现用现配，保存和连续应用不超过 24 小时；滴注过程中应避光，黑纸遮挡
胺碘酮	常见窦性心动过缓、房室传导阻滞等不良反应，很少引起致命性心律失常； 心外毒性最严重的为肺纤维化，长期使用可致死亡
利多卡因	不良反应可出现中枢神经系统毒性反应；眼球震颤是中毒的早期症状

考点背诵 15：循环系统强调绝对卧床的疾病

疾 病	具体要求
心律失常	持续性室性心动过速、持续性心房颤动、二度Ⅱ型及三度房室传导阻滞等，应绝对卧床
心脏电复律后	绝对卧床 24 小时
心脏起搏治疗	术后绝对卧床 24~48 小时，取平卧位或半卧位
急性心肌梗死	发病 12 小时内绝对卧床休息，保持环境安静，谢绝探视，解除焦虑。若无并发症，可根据病情卧床 1~3 天，病情不稳定及高危患者可适当延长卧床时间；一般第 2 天可允许使用坐便器坐在床旁大便，第 3 天可在病房内活动，第 4~5 天逐步增加活动，直至每天 3 次步行 100~150m
心脏瓣膜病	有血栓形成者应绝对卧床休息，以防血栓脱落造成栓塞

考点背诵 16：循环系统疾病饮食护理的具体要求

疾 病	饮食护理的具体要求
心力衰竭	少食多餐，限制总热量；低盐（＜ 5g/d）饮食； 心力衰竭急性发作或有容量负荷过重者应严格限制水、钠摄入量，限制钠盐摄入＜ 2g/d
心律失常	避免过饱及刺激性食物
先天性心脏病	法洛四联症应注意供给充足液体，防止血栓栓塞
原发性高血压	给予低盐（＜ 6g/d）、低脂、低胆固醇饮食，限制动物脂肪、内脏
冠心病	急性心肌梗死患者需禁食至胸痛消失，然后给予流质、半流质饮食，逐步过渡到普通饮食； 适当增加纤维素类食物，必要时使用缓泻药及通便药如开塞露，以防止便秘时用力排便，使心肌耗氧量增加导致心律失常或心力衰竭，甚至心脏破裂

考点背诵 17：心脏负荷过重的机制

心脏负荷变化	常见病因
前负荷（容量负荷）过重	瓣膜关闭不全：二尖瓣、主动脉瓣关闭不全（左心室前负荷过重）； 左、右心腔分流：房间隔缺损、室间隔缺损、动脉导管未闭等； 循环血量增多：甲状腺功能亢进症、慢性贫血等
后负荷（压力负荷）过重	左心室后负荷过重：高血压、主动脉瓣狭窄
	右心室后负荷过重：肺动脉高压、肺动脉瓣狭窄

助记歌谣 压力过重有两种，原高主狭左后重。肺高肺狭右后重，二主不全左室容。

考点背诵 18：心律失常的常用非药物治疗方法

治疗方法	临床意义
直流非同步电除颤	目前治疗心室颤动和心室扑动最有效的方法
直流同步电复律	适用于心室颤动和心室扑动以外的快速型心律失常，如室上性心动过速、室性心动过速、持续性心房颤动、心房扑动等，同步装置可使放电时电流正好与 R 波同步
心脏起搏治疗	二度Ⅱ型及三度房室传导阻滞患者，若心室率缓慢，可伴有血流动力学障碍，甚至出现阿 - 斯综合征，应及早给予临时或永久心脏起搏治疗
射频消融术	心房扑动和心房颤动患者药物治疗无效，可选用射频消融术

考点背诵 19：急性心肌梗死溶栓再通的判断标准、康复训练时心率变化的意义

（1）急性心肌梗死溶栓再通的判断标准

①心电图抬高的 ST 段于 2 小时内回降＞ 50%。

②胸痛 2 小时内基本消失。

③ 2 小时内出现再灌注性心律失常：短暂的加速性室性自主节律，房室或束支传导阻滞突然消失，或下后壁心肌梗死患者出现一过性窦性心动过缓、窦房传导阻滞或低血压状态。

④血清肌酸激酶同工酶（CK-MB）峰值提前出现（14 小时内）。

⑤根据冠状动脉造影直接判断溶栓是否成功。

（2）急性心肌梗死患者康复训练时心率变化的意义

运动时心率变化情况	意　义
增加 10~20 次 / 分	正常反应
增加＜ 10 次 / 分	可加大运动量，进入高一阶段的训练
增加＞ 20 次 / 分	退回到前一运动水平，若仍不能纠正，应停止活动

考点背诵 20：消化系统疾病的临床表现

疾　病	临床表现
消化性溃疡	以慢性、周期性发作、节律性上腹部疼痛为特点，伴反酸、嗳气、灼烧感、恶心、食欲减退等消化不良症状； 胃溃疡：“进餐—疼痛—空腹缓解”规律； 十二指肠溃疡：“空腹疼痛—进餐—缓解”规律； 常见并发症包括出血（最常见）、急性穿孔（突发刀割样疼痛，可有腹部压痛、反跳痛、腹肌紧张呈“木板样”强直等急性腹膜炎的体征）、瘢痕性幽门梗阻（呕吐宿食）、癌变（疼痛节律可变为无规律性）

续 表

疾 病	临床表现
肝硬化	食欲减退是最常见症状； 出血倾向和贫血； 蜘蛛痣和肝掌（肝对雌激素的灭活功能减退，雌激素增多）； 面部和其他暴露部位皮肤色素沉着（肾上腺皮质激素减少）； 腹腔积液是失代偿期最突出的临床表现； 侧支循环建立和开放； 脾大、脾功能亢进； 最常见的并发症是上消化道出血，多由食管胃底静脉曲张破裂出血所致； 肝性脑病是肝硬化失代偿期最严重的并发症，也是最常见的死亡原因
原发性肝癌	肝区持续性胀痛、钝痛或刺痛，当肿瘤侵犯横膈时，疼痛可牵涉右肩，可有腹膜刺激征等急腹症表现。 肝表面的癌结节破裂，可突然引起剧烈腹痛等急腹症表现甚至休克； 原发性肝癌由于癌肿本身代谢异常，进而导致机体内分泌代谢异常，可引起低血糖、红细胞增多症、高钙血症、高脂血症等副癌综合征表现
肝性脑病	主要表现为高级神经中枢的功能紊乱以及运动和反射异常，最具有特征性的体征是扑翼样震颤
急性胰腺炎	腹痛是主要表现和首发症状，多于暴饮暴食或酗酒后突然发作； 疼痛剧烈而持续，可有阵发性加剧； 腹痛多位于中、左上腹，向腰背部呈带状放射，进食后疼痛加重，一般胃肠解痉药不能缓解
上消化道出血	呕血与黑便是特征性表现

考点背诵 21：消化系统疾病的治疗要点

疾 病	治疗要点
幽门螺杆菌（Hp）感染	标准三联疗法：质子泵抑制剂＋ 2 种抗生素； 经典四联疗法：质子泵抑制剂＋铋剂＋ 2 种抗生素； 具有抗 Hp 作用的抗生素包括克拉霉素、阿莫西林、甲硝唑、替硝唑、喹诺酮类抗生素、呋喃唑酮、四环素等
消化性溃疡	大多数消化性溃疡及其并发症的治疗已不需要外科手术，但在下列情况时，要考虑手术治疗：并发大出血经药物、内镜及血管介入治疗无效；急性穿孔、慢性穿透性溃疡；瘢痕性幽门梗阻，内镜治疗无效；胃溃疡疑有癌变
肝硬化	腹腔积液时应限制钠、水的摄入：限制钠盐 1.2~2.0g/d。24 小时液体入量＜ 1000ml；若合并低钠血症，应限制在 500ml 以内。 利尿药是目前临床应用最广泛的治疗腹腔积液的方法。首选醛固酮受体拮抗剂螺内酯，同时应合用排钾利尿药呋塞米
肝性脑病	开始数天内禁食蛋白质，因蛋白质进入体内后可分解产生氨； 口服乳果糖或乳梨醇：酸化肠道，使肠道细菌产氨减少，同时可减少氨的吸收； 口服抗菌药：减少氨的形成和吸收，常用的有利福昔明、新霉素、甲硝唑
原发性肝癌	手术是最主要的治疗方法； 肝动脉化疗栓塞（TACE）是肝癌非手术疗法中的首选方法
急性胰腺炎	减少胰液分泌是最主要的措施，而减少胰液分泌最主要的措施是禁食水和胃肠减压； 生长抑素、奥曲肽可抑制生长激素释放，还可抑制胃酸、胰腺内分泌（胰岛素和胰高血糖素）及外分泌（胰酶），对胰腺有保护作用

考点背诵 22：消化性溃疡的药物治疗与护理

类　别	药　物	不良反应	服药时间
H_2 受体拮抗剂	×× 替丁（西咪 / 法莫 / 雷尼）	头晕、嗜睡、腹泻、腹胀、皮疹、肝损害、骨髓抑制、心律失常	餐中或餐后即刻 / 睡前，与抗酸药间隔 1 小时以上
质子泵抑制剂	×× 拉唑（奥美 / 兰索 / 艾司奥美）	头晕（避免开车及其他需要高度集中注意力的工作）、荨麻疹、口苦	晨起吞服或早、晚各服 1 次，不可咀嚼
铋　剂	枸橼酸铋钾胶、体果胶铋	便秘和粪便变黑、恶心、一过性转氨酶升高，过量蓄积会引起神经毒性；需经肾脏排泄，有肾毒性	餐前半小时，不可与抗酸药同时服
胃黏膜保护药	硫糖铝	便秘、口干、眩晕、嗜睡	餐前 1 小时及睡前嚼服
弱碱抗酸药	氢氧化铝、铝碳酸镁（达喜）	胃肠不适、消化不良、便秘，避免与奶制品同服	餐前 0.5~1 小时或疼痛嚼服（铝），餐后 1~2 小时或睡前嚼服（镁）
促胃肠动力药	西沙必利、多潘立酮（吗丁啉）	心律失常甚至猝死（西）、头晕、嗜睡、泌乳（多）	早餐前或睡前（西）；餐前半小时（多）

考点背诵 23：肝动脉栓塞化疗患者的护理

（1）取平卧位，术后 24~48 小时卧床休息。

（2）穿刺部位压迫止血 15 分钟再加压包扎，沙袋压迫 6~8 小时，保持穿刺侧肢体伸直 24 小时，并观察穿刺部位和肢体远端皮肤情况。

（3）禁食 2~3 天，从流质饮食开始，少量多餐。

（4）术后 4~8 小时体温可升高，持续约 1 周，中、低度发热不需要特殊处理，持续高热者应采取降温措施。

（5）术后 1 周后，因肝缺血影响肝糖原储存和蛋白质合成，遵医嘱静脉补充白蛋白和葡萄糖。

考点背诵 24：消化系统疾病的饮食护理

疾　病	饮食护理
慢性胃炎	避免食用过咸、过甜、过硬、生冷、刺激性食物（辣椒）或饮料（浓茶、咖啡），以及粗纤维食物（芹菜、韭菜）和油炸食品
消化性溃疡	指导患者规律进食，定时定量，少食多餐，细嚼慢咽，5~6 餐 / 天，以中和胃酸； 避免食用过咸、过甜、过硬、生冷、刺激性食物（辣椒）或饮料（浓茶、咖啡），以及粗纤维食物（芹菜、韭菜）和油炸食品； 症状较重者以面食为主，因面食柔软易消化，且因其含碱，可有效中和胃酸； 若有少量出血，可给予温牛奶、米汤等温凉、清淡流质饮食，以中和胃酸，利于黏膜恢复；若合并大出血、穿孔、幽门梗阻，应禁食
上消化道大出血	大量出血者暂禁食，消化性溃疡出血停止 24 小时后再给予温流质饮食； 食管胃底静脉破裂出血停止 48~72 小时后再提供半量冷流质饮食
急性胰腺炎	禁食 3~5 天，明显腹胀者行胃肠减压； 轻症胰腺炎恢复饮食的条件：症状消失、体征缓解、肠鸣音恢复正常、出现饥饿感，而不需要等待淀粉酶完全恢复正常，开始可给予少量无脂、低蛋白、低碳水化合物流食
肝硬化	给予高热量、高蛋白质、高维生素、易消化饮食，禁止饮酒，适当摄入脂肪； 肝功能显著损害或有肝性脑病先兆时，应限制或禁食蛋白质，病情好转后逐渐增加摄入量，并以植物蛋白为主； 食管胃底静脉曲张者避免食用粗纤维多和坚硬、粗糙的食物，以免曲张静脉破裂出血

续 表

疾　病	饮食护理
门静脉高压症	术前给予高热量、适量蛋白质、高维生素、低脂无渣软食，严重肝功能损害者应限制蛋白质摄入量，补充支链氨基酸； 明显腹腔积液者限制液体和钠的摄入，少食含钠高的食物； 禁食坚硬、粗糙的食物，以免胃底食管下段静脉破裂出血； 术后早期禁食，24~48 小时肠蠕动恢复后，提供流质饮食，逐渐过渡到半流食及软食； 分流术后易诱发肝性脑病，应限制蛋白质和肉类的摄入
肝性脑病	肝性脑病 1、2 期患者开始数天应限制蛋白质摄入在 20g/d 以内，3、4 期患者应禁止从胃肠道补充蛋白质，可鼻饲或静脉注射 25% 葡萄糖溶液，即无蛋白、高热量饮食，以碳水化合物为主； 患者清醒后可逐渐增加蛋白质摄入，20g/d 起，以后每 3~5 天增加 10g，但短期内不能超过 40~50g/d，为维持其基本的氮平衡，蛋白质最大摄入量为 0.8~1g/（kg · d）

考点背诵 25：肝癌的辅助检查

辅助检查	临床意义
甲胎蛋白（AFP）	特异性指标，定性检查，有助于诊断早期肝癌，广泛用于普查、判断治疗效果及预测复发，但 AFP 阴性不能排除原发性肝癌
B 超检查	筛查和早期定位的首选检查，能显示直径＞ 1.0cm 的占位性病变
CT 和 MRI 检查	可提高直径＜ 1.0cm 小肝癌的检出率
肝穿刺活组织检查	确诊肝癌最可靠的方法

考点背诵 26：肾炎性水肿与肾病性水肿鉴别

	肾炎性水肿	肾病性水肿
发生机制	肾小球滤过率下降→水钠潴留	大量蛋白尿→血白蛋白降低→血浆胶体渗透压下降
水肿开始部位	眼睑及颜面部	下肢
凹　陷	不明显	明显
并发症	严重循环充血、高血压脑病、急性肾损伤	感染、血栓和栓塞、急性肾损伤等

考点背诵 27：泌尿系统疾病的临床表现

疾　病	临床表现
急性肾小球肾炎	血尿：是最基本的表现，半数以上病例有肉眼血尿； 水肿、少尿：水肿是最常见和最早出现的症状； 蛋白尿；高血压
慢性肾小球肾炎	蛋白尿、血尿、高血压和水肿为基本表现； 蛋白尿是本病必有的表现； 高血压和蛋白尿是促进肾功能恶化的因素
原发性 肾病综合征	大量蛋白尿（尿蛋白＞ 3.5g/d）、低白蛋白血症（血白蛋白＜ 30g/L）、水肿、高脂血症； 水肿是肾病综合征患者最常见和最突出的体征
尿路感染	突发高热和尿路刺激征为最典型的症状

续　表

疾　病	临床表现
慢性肾衰竭	消化系统：食欲减退是最早期和最常见的症状，尿毒症晚期因唾液中的尿素被分解成氨，呼气有尿臭味； 心血管系统：高血压（最常见）、心力衰竭（常见死亡原因）； 水、电解质和酸碱平衡失调：低钠血症、高钾血症、低钙血症、高镁血症、代谢性酸中毒； 贫血：慢性肾衰竭必有的表现，与促红细胞生成素减少有关； 皮肤瘙痒：与继发性甲状旁腺功能亢进症引起的钙沉着有关

考点背诵 28：泌尿系统疾病的治疗要点

疾　病	治疗要点
急性肾小球肾炎	自限性疾病，以休息、支持对症治疗为主
慢性肾小球肾炎	目的：防止和延缓肾功能进行性减退； 积极控制高血压和减少蛋白尿：首选药物为 ACEI 或 ARB，既可降低血压，又能减少蛋白尿，改善肾小球高压、高灌注、高滤过状态，保护肾脏功能； 不主张积极应用糖皮质激素与细胞毒药物
原发性肾病综合征	首选糖皮质激素；还可用细胞毒药物（如环磷酰胺）
尿路感染	抗感染：首选对革兰阴性杆菌有效的药物，如喹诺酮类（氧氟沙星）、青霉素及头孢菌素类； 碱化尿液：应用碳酸氢钠，增强药物抗菌活性，避免尿路结晶形成
慢性肾衰竭	透析治疗：是治疗高钾血症最有效的方法； 纠正酸中毒：在纠正代谢性酸中毒过程中同时补钙，防止低钙血症引起的手足抽搐

考点背诵 29：泌尿系统疾病的休息活动护理

疾　病	休息活动护理
急性肾小球肾炎	严格卧床休息：起病 2 周内； 可下床轻微活动或户外散步：待水肿消退、血压恢复正常、肉眼血尿消失后； 可上学，但仍需避免体育运动：尿红细胞减少、血沉正常后； 恢复正常生活及活动：Addis 计数正常后； 1~2 个月内应限制活动量，3 个月内避免剧烈活动
慢性肾小球肾炎	休息可增加肾血流量，增加尿量，改善肾功能，减少蛋白尿
原发性肾病综合征	全身严重水肿、胸腹腔积液者，易引起呼吸困难，需绝对卧床休息，取半卧位，以增加肾血流量，从而增加尿量
尿路感染	急性期需卧床休息；慢性患者不宜从事重体力活动
慢性肾衰竭	以休息为主，避免过度劳累； 病情较重或合并心力衰竭、严重贫血者，应绝对卧床休息

助记歌谣　卧二消肿可下床，尿红减少学可上，阿迪正常方活动，二月限量三不强。

考点背诵 30：肾源性水肿的饮食护理

物　质	饮食护理
水	尿量＞1000ml/d，无须严格限水； 尿量＜500ml/d 或严重水肿者，严格限制水的摄入，量出为入，每天液体入量≤前 1 天 24 小时尿量＋非显性失水量（约 500ml）

续 表

物　质	饮食护理
钠　盐	低盐饮食，以 2~3g/d 为宜，避免进食含钠丰富的食物及饮料，如腌制食物、味精、汽水等，可用糖、醋或柠檬等增进食欲
蛋白质	血尿素氮正常的水肿患者，可给予正常量的优质蛋白质饮食，以 0.8~1.0g/（kg · d）为宜，但不应给予高蛋白饮食； 有氮质血症的水肿患者，应限制蛋白质的摄入，给予 0.6~0.8g/（kg · d）； 慢性肾衰竭患者须根据肾小球滤过率（GFR）调节蛋白质摄入量
热　量	保证热量充足，防止发生负氮平衡，摄入量 30kcal/（kg · d）

考点背诵 31：贫血的病因、检查与表现

疾　病	病　因	检　查	临床表现
缺铁性贫血	铁摄入不足：小儿、妊娠和哺乳期妇女最主要的病因； 铁丢失过多（慢性失血）：成人最常见； 铁吸收不良：常见于胃大部切除术后	小细胞低色素性贫血；血清铁和血清铁蛋白降低	无特异性，表现为皮肤黏膜苍白（无发绀）、乏力、头晕、心悸、气短等
再生障碍性贫血	药物及化学物质是最常见的致病因素（氯霉素最多见）	正细胞正色素性贫血；全血细胞减少	主要表现为进行性贫血、出血、反复感染而肝、脾、淋巴结不大；颅内出血是最常见的死因

考点背诵 32：白血病的临床表现

表　现	具体表现
贫　血	首发症状，呈进行性加重
发　热	早期表现，也是最常见的症状；感染部位以口腔最多见
出　血	可发生在全身任何部位，可见皮肤瘀点、瘀斑，压之不褪色，以颅内出血最严重（主要死亡原因）
白血病细胞浸润	胸骨下段局部压痛； 肝、脾及淋巴结增大； 中枢神经系统表现，如头痛、呕吐、颈强直，甚至抽搐、昏迷，与化疗药物不易通过血 - 脑屏障有关

考点背诵 33：贫血的药物治疗

疾　病	药物治疗
缺铁性贫血	首选口服铁剂，如硫酸亚铁、富马酸亚铁等； 若口服铁剂不能耐受或消化系统疾病导致铁吸收障碍时，可肌内注射铁剂
再生障碍性贫血	非重型：首选雄激素； 重型：异基因造血干细胞移植、免疫抑制药

考点背诵 34：铁剂的用药护理

铁　剂	用药护理
口服铁剂	易发生恶心、呕吐、胃部不适和黑便等胃肠道反应，应从小剂量开始，于两餐之间服用； 可与维生素 C 或各种果汁同服，但避免与茶、咖啡、牛奶、植酸盐等同服，以免影响铁吸收； 口服液体铁剂使用吸管，服后漱口，避免牙齿染黑； 服药期间可出现黑便，此为铁与肠内硫化氢作用而生成黑色的硫化铁所致，应做好解释，消除患者顾虑
注射铁剂	需要深部肌内注射并经常更换注射部位，减少疼痛与硬结形成

考点背诵 35：血液及造血系统疾病的护理措施

症 状	护理措施
贫 血	休息与活动：合理休息与活动，减少机体的耗氧量； 给氧：严重贫血患者应予常规氧气吸入，以改善组织缺氧
出 血	休息与活动：血小板计数＜ 50×10^9/L，宜减少活动，增加卧床时间；严重出血或血小板计数＜ 20×10^9/L 者，绝对卧床休息。 颅内出血的护理：保证充足睡眠，避免情绪激动、剧烈咳嗽和屏气用力等；注意观察颅内出血的征象，如头痛、视物模糊、呼吸急促、昏迷等
发 热	饮食护理：多饮水，饮水量≥ 2000ml/d。 降温护理：物理降温可在颈部、腋下及腹股沟等大血管处放置冰袋；血液病或有出血倾向者禁用乙醇或温水拭浴，以免局部血管扩张造成皮下出血。 预防感染：白细胞＜ 1×10^9/L 时应实行保护性隔离

考点背诵 36：化疗不良反应与护理措施

不良反应	护理措施
骨髓抑制	白细胞＜ 3.5×10^9/L，应暂停化疗，预防感染； 白细胞＜ 1×10^9/L、血小板＜ 80×10^9/L 时，实行保护性隔离
口腔溃疡	白血病细胞易浸润口腔黏膜，应用甲氨蝶呤化疗的患者更易出现口腔溃疡；加强口腔护理主要目的是减少溃疡面感染的概率，促进溃疡愈合。 漱口液的选择：厌氧菌感染可选用 1%~3% 过氧化氢溶液；真菌感染可选用 1%~4% 碳酸氢钠溶液、制霉菌素溶液、1∶2000 氯己定溶液
高尿酸性肾病	化疗期间记录 24 小时液体出入量；多饮水，饮水量≥ 3000ml/d； 口服别嘌醇，抑制尿酸形成

考点背诵 37：甲状腺功能亢进症的临床表现

	临床表现
高代谢综合征	由于三碘甲腺原氨酸（T_3）、甲状腺素（T_4）分泌增多，导致交感神经兴奋性增高和新陈代谢加速，常有低热、心悸、乏力、怕热、多汗、消瘦、食欲亢进等
突 眼	单纯性突眼：瞬目减少、凝视；上眼睑挛缩、眼裂增宽、辐辏反射减弱等； 浸润性突眼：眼内异物感、胀痛、畏光、流泪、视力下降等
体 征	甲状腺弥漫性肿大；甲状腺上下极可触及震颤，闻及血管杂音
甲状腺危象	原有甲状腺毒症的症状加重，继而出现高热或超高热（体温≥ 39℃）、大汗、心动过速（心率≥ 140 次 / 分），常有心房颤动、烦躁、恶心、呕吐，危重患者可有心力衰竭、休克及昏迷等

考点背诵 38：甲状腺功能亢进症的护理措施

	护理措施
饮食护理	高热量、高蛋白、高维生素饮食，忌食含碘丰富食物（海带、紫菜等），禁止摄入刺激性食物及饮料，戒烟、酒
眼部护理	限制钠盐摄入、适当使用利尿药、睡眠或休息时抬高头部，均可减轻球后组织充血、水肿； 外出戴深色眼镜，减少光线、灰尘侵害； 多使用眼药水湿润眼睛，避免干燥； 睡前涂抗生素眼膏，眼睑不能闭合者用无菌纱布覆盖； 眼睛不适时可用 0.5% 甲基纤维素或 0.5% 氢化可的松溶液滴眼

续 表

	护理措施
用药护理	粒细胞缺乏症是抗甲状腺药物最严重的不良反应，表现为发热、咽痛、皮疹等，严重者可出现菌血症或脓毒血症，甚至死亡； 用药第 1 个月，每周 1 次复查血象，1 个月后每 2 周 1 次复查血象，如白细胞＜ $3.0×10^9$/L 或中性粒细胞＜ $1.5×10^9$/L 应停药

考点背诵 39：糖尿病的并发症

分 类	并发症	表 现
急性并发症	糖尿病酮症酸中毒	最常见的糖尿病急症，早期“三多一少”症状加重，深大呼吸（库斯莫呼吸）、呼气中有烂苹果味（酮味）；后期严重失水、尿少、血压下降等； 血酮＞ 3.0mmol/L，血糖 16.7~33.3mmol/L；尿酮阳性
	高血糖高渗状态	严重高血糖而无明显酮症、血浆渗透压显著升高（重要特征）、脱水、意识障碍；血糖＞ 33.3mmol/L
慢性并发症	血管病变	大血管病变：糖尿病最严重而突出的并发症，如动脉粥样硬化、冠心病等，是 2 型糖尿病患者的主要死因； 微血管病变：是糖尿病的特异性并发症，以肾脏和视网膜病变最为严重，是 1 型糖尿病患者的主要死因
	神经病变	周围神经病变，呈对称性，下肢较上肢严重，表现为四肢麻木、刺痛感、蚁走感、袜套样感，感觉过敏或消失
	糖尿病足	神经病变、血管病变及感染导致足部的溃疡和坏疽

考点背诵 40：糖尿病的饮食、运动治疗原则及护理措施

糖尿病患者应以适当的饮食治疗和运动锻炼为基础，根据病情结合药物治疗。

	治疗原则	护理措施
饮食治疗	最基本的治疗措施； 以控制总热量为原则，实行低碳水化合物、低脂（以不饱和脂肪酸为主）、适当蛋白质、高纤维素（可延缓血糖吸收）、高维生素饮食	碳水化合物供给量应占总热量的 50%~60%； 蛋白质占 15%~20%（动物蛋白占 1/3）； 脂肪占 25%~30%（饱和脂肪酸＜ 10%、胆固醇摄入量＜ 300mg/d）； 膳食纤维 25~30g/d； 热量分配：按每日三餐 1/5、2/5、2/5 或各 1/3 分配
运动治疗	以适量、经常性和个体化为原则； 应根据患者年龄、性别、体力、病情及有无并发症等安排适宜的活动，循序渐进，并长期坚持	有氧运动为主，餐后 1 小时运动最佳； 运动中有不适应立即停止； 运动不宜空腹进行，防止低血糖的发生

考点背诵 41：口服降糖药

药物分类	常用药物	药理作用	给药原则
双胍类	二甲双胍	增加外周组织（如骨骼肌）对葡萄糖的摄取、利用和无糖酵解；改善外周组织对胰岛素的敏感性，降低胰岛素抵抗	餐中或餐后服，小剂量开始，每天最大剂量不超过 2g
磺酰脲类	格列本脲（优降糖）、格列吡嗪、格列喹酮、格列美脲	主要通过刺激胰岛 β 细胞分泌胰岛素，增加体内的胰岛素水平而降低血糖	从小剂量开始，于早餐前半小时口服
格列奈类	瑞格列奈、那格列奈	刺激胰岛素的早时相分泌而降低餐后血糖	餐前即刻服用
噻唑烷二酮类	罗格列酮、吡格列酮	增强靶组织对胰岛素的敏感性，改善胰岛素抵抗	每天 1 次，固定时间

续　表

药物分类	常用药物	药理作用	给药原则
α- 葡萄糖苷酶抑制药	阿卡波糖（拜唐苹）、米格列醇、伏格列波糖	通过抑制小肠 α- 葡萄糖苷酶而延缓碳水化合物的吸收，降低餐后高血糖	与第一口饭嚼服

助记歌谣 降糖首选二甲胍，磺酰促泌胰功好。餐后列奈和阿卡，列酮肥胖终胰岛。

考点背诵 42：糖尿病的胰岛素治疗与护理

（1）胰岛素治疗与护理

①普通胰岛素于餐前半小时皮下注射，以选择腹部和大腿前侧最佳，也可选择上臂外侧、臀部等部位，腹部吸收最快。

②注射部位应交替使用，以免形成局部硬结、皮下脂肪萎缩或增生，影响药物吸收及疗效。

③两种胰岛素合用时，应先抽吸短效胰岛素，再抽吸长效胰岛素，以免长效胰岛素混入短效内，影响其速效性。

（2）低血糖反应护理

①服用促胰岛素分泌剂和注射胰岛素后，通常在没有进餐的情况下，可出现心悸、疲乏、饥饿感、出冷汗、脉速、恶心、呕吐，重者抽搐、昏迷，甚至死亡。

②发生低血糖反应后，意识清楚者可用白糖以温水冲服。意识障碍者静脉注射 50% 葡萄糖溶液 20~40ml，清醒后再进食，防止再昏迷。

考点背诵 43：糖尿病酮症酸中毒的治疗与护理

治疗要点	治疗与护理
补　液	是治疗的关键环节，“先快后慢、先盐后糖”，补液总量可按发病前体重的 10% 估计； 先使用生理盐水，开始速度较快，2 小时内输入 1000~2000ml
胰岛素治疗	小剂量短效胰岛素加入生理盐水中持续静脉滴注； 当血糖下降至 13.9mmol/L 时，开始输入 5% 葡萄糖溶液或葡萄糖生理盐水，按比例加入胰岛素
补　钾	胰岛素治疗可促进 K^+ 转入细胞内，引起低钾血症。 治疗前血钾＜ 3.3mmol/L，应立即积极补钾；血钾升至 3.5mmol/L 时，再开始胰岛素治疗。 开始治疗后若尿量≥ 40ml/h，血钾＜ 5.2mmol/L 时即可静脉补钾
补　碱	经输液及胰岛素治疗后，酮体水平下降，酸中毒可自行纠正，一般不必补碱； 严重酸中毒（pH ≤ 6.9）可补碱，但不宜过多、过快，以免诱发或加重脑水肿

考点背诵 44：类风湿关节炎与系统性红斑狼疮鉴别

	类风湿关节炎（RA）	系统性红斑狼疮（SLE）
诱　因	寒冷潮湿	阳光照射
关节痛	对称分布（晨僵是活动性指标）	对称分布
关节畸形	有（致残）	无
肾脏损害	无	有，狼疮性肾炎（主要死亡原因）
皮肤表现	类风湿结节	蝶形红斑
免疫学检查	类风湿因子（活动性和严重性成正比）	抗核抗体（筛选）、抗 Sm 抗体（标志性）、抗 dsDNA 抗体（活动性）
首选药物	非甾体抗炎药	糖皮质激素

助记歌谣 早痛晚畸类风关，结节因子抗炎上。蝶斑糖皮系红疮，肾炎死因不能忘。两者免疫炎症发，对称分布都一样。

考点背诵 45：类风湿关节炎的护理措施

护理要点	具体措施
休息与体位护理	活动期发热或关节疼痛明显时应卧床休息，限制受累关节活动，保持关节功能位，但不宜绝对卧床； 膝、腕、指、趾关节不易维持功能位，可使用夹板固定； 膝关节维持伸直位，足底置护足板以防足下垂
关节护理	晨僵患者晨起后行温水浴，或用热水浸泡僵硬的关节；夜间睡眠戴弹力手套保暖，可减轻晨僵程度。 病情缓解后鼓励患者及早功能锻炼，防止关节畸形和肌肉萎缩；注意训练手的灵活性和协调性
用药护理	非甾体抗炎药最主要的不良反应为胃肠道反应

考点背诵 46：系统性红斑狼疮的护理措施

护理要点	具体措施
皮肤护理	外出注意遮阳，避免阳光直接照射裸露皮肤，忌日光浴； 避免使用碱性肥皂、化妆品、染发剂等
饮食护理	高碳水化合物、高蛋白和高维生素饮食，少食多餐，宜软食； 应避免食用含补骨脂素的食物，如芹菜、香菜、蘑菇、无花果等，因其可增强患者对紫外线的敏感性
用药护理	糖皮质激素的不良反应有消化性溃疡、骨质疏松、股骨头坏死等； 避免服用诱发 SLE 的药物，如普鲁卡因胺、异烟肼、氯丙嗪等

考点背诵 47：有机磷农药中毒的临床表现

症状与分级	临床表现
毒蕈碱样症状（M 样症状）	出现最早；主要表现为平滑肌痉挛（瞳孔缩小、腹痛、腹泻），腺体分泌增加（多汗、流涎、呼吸困难），括约肌松弛（大小便失禁）；无论轻重，呼气均有特殊大蒜气味
烟碱样症状（N 样症状）	颜面、眼睑、舌肌、四肢和全身肌纤维颤动，甚至强直性痉挛； 呼吸肌麻痹时常引起呼吸衰竭（主要死亡原因）
分　度	轻度中毒：胆碱酯酶活力 50%~70%，以 M 样症状为主； 中度中毒：胆碱酯酶活力 30%~50%，M 样症状加重，出现 N 样症状； 重度中毒：胆碱酯酶活力＜ 30%，具有 M、N 样症状，并伴有肺水肿、抽搐、昏迷、呼吸衰竭和脑水肿

考点背诵 48：有机磷农药中毒的治疗与护理

治疗要点	治疗与护理
迅速清除毒物	立即撤离中毒现场，脱去污染衣物，用肥皂水清洗皮肤、毛发；眼部污染时用生理盐水、2% 碳酸氢钠溶液或 3% 硼酸溶液冲洗；禁用温水清洗，防止血管扩张促进毒物吸收。 尽早、彻底、反复洗胃，洗胃后保留胃管 24 小时以上，以防洗胃不彻底。 敌百虫中毒时忌用碳酸氢钠溶液和肥皂水
保持呼吸道通畅	清醒者取半卧位；昏迷者取平卧位，肩部垫高，或头偏一侧。 禁用吗啡、巴比妥类等抑制呼吸的药物
药物治疗	抗胆碱药：首选阿托品，能有效缓解 M 样症状和呼吸中枢抑制，但对 N 样症状无明显作用； 胆碱酯酶复能药：碘解磷定、氯解磷定等，能对抗外周 N 胆碱受体活性，有效解除 N 样症状

助记歌谣 M 腺品，N 颤磷，（小）三重（大）五轻七判定。

考点背诵 49：急性一氧化碳中毒的临床表现

分 级	临床表现	碳氧血红蛋白（COHb）浓度	预 后
轻度中毒	搏动性剧烈头痛、头晕、恶心、呕吐、四肢无力、心悸	10%~20%	脱离中毒环境，吸入新鲜空气或氧疗，症状很快消失
中度中毒	面色潮红、口唇樱桃红色，脉速，多汗，意识模糊或浅昏迷	30%~40%	氧疗后患者可恢复正常，无明显并发症
重度中毒	深昏迷、呼吸抑制、休克、肺水肿、心律失常或心力衰竭	40%~60%	病死率高，清醒后多有并发症

助记歌谣 一轻缺氧见头痛，三四中度见樱红，昏迷休克四六重。

考点背诵 50：急性一氧化碳中毒的护理措施

护理要点	具体措施
休息活动护理	昏迷者取平卧位，头偏向一侧，保持呼吸道通畅； 清醒后应休息 2 周，警惕迟发型神经精神症状的发生
吸氧护理	立即给予面罩高浓度吸氧，氧流量 8~10L/min； 重症患者尽早行高压氧舱治疗

考点背诵 51：常见传染病的临床表现与辅助检查

疾 病	主要表现	辅助检查
病毒性肝炎	急性肝炎表现为发热、疲乏、黄疸、消化道症状、肝大	肝衰竭患者可有丙氨酸氨基转移酶（ALT）、天冬氨酸氨基转移酶（AST）、血胆红素、尿胆原、尿胆红素增高，凝血酶原活动度（PTA）下降
艾滋病	发热，机会性感染以肺孢子菌肺炎最常见	HIV-1/HIV-2 抗体检查是 HIV 感染诊断的金标准，阳性即可确诊
流行性乙型脑炎	发热、意识障碍、惊厥或抽搐等；呼吸衰竭是最主要的死亡原因；颅内压持续增高可引起脑疝	特异性 IgM 抗体测定可作为早期诊断
流行性脑脊髓膜炎	高热、皮肤黏膜有鲜红色瘀点或瘀斑、脑膜刺激征阳性	脑脊液检查是确诊方法，检查脑脊液的外观、压力、细胞、蛋白质、糖和氯化物
伤 寒	极期：高热（稽留热型）、皮疹（玫瑰疹）、相对缓脉、消化道症状（伤寒舌、腹泻、便秘等）； 并发症多见于病程 2~3 周，肠出血最常见；肠穿孔最严重，好发于回肠末段	血培养是确诊依据； 肥达试验（伤寒血清凝集反应）阳性

考点背诵 52：传染病的药物治疗

疾 病	使用药物
乙型肝炎	主动免疫：接种乙型肝炎减毒活疫苗； 被动免疫：即将暴露者或意外暴露的高危人群可注射乙型肝炎免疫球蛋白
流行性乙型脑炎	目前尚无特效抗病毒药，主要为对症治疗
流行性脑脊髓膜炎	有接触者可用头孢曲松或氧氟沙星预防； 普通型首选青霉素，还可用头孢菌素类、氯霉素等
艾滋病	早期应用高效抗反转录病毒药物是治疗的关键； 至今无特效药，齐多夫定为首选药，用药期间注意有无严重的骨髓抑制和耐药，定期检查血象
伤 寒	首选喹诺酮类药物，常用的有诺氟沙星、氧氟沙星、环丙沙星等；其次可用氯霉素、头孢菌素类等

考点背诵 53：传染病的隔离

隔离种类	常见疾病
严密隔离	霍乱、鼠疫、严重急性呼吸综合征（SARS）、肺炭疽
呼吸道隔离	开放性肺结核、麻疹、水痘、流行性脑脊髓膜炎、百日咳、流行性腮腺炎、流行性感冒
接触隔离	破伤风、丹毒、气性坏疽、狂犬病
消化道隔离	伤寒、细菌性痢疾、病毒性肠炎、甲型肝炎、戊型肝炎、脊髓灰质炎
血液 - 体液隔离	乙型肝炎、丙型肝炎、艾滋病、梅毒
昆虫隔离	流行性乙型脑炎、登革热、流行性出血热、疟疾、斑疹伤寒
保护性隔离	血液病、大面积烧伤

考点背诵 54：伤寒的护理措施

护理要点	具体措施
休息护理	应绝对卧床休息，体温正常后 1 周才能逐渐增加活动量
饮食护理	极期：应给予营养丰富、清淡流质饮食，少食多餐，避免过饱； 缓解期：可给予高热量、高蛋白、高维生素、少渣或无渣的流质或半流饮食，避免刺激性和产气的食物； 恢复期：热退后 2 周可由流质、半流质少渣饮食逐渐恢复至正常饮食
发热护理	高热时可用物理降温，不宜用大剂量退热药，以免大量出汗
腹胀护理	腹胀时停食牛奶及碳水化合物，并注意钾盐的补充；可用松节油热敷腹部促进肛管排气，禁用新斯的明

考点背诵 55：传染病常考的时间考点

（1）隔离

①甲型肝炎：急性患者隔离至大便无病毒排出（多为 3 周）。

②流行性乙型脑炎：患者隔离至体温正常。

③流行性脑脊髓膜炎：早期发现立即就地隔离，呼吸道隔离至症状消失后 3 天，但不少于发病后 7 天。

（2）其他

①急性黄疸型肝炎黄疸前期 5~7 天，黄疸期持续 2~6 周，卧床 1~3 个月。

②乙型肝炎母亲在新生儿出生后 12 小时内注射高效价抗 HBV IgG 和疫苗可哺乳。

③艾滋病意外暴露的预防性治疗为 28 天，无症状携带者每 6 个月查 $CD4^{+}T$ 淋巴细胞。

考点背诵 56：脑梗死和脑出血鉴别

	脑梗死	脑出血
发病年龄	多为中老年人	多为 50 岁以上的男性
起病状态	休息或睡眠	活动或情绪激动
颅内压增高	轻或无	多见
意识障碍	轻或无	多见且较重
CT 检查	24 小时后低密度病灶	即刻出现高密度病灶
脑脊液	无色透明	可有血性

考点背诵 57：出血性脑血管疾病鉴别

	蛛网膜下腔出血	脑出血
病　因	先天性动脉瘤，动静脉畸形	高血压合并动脉粥样硬化
发病年龄	先天性动脉瘤多见于 35~65 岁； 动静脉畸形多见于青少年	50 岁以上
典型表现	可出现脑膜刺激征	意识障碍出现迅速，基底神经节区出血最多见（大脑中动脉的分支豆纹动脉破裂所致）
血　压	正常或升高	显著升高
头　痛	极常见，剧烈	常见，较剧烈
脑膜刺激征	多见，颈强直、凯尔尼格征阳性、布鲁津斯基征阳性	少见
神经系统定位体征	无	“三偏征”：对侧偏瘫、偏身感觉障碍和同向性偏盲
脑脊液	均匀一致血性	脑室出血可为血性
辅助检查	脑血管造影为重要的病因诊断； 头颅 CT 见脑池高密度影	头颅 CT 见脑组织局灶高密度影

考点背诵 58：缺血性脑血管疾病鉴别

	短暂性脑缺血发作	脑血栓形成	脑栓塞
病　因	脑动脉粥样硬化	脑动脉粥样硬化	风湿性心脏瓣膜病 （二尖瓣狭窄）
起病时间	突发	缓慢	急骤（最快的脑血管病）
起病状态	反复发作	休息或睡眠	活动后
前驱症状	无	有，头晕、头痛、肢体麻木等	无
意识障碍	无	无	有，轻且恢复快
局灶定位症状	持续 10~15 分钟，24 小时内完全恢复，症状不遗留	常见	常见

考点背诵 59：脑血管疾病的治疗与护理

疾　病	治疗与护理
短暂性脑缺血发作	转头应缓慢且幅度不宜太大； 低盐、低脂、足量蛋白、高维生素饮食，避免刺激性食物和暴饮暴食，避免过度饥饿
脑梗死	4.5 小时内可用人重组组织型纤溶酶原激活剂（rt-PA），6 小时内使用尿激酶；用药期间监测凝血时间和凝血酶原时间，预防出血
脑出血	降低颅内压首选 20% 甘露醇 125~250ml 静脉滴注，15~30 分钟输完； 急性期应绝对卧床，侧卧位，头胸抬高 15°~30°，避免搬动，保持安静； 密切观察瞳孔（主要）、意识、体温、脉搏、呼吸、血压等，预防脑疝； 预防脑出血应控制血压，高血压者规律服药
蛛网膜下腔出血	发病后绝对卧床 4~6 周，抬高床头 15°~20°； 再次出血发生在 1 个月内的危险最大，2 周再发率最高

考点背诵 60：癫痫的临床表现

分　类	临床表现
全面强直 - 阵挛发作	属于全面性发作，旧称“大发作”，以意识障碍和全身对称性抽搐为特征； 表现为眼球上翻或凝视，口部先强张后突闭，咬伤舌，躯干先屈曲后反张等
失神发作	突然短暂的意识丧失和正在进行的动作中断，双眼凝视，伴有手中持物坠落，持续 5~10 秒，醒后无不适，对发作无记忆
部分性发作	单纯部分性发作：无意识障碍，表现为面部或肢体的局部出现不自主抽搐、感觉异常； 复杂部分性发作：有意识障碍，表现为意识模糊下出现一定协调性和适应性的无意识活动
癫痫持续状态	新定义：一次全面强直 - 阵挛发作持续 5 分钟以上； 旧定义：发作间歇期仍有意识障碍，或癫痫发作持续 30 分钟以上，或在短时间内频繁发作

考点背诵 61：癫痫的治疗与护理

（1）保持呼吸道通畅：癫痫发作的首要处理措施。

①应取头低侧卧或平卧头侧位。

②松开领带、衣扣和裤带，防止过紧压迫呼吸。

③取下活动性义齿，将舌拉出，防止舌后坠阻塞呼吸道。

④吸痰，必要时气管切开；不可强行喂药、喂水，防止误吸。

（2）其他治疗与护理

	治疗与护理
发作期	有前驱症状时立即平卧；动态发作时，应抱住患者缓慢就地放倒。 勿用力按压抽搐肢体，防止骨折及关节脱位。 使用牙垫或压舌板防止舌咬伤；放置保护性床挡
发作间歇期	全面强直 - 阵挛发作首选丙戊酸钠； 部分性发作首选卡马西平、苯妥英钠，其易引起胃肠道不良反应，宜餐后服用
持续状态	首选地西泮 10~20mg，以不超过 2mg/min 的速度缓慢静脉注射； 也可用 10% 水合氯醛保留灌肠，成人 25~30ml/d，儿童 0.5~0.8ml/kg

第二章　外科护理学

考点背诵 1：不同性质脱水的临床表现

	等渗性	低渗性	高渗性
血钠（mmol/L）	135~150	＜ 135	＞ 150
水、钠丢失比例	水、钠等比例丢失	失钠大于失水	失水大于失钠
临床表现	恶心、乏力，少尿但不口渴；眼窝凹陷，皮肤干燥	恶心、呕吐，视物模糊，不口渴；头晕，起立时容易晕倒；当 Na^+ ＜ 120mmol/L 时，可出现神志不清，肌痉挛，腱反射减弱或消失，呼吸困难，昏迷，休克	轻度：体液丢失达体重 2%~4%，口渴明显，无其他症状； 中度：体液丢失 4%~6%，极度口渴，烦躁，乏力，眼窝凹陷，尿少，尿比重高； 重度：体液丢失＞ 6%，躁狂，幻觉，谵妄，昏迷

考点背诵 2：高渗性脱水的补液方法与原则

（1）补液原则：先盐后糖，先晶后胶，先快后慢，液种交替，见尿补钾。

（2）补充低渗液体，首选 5% 葡萄糖溶液或 0.45% 氯化钠溶液。

（3）补充液体量（累积丧失量）的估算有 2 种方法：

①根据临床表现估计失水量占体重的百分比，按每丧失体重的 1%，补液量为 400~500ml 计算。

②根据血清钠浓度计算，补水量（ml）=［血清钠测定值（mmol/L）－血清钠正常值（mmol/L）］× 体重（kg）×4。一般 2 天补完。

（4）此外，每天还增补生理需要量 2000ml，即第 1 天总补水量 = 生理需要量＋ 1/2 累积丧失量。

考点背诵 3：钾代谢紊乱的治疗与护理

	低钾血症	高钾血症
血钾（mmol/L）	＜ 3.5	＞ 5.5
治疗原则及护理措施	“四不宜”原则： ①静脉补钾不宜过早，尿量＞ 40ml/h 或＞ 500ml/d 时方可补钾； ②速度不宜过快，成人 30~40 滴 / 分，不宜超过 60 滴 / 分，禁止静脉推注氯化钾溶液，以防造成心脏骤停； ③浓度不宜过高，静脉补钾时浓度不宜超过 0.3%； ④总量不宜过多，成人总量控制在 3~6g/d	①立即停止口服和静脉补钾，避免进食水果等含钾高的食物，停用保钾利尿药及含钾的药物。 ②静脉缓慢推注 10% 葡萄糖酸钙或 5% 氯化钙，对抗钾离子对心肌的抑制作用。 ③促进钾向细胞内转移：5% 碳酸氢钠碱化细胞外液，快速静脉滴注；葡萄糖加胰岛素快速静脉滴注。 ④加速排钾：排钾利尿药呋塞米，阳离子交换树脂口服，腹腔或血液透析

考点背诵 4：代谢性酸中毒

（1）轻度酸中毒：呼吸代偿因素反应迅速，呼吸深快最先出现。

（2）典型的酸中毒：精神萎靡或烦躁不安，呼吸深快，呼气带酮味，嗜睡甚至昏迷。

（3）酸中毒时通过 H^+-K^+ 交换使细胞外 K^+ 增高，即发生高钾血症，可导致心律失常。

（4）二氧化碳结合力（CO_2CP）主要是指血浆中呈结合状态的 CO_2，反映体内的碱储备量，受代谢和呼吸两方面因素的影响，CO_2CP 降低提示代谢性酸中毒或呼吸性碱中毒。

考点背诵 5：血压、中心静脉压与补液的关系

血 压	中心静脉压	原 因	处理原则
低	低	血容量严重不足	充分补液，加快输液速度
正常	低	血容量不足	适当补液
低	高	心功能不全或血容量相对过多	给予强心药，纠正酸中毒，舒张血管
正常	高	容量血管过度收缩	舒张血管
低	正常	心功能不全或血容量不足	补液试验

考点背诵 6：休克的治疗与护理

（1）尽早去除病因，迅速恢复有效循环血量，改善微循环障碍，恢复正常代谢，防治多器官功能障碍综合征是纠正休克的关键。

（2）补充血容量是纠正组织低灌注和缺氧的关键，是纠正休克的基础。

①迅速建立 2 条以上静脉通路。

②补充晶体液，首选平衡盐溶液。

（3）改善组织灌注：取休克体位，头和躯干抬高 20°~30°、下肢抬高 15°~20°（基础护理学的中凹卧位：头和躯干抬高 10°~20°、下肢抬高 20°~30°）。

（4）护理评估

评估指标	临床意义
血　压	最常用的监测指标
休克指数	脉率 / 收缩压，有助于判定有无休克及轻重程度； 指数为 0.5 表示无休克，1.0~1.5 有休克，＞ 2.0 为严重休克
尿　量	反映组织灌流情况最佳的定量指标，也是判断血容量是否补足简单而有效的指标； 休克早期尿量＜ 25ml/h，＞ 30ml/h 休克已好转

考点背诵 7：烧伤的临床分度

分　度	组织损伤	临床表现	预　后
Ⅰ　度	伤及表皮角质层、透明层和颗粒层	皮肤红斑（红斑性烧伤），痛觉过敏，无水疱	3~7 天愈合，不留痕迹
浅Ⅱ度	伤及真皮浅层（乳头层），部分表皮生发层（基底层）健在	创面红润潮湿，疼痛剧烈，有大小不一的水疱（水疱性烧伤），疱壁较薄，含黄色澄清液体	2 周左右愈合，有色素沉着，不留瘢痕
深Ⅱ度	伤及真皮乳头层以下，仍残留部分网状层	触之较韧，痛觉迟钝，有拔毛痛，创面苍白与潮红相间，有水疱，疱壁较厚	3~4 周可自行愈合，留有瘢痕
Ⅲ　度	伤及皮肤全层、皮下、肌肉或骨骼	痛觉消失，创面无水疱，干燥如皮革样或呈蜡白、焦黄，痂下可见树枝状栓塞的血管	3~4 周后焦痂自然脱落，难愈合，须植皮

考点背诵 8：烧伤面积与严重程度

部　位		占成人体表面积		占儿童体表面积
头颈部	发	3%	9%	9% ＋（12 －年龄）%
	面	3%		
	颈	3%		
双上肢	双　手	5%	9%×2=18%	18%
	双前臂	6%		
	双上臂	7%		
躯　干	腹　侧	13%	9%×3=27%	27%
	背　部	13%		
	会　阴	1%		
双下肢	双　臀	5%	9%×5 ＋ 1%=46%	46% －（12 －年龄）%
	双　足	7%		
	双小腿	13%		
	双大腿	21%		

注：女性烧伤面积修正为双臀和双足各占 6%。

助记歌谣　三三三上五六七，腹背十三会阴一，双臀男五女为六，下七十三二十一。

考点背诵 9：烧伤的治疗与护理

处理要点	具体措施
现场救护	迅速脱离热源，保护创面，保持呼吸道通畅，施行生命救治，妥善转运
防治休克	液体疗法是主要措施。 补液量计算： 伤后第 1 个 24 小时补液量＝体重（kg）× Ⅱ、Ⅲ度烧伤面积（%）×1.5ml（小儿 1.8ml，婴儿 2ml）＋每日生理需量 2000ml。补液总量的一半应在伤后 8 小时内输完，另一半在其后的 16 小时输完。 伤后第 2 个 24 小时，晶体液和胶体液为第 1 个 24 小时计算量的 1/2，每日生理需量不变
处理创面	初期清创：Ⅰ度和浅Ⅱ度小水疱不特殊处理；浅Ⅱ度大水疱抽去水疱液，疱皮破裂应剪除；深Ⅱ度创面的疱皮及Ⅲ度创面的坏死表皮须去除。 包扎疗法：适用于面积小或四肢Ⅰ度和浅Ⅱ度烧伤、无条件暴露者，缺点为细菌容易生长繁殖。 暴露疗法：适用于Ⅲ度烧伤、特殊部位（头面部、颈部、会阴部）烧伤、创面严重感染及大面积烧伤；室内温度维持在 28~32℃；创面可涂 1% 磺胺嘧啶银霜、碘伏等；创面不应覆盖任何敷料；应适当约束肢体；随时用无菌敷料吸净创面渗液；定时翻身，并观察肢体远端血运。 手术疗法：去痂和植皮适用于Ⅲ度烧伤
防治感染	及早使用抗生素药物和破伤风抗毒素

考点背诵 10：急性肾损伤

（1）急性肾损伤曾称急性肾衰竭。

（2）高钾血症是少尿期最主要的电解质紊乱和最危险的并发症，也是首位死因。可致各种心律失常，严重者发生心室颤动或心脏骤停。

（3）少尿期 3 天内，不宜摄入蛋白质(或低蛋白饮食)，严禁含钾食物，如橘子、榨菜、紫菜、菠菜、香蕉、香菇、薯类、山药、坚果等。

考点背诵 11：弥散性血管内凝血（DIC）的治疗及应用肝素的护理

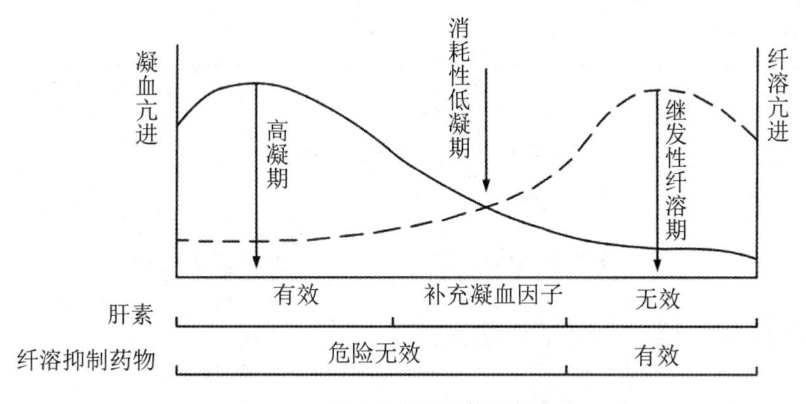

DIC 分期及用药示意图

（1）治疗

①高凝期即宜早期开始抗凝治疗，肝素是首选的抗凝药。

②消耗性低凝期，肝素与补充凝血因子须同时进行。

③DIC 的基础病因及诱发因素已经去除或控制，并有明显的纤溶亢进时，可应用纤溶抑制药物(抗纤溶治疗)。

（2）肝素主要的不良反应是出血，使用过程中（包括使用前）监测部分凝血活酶时间（APTT）。也可监测凝血时间（CT）：若 CT ＜ 12 分钟，提示肝素剂量不足；若＞ 30 分钟，提示肝素过量；若在 20 分钟左右，提示肝素剂量合适。

（3）肝素过量时可缓慢静脉注射鱼精蛋白解救。鱼精蛋白注射速度过快可引起短暂面部潮红及温热感、肺动脉高压、血压下降、心动过缓、呼吸困难等。

考点背诵 12：心肺脑复苏

（1）心肺脑复苏时间

①大脑对缺血缺氧耐受力最差，最先受到损害。

②缺氧 4~6 分钟大脑发生不可逆损害。

③应在呼吸、心脏骤停后 4~6 分钟内实施，避免脑细胞死亡。

（2）基础生命支持包括胸外按压（C）、开放气道（A）和人工呼吸（B）

①心脏骤停最可靠的临床征象是意识丧失伴大动脉搏动消失。

②胸外按压是心脏骤停后急救处理的第一个步骤，复苏处理首先应实现的目标是心脏恢复跳动。

③按压部位为胸骨下段，即胸骨下 1/3 处，乳头连线与胸骨交界处。

④按压频率 100~120 次 / 分，使胸骨下陷 5~6cm。

⑤按压通气比例：成人不论两人施救还是单人施救，均为 30∶2。

考点背诵 13：手术前护理

术前准备	具体措施
预防感染	预防性使用抗生素：术前 1 小时给予第 1 个剂量，使血中抗生素在手术时达到最低抑菌浓度
呼吸道准备	术前 2 周戒烟，肺部已有感染者术前 3~5 天起应用抗生素，痰液黏稠者给予超声雾化吸入；胸部手术者训练腹式呼吸；腹部手术者训练胸式呼吸；有效咳嗽训练
胃肠道准备	成人择期手术前 8~12 小时禁食，术前 4 小时开始禁水
手术区皮肤准备	备皮范围包括切口周围至少 15cm 的区域

考点背诵 14：术后患者护理

（1）术后不适原因与护理

术后不适	原　因	护理措施
顽固性呃逆	上腹部手术后出现，要警惕膈下积液或感染的可能	采取半坐卧位可使腹腔渗出液流入盆腔，减少炎症扩散和毒素吸收，便于引流，同时防止感染向上蔓延引起膈下脓肿
腹胀明显	胃肠道蠕动未恢复	持续性胃肠减压
沿静脉走行有触痛，触及条索状静脉	下肢深静脉血栓形成	严禁经患肢静脉输液及局部按摩，以防血栓脱落；应抬高患肢、制动，局部 50% 硫酸镁湿敷，配合理疗和全身性抗生素治疗
切口局部红、肿、热、痛，有分泌物	切口感染	拆除有脓点的缝线并引流脓液

（2）早期下床活动：病情平稳后应鼓励患者早期床上活动，并尽早离床活动。

①主要目的是预防肺部并发症。

②改善全身血液循环，促进切口愈合，减少下肢静脉血流缓慢所致深静脉血栓形成。

③利于肠道和膀胱功能恢复，减少腹胀和尿潴留的发生。

考点背诵 15：麻醉常见不良反应或并发症

麻醉方式		不良反应或并发症
局部麻醉		中枢神经系统毒性反应：舌或口唇麻木、抽搐、惊厥、昏迷，甚至呼吸停止； 循环系统毒性反应：血压升高、心律失常，严重时心肌收缩力减弱、血压下降，甚至心脏骤停； 过敏反应（变态反应）：荨麻疹、咽喉水肿、支气管痉挛及低血压等
椎管内麻醉	蛛网膜下腔阻滞	头痛是最常见的并发症，发生率女性高于男性，多位于枕部、顶部或颞部，抬头或坐立位时加重，平卧时减轻或消失； 去枕平卧 6~8 小时，可防止因脑脊液外漏所致头痛
	硬膜外阻滞	全脊椎麻醉是最危险的并发症，由麻醉药进入蛛网膜下腔引起
全身麻醉		上呼吸道梗阻：典型表现有三凹征、鼾声等； 清醒前最重要的护理措施是保持呼吸道通畅； 肺不张：出现持续性低氧血症

考点背诵 16：营养代谢特点

（1）正常情况下的物质代谢

营养物质	特　点
碳水化合物	食物中供给机体最主要的营养素，也是人体供能的主要物质
脂　肪	人体能量的主要贮存形式
蛋白质	构成人体的主要成分，是生命的物质基础。氮平衡试验可判断体内蛋白质代谢情况，是判定患者营养摄入充分与否和分解代谢演变的指标

（2）基础能量消耗测定（H-B 公式）

男性 BEE（kcal）=66.47 ＋ 13.75× 体重（kg）＋ 5.0× 身高（cm）－ 6.76× 年龄（岁）。

女性 BEE（kcal）=655.1 ＋ 9.56× 体重（kg）＋ 1.85× 身高（cm）－ 4.68× 年龄（岁）。

考点背诵 17：肠内、肠外营养护理措施与并发症

分　类	肠内营养	肠外营养
适应证	不能或不愿经口摄食，或摄食量不能满足机体需要	1 周以上不能进食，胃肠道功能障碍，不能耐受肠内营养者，或通过肠内营养无法达到机体需要的目标量时
禁忌证	胃肠道梗阻、有活动性出血、腹泻及休克	
护理措施	取半卧位预防误吸； 每隔 4 小时评估 1 次胃内残留量，超过 150ml 应减慢或暂停输注； 输液浓度应由较低浓度开始，逐渐增加； 营养液现用现配，暂不用时置于 4℃冰箱保存，24 小时内用完； 输入体内的营养液温度应保持在 37℃左右	营养液应在 24 小时内输完，暂不用时置于 4℃冰箱保存； 静脉营养导管严禁输入其他液体、药物及血液，也不可在此处采集血标本或测中心静脉压； 对肝功能不全者应增加支链氨基酸的比例； 输液结束后可用 0.4% 枸橼酸钠生理盐水或肝素稀释液封管
并发症	最常见的是恶心、呕吐、腹胀、腹泻等胃肠道并发症，其次还有机械性并发症、代谢性并发症及感染性并发症	静脉导管相关并发症、代谢性并发症、脏器功能损害、代谢性骨病

考点背诵 18：破伤风

	说　明
临床表现	典型症状：肌紧张性收缩及阵发性强烈痉挛；发作时患者神志清楚，表情痛苦。 肌肉抽搐顺序与临床表现对应关系： 咀嚼肌（最先受累）→面部表情肌→颈项肌→背腹肌→四肢肌→膈肌； 张口困难（牙关紧闭）→苦笑面容→颈强直→角弓反张→屈膝、弯肘、半握拳→呼吸困难、呼吸暂停。 并发症：主要死亡原因为窒息、心力衰竭和肺部感染
治疗要点	控制和解除痉挛是治疗的中心环节。 ①清除毒素来源：彻底清创、敞开伤口、充分引流，3% 过氧化氢溶液冲洗，短期应用青霉素或甲硝唑。 ②中和游离毒素：损伤后早期注射破伤风抗毒素（TAT），儿童与成人剂量相同。 ③控制并解除肌痉挛：可交替使用镇静药和解痉药。病情较重者，可用冬眠 1 号合剂缓慢静脉滴注，低血容量时忌用
护理措施	①单人隔离病室，病室温度以 15~20℃为宜，避免光、声、寒冷及精神等各类刺激。 ②专人护理，集中操作，多于应用镇静药 30 分钟内进行。 ③频繁抽搐且药物无法控制、有窒息危险者，尽早行气管切开。 ④痉挛发作时禁翻身、叩背，防止痰液误吸导致窒息。剧烈抽搐时禁止强行按压肢体，放置牙垫，避免舌咬伤。 ⑤严格执行接触隔离制度，所有器械使用后灭菌处理，敷料应焚烧

考点背诵 19：肺癌的术后体位

术　式	术后体位
肺段切除术或楔形切除术	健侧卧位，促进患侧肺扩张
一侧肺叶切除术	健侧卧位，但呼吸功能较差者，宜选平卧位，避免健侧肺受压而影响通气
一侧全肺切除术	避免过度侧卧，采取 1/4 侧卧位，防止纵隔移位和压迫健侧肺

考点背诵 20：食管癌的临床表现与术后护理

（1）临床表现

分　期	临床表现
早　期	症状不明显，表现为吞咽粗硬食物时偶有不适感，如哽噎感，胸骨后烧灼样、针刺样或牵拉摩擦样疼痛
中晚期	典型症状为进行性吞咽困难； 出现呛咳的原因可能为癌肿侵入气管，形成食管气管瘘

（2）术后常规护理

护理要点	具体措施
体　位	清醒后半卧位
饮　食	禁食、禁饮 3~4 天→肛门排气、引流量减少后，拔除胃管→拔管 24 小时后先试饮少量水→术后 5~6 天全量清淡流质饮食→术后 3 周普食
胃肠减压	胃管不通畅时，给予少量生理盐水冲管并及时回抽，避免发生吻合口瘘

（3）术后并发症护理

	吻合口瘘（最严重）	乳糜胸
发生时间	术后 5~10 天	术后 2~10 天
临床表现	呼吸困难、胸腔积液和全身中毒症状	损伤胸导管所致，乳糜液积聚在胸腔内，压迫肺及纵隔向健侧移位，出现胸闷、气急、心悸，甚至血压下降
引流液性质	出现食物残渣	由清亮转浑浊，量多
治疗与护理	禁食，胸腔闭式引流，应用抗生素并加强营养支持，必要时手术治疗	胸腔闭式引流，肠外营养支持。必要时胸导管结扎术

考点背诵 21：膀胱癌的护理措施

护理要点	具体措施
膀胱灌注化疗	灌注 1 次 / 周，8 次后改为 1 次 / 月，共 1~2 年； 灌注前 4 小时禁饮，排空膀胱； 药物需在膀胱内保留 1~2 小时，协助患者每 15~30 分钟变换体位 1 次； 灌注后饮水 2500~3000ml/d，减少化疗药对尿道的刺激
原位新膀胱训练	可控性肠代膀胱术会将储尿囊与尿道残端吻合，以重建下尿路储尿、控尿、排尿等正常生理功能；术后患者需行自我导尿训练

考点背诵 22：大肠癌的术前肠道准备

肠道准备	具体措施
控制饮食	术前 3 天少渣半流质饮食； 术前 2 天无渣流质饮食，肠梗阻者应禁食、补液； 术前 1 天禁食，以减少并软化大便
口服肠道抗生素	术前 3 天口服新霉素或甲硝唑，同时加服维生素 K
清洁肠道	术前 3 天每晚口服缓泻药、液状石蜡或硫酸镁 15~20g； 术前 1 天晚及术日晨清洁灌肠

考点背诵 23：大肠癌的术后护理

护理要点		具体措施
一般护理	术后体位	病情平稳后取半卧位，有利于腹腔引流
	术后饮食	禁食禁饮，胃肠减压，补充静脉营养； 术后 2~3 天肛门排气或造口开放后，可拔除胃管，进流质饮食，但忌进食易引起胀气的食物； 术后 1 周进半流质饮食； 术后 2 周可进普食，给予高蛋白、高热量、高维生素、低脂、易消化的少渣食物
造口护理	保护局部皮肤	造口开放前，肠造口周围用凡士林纱条保护，术后 3 天拆除，及时更换渗湿的敷料
	保护腹部切口	术后 2~3 天肠蠕动恢复后开放造口，取左侧卧位（造口侧卧位）； 用塑料薄膜隔开腹部切口与造口，防止流出的大便污染腹部切口
	正确使用人工肛门袋	更换前用中性皂液或 0.5% 氯己定溶液清洁造口周围皮肤（不可用乙醇），再涂上氧化锌软膏； 选择合适的造口袋，造口袋内充满 1/3 排泄物时，应及时更换； 人工造口袋不宜长期持续使用，大便成形及养成定时排便的习惯后，可不佩戴人工肛门袋
	造口后饮食	避免高脂、产气和粗纤维食物（如芹菜、韭菜），多吃新鲜水果和蔬菜

考点背诵 24：乳腺癌的术后护理

护理要点	具体措施
体　位	生命体征平稳后取半卧位，以利呼吸和引流
切口护理	手术部位加压包扎使皮瓣紧贴胸壁，预防皮瓣下积液、积气和皮瓣坏死
引流管护理	皮瓣下放置引流管，持续负压吸引，可及时、有效地吸出残腔内的积液、积血，使皮瓣紧贴胸壁，建立新的血液循环，利于皮瓣愈合，预防皮瓣和植皮片漂浮、坏死； 引流管负压吸引是预防皮瓣坏死的主要措施
患侧上肢肿胀护理	避免在患侧上肢测血压、抽血、静脉穿刺或皮下注射； 避免患侧上肢过度负重或受伤； 术后患侧上肢用软枕垫高 10°~15°，按摩或进行握拳、屈腕、伸肘运动； 肿胀严重者，使用弹力袖或弹力绷带利于回流
功能锻炼	术后 24 小时内：做手指和腕部的屈曲和伸展运动
	术后 1~3 天：上肢肌肉等长收缩运动，开始屈肘、伸臂活动
	术后 4 天：肩关节的小范围前屈、后伸活动
	术后 4~7 天：用患侧手洗脸、进食，用患侧手摸到对侧肩部或同侧耳朵
	术后 1~2 周：皮瓣基本愈合后，开始活动肩关节，以肩部为中心，前后摆臂
	术后 10 天：全范围的肩关节活动，爬墙运动，梳理头发； 以患侧手能越过头顶摸到对侧耳朵为宜（功能锻炼的理想目标）
	术后 7 天内不上举、 10 天内不外展肩关节，避免患侧肢体支撑身体
避免妊娠	术后 5 年内应避免妊娠（最重要的出院指导）
乳房定期自我检查	月经周期的 7~10 天或月经结束后 2~3 天进行； 依次为乳房外上、外下、内下、内上象限，然后检查乳头、乳晕，最后检查腋窝

助记歌谣　24 内，动指腕，伸指握拳加屈腕。1~3，等长缩，患肢伸臂屈肘窝。4~7，能自理，同耳对肩可触及。1 周后，摆摆臂，10 日爬墙须标记。

考点背诵 25：肿瘤患者的心理特点

分　期	心理特点
否认期	患者极力否认患病的事实，心存侥幸，四处求医，希望是误诊
愤怒期	患者对其病情的否认无法继续，出现气愤、怨恨和嫉妒的情绪，怨天尤人，或迁怒于家属、医护人员，对医院的住院制度及治疗护理百般挑剔
协议期	患者开始接受病重或临终事实，希望奇迹能够出现。患者求生欲望强烈，能够努力配合治疗
忧郁期	患者出现悲伤、抑郁和绝望，希望家人、朋友能够时常陪伴在身旁。逐渐对周围事物失去兴趣，少言寡语，反应迟钝
接受期	患者最终开始坦然接受面临死亡的现实，喜欢独处，表情淡漠，睡眠时间增加甚至嗜睡，静待死亡

考点背诵 26：肿瘤放疗、化疗患者的护理

（1）放疗皮肤反应的表现及护理

	一度反应（干反应）	二度反应（湿反应）	三度反应
临床表现	红斑，烧灼和刺痒感，继续照射变为暗红色，有脱屑	高度充血、水肿，水疱形成，有渗出液，糜烂	溃疡形成或坏死，难以愈合
护理措施	涂 0.2% 薄荷淀粉或羊毛脂止痒	涂 2% 甲紫或氢化可的松乳膏，不必包扎。有水疱时，涂硼酸软膏，包扎 1~2 天，待渗出吸收后改用暴露疗法	

（2）化疗患者的护理

化疗不良反应	护理措施
组织坏死和血栓性静脉炎	药液不慎溢出须立即停止注药或输液，保留针头接注射器回抽后，皮下注入解毒药再拔针，根据药物特性，相应选择冰袋冷敷、热敷、局部封闭治疗等措施
骨髓抑制	绝大多数化疗药均有不同程度骨髓抑制，应定期查血常规； 白细胞计数降至 3.5×10^9/L，须停药，给升血细胞类药物，增加营养； 白细胞计数降至 1.0×10^9/L，血小板计数降至 80×10^9/L 时，做好保护隔离，预防感染
口腔真菌感染	出现假膜时，可用 1.5% 过氧化氢溶液漱口

考点背诵 27：甲状腺功能亢进症的术后并发症

术后并发症	说　明
呼吸困难和窒息（最危急）	最常见的原因为切口内出血，其他原因还包括喉头水肿，气管塌陷，双侧喉返神经损伤等； 多发生于术后 48 小时内，须立即行气管切开
喉返神经损伤	单侧损伤引起声音嘶哑； 双侧损伤引起失声或呼吸困难，甚至窒息
喉上神经损伤	外支损伤引起声带松弛、声调降低； 内支损伤引起误咽或呛咳
甲状旁腺功能减退	多于术后 1~2 天出现，多数患者仅有面部、唇部或手足部的针刺感、麻木感或强直感； 严重者可出现面肌和手足伴有疼痛的持续性痉挛，甚至窒息死亡
甲状腺危象	多与术前准备不充分、甲亢症状未能很好控制及手术应激有关； 多发生于术后 12~36 小时； 出现高热（＞ 39℃）、心率增快（＞ 120 次 / 分），烦躁不安、谵妄甚至昏迷； 予吸氧、降温、镇静药、碘剂、β 受体阻滞剂、强心药（按需给予）、氢化可的松等治疗

助记歌谣　**返单嘶双失，上内呛外降。**

考点背诵 28：腹外疝的护理措施

护理要点	具体措施
体　位	平卧位，髋关节微屈，腘窝下垫枕，降低切口的张力和腹内压力，利于切口愈合和减轻切口疼痛
饮　食	术后 6~12 小时无恶心、呕吐者可进流食，次日可进软食或普食
活　动	术后 1~2 天应卧床，其间鼓励床上翻身及活动肢体，一般术后 3~5 天可下床活动； 术后 3 个月内避免重体力劳动或提举重物
预防阴囊水肿	斜疝修补术后，压沙袋 12~24 小时，用丁字带或阴囊托托起阴囊（主要措施）
防止腹内压增高	防止受凉引起咳嗽； 指导患者咳嗽时用手掌按压切口部位，以保护切口和减轻切口疼痛； 保持排便通畅，便秘者给予通便药，避免用力排便等

考点背诵 29：腹部损伤

（1）临床表现与辅助检查

	典型表现	辅助检查
实质脏器损伤	腹腔内（或腹膜后）出血； 面色苍白，脉搏加快或微弱，血压不稳，休克	诊断性腹腔穿刺和灌洗术：最有意义的检查，抽出不凝血，提示为实质性脏器损伤或血管破裂所致的内出血
空腔脏器损伤	弥漫性腹膜炎； 突出体征是腹膜刺激征（腹部压痛、腹肌紧张和反跳痛）	影像学检查：X 线显示腹腔内游离气体是胃肠道破裂体征； 诊断性腹腔穿刺和灌洗术：穿刺液中淀粉酶含量高，提示胰腺或胃十二指肠损伤；下消化道损伤可有粪臭味

（2）护理措施

<table>
<tr><th></th><th>具体措施</th></tr>
<tr><td>急救护理</td><td>若腹部有开放性损伤且有内脏脱出，不能强行回纳，应用消毒碗覆盖脱出物</td></tr>
<tr><td rowspan="6">非手术治疗的护理措施</td><td>病情观察：生命体征；皮肤黏膜、意识情况；腹部症状和体征；24 小时液体出入量；血常规、B 超等检查；诊断性腹腔穿刺和灌洗术</td></tr>
<tr><td>绝对卧床，不随意搬动患者。
病情稳定者取半卧位，利于引流和呼吸；病情不稳定者取平卧位或休克卧位</td></tr>
<tr><td>四禁：严格执行禁食禁饮、禁忌灌肠、禁用泻药、禁用吗啡等镇痛药物</td></tr>
<tr><td>疑有空腔脏器破裂或明显腹胀时行胃肠减压</td></tr>
<tr><td>积极补充血容量，防治休克</td></tr>
<tr><td>应用广谱抗生素，防治腹腔内感染</td></tr>
</table>

考点背诵 30：肠梗阻分类

<table>
<tr><th>分类依据</th><th colspan="2">类　型</th></tr>
<tr><td rowspan="4">按梗阻原因</td><td>机械性肠梗阻（最常见）</td><td>主要由于机械性因素导致肠腔狭小，肠内容物不能通过所致；
肠外因素：如粘连（最常见，多由腹腔内手术、炎症等引起）、疝嵌顿、肿瘤压迫等；
肠壁因素：如肠套叠、肠扭转（乙状结肠扭转多见于有便秘的老年人）、肿瘤、先天性畸形等；
肠腔内因素：如蛔虫梗阻、异物、粪块或胆石堵塞等</td></tr>
<tr><td rowspan="2">动力性肠梗阻</td><td>麻痹性肠梗阻：常见，多见于腹腔手术后、腹部创伤、弥漫性腹膜炎、低钾血症</td></tr>
<tr><td>痉挛性肠梗阻：少见，可见于急性肠炎、肠功能紊乱、慢性铅中毒</td></tr>
<tr><td>血运性肠梗阻</td><td>由于肠系膜血管栓塞或血栓形成，肠管血供障碍所致</td></tr>
<tr><td rowspan="2">按肠壁血运有无障碍</td><td colspan="2">单纯性肠梗阻：无血运障碍</td></tr>
<tr><td colspan="2">绞窄性肠梗阻：有血运障碍</td></tr>
<tr><td rowspan="2">按梗阻部位</td><td colspan="2">高位（空肠）梗阻：可丢失大量酸性胃液，出现代谢性碱中毒</td></tr>
<tr><td colspan="2">低位小肠（回肠）和结肠梗阻：可丢失大量碱性肠液（粪臭样），出现代谢性酸中毒</td></tr>
<tr><td>按梗阻程度</td><td colspan="2">完全性肠梗阻和不完全性肠梗阻</td></tr>
<tr><td>按病程发展快慢</td><td colspan="2">急性肠梗阻和慢性肠梗阻</td></tr>
</table>

考点背诵 31：肠梗阻的非手术治疗护理

护理要点	具体措施
体　位	卧床休息，取半卧位，有利于减轻腹痛
禁食、胃肠减压	机械性肠梗阻在非手术治疗期间，最重要的护理措施是保持有效的胃肠减压
饮食护理	若梗阻解除，肠功能恢复，可尝试进食少量流食，但忌食易产气的甜品和牛奶
病情观察	最重要的是区分单纯性肠梗阻和绞窄性肠梗阻，关系到治疗方法的选择和预后； 梗阻解除的重要标志是肛门排便、排气（拔除胃管指征）
维持体液平衡	平衡盐溶液（如乳酸钠林格液）是最接近细胞外液的液体，适合于迅速补充有效循环血量，防治休克
用药护理	防治感染性休克，使用有效、足量抗生素控制感染； 腹痛时可使用阿托品、山莨菪碱等解痉药； 在病情未明确时，禁用吗啡、哌替啶镇痛

考点背诵 32：常见直肠肛管疾病的临床鉴别

疾　病	特　点
肛　瘘	少量脓性、血性或黏液性分泌物，肛周皮肤潮湿、瘙痒、湿疹，常自觉有大便及气体排出； 脓肿反复形成是肛瘘的特点
肛　裂	肛管皮肤全层裂伤后形成的慢性溃疡，肛管后正中线最多见； 主要表现为排便时和排便后周期性剧烈疼痛、便秘和出血； 肛裂、肛乳头肥大和前哨痔合称肛裂三联征
内　痔	最常见，位于齿状线以上； 无痛性间歇性便后出鲜血是早期的常见症状
外　痔	位于齿状线以下，覆盖肛管皮肤； 血栓性外痔表现为剧痛，肛周暗紫色椭圆形肿物，排便、咳嗽时疼痛加剧
混合痔	由内痔静脉丛和相应部位的外痔静脉丛相互融合而形成

考点背诵 33：胃、十二指肠疾病的术前护理及术后并发症

（1）非手术治疗护理、术前护理及术后一般护理

护理要点		具体措施
非手术治疗护理及术前护理	急性穿孔	四禁：禁食禁饮、禁镇痛药、禁泻药、禁灌肠； 最重要的护理措施是禁食和胃肠减压； 无休克者取半卧位，合并休克者应采取休克卧位； 进行抗休克治疗的同时做好急诊手术准备
	急性出血	取平卧位，下肢略抬高，以保证脑部供血； 呕吐时头偏向一侧，防止窒息或误吸
	幽门梗阻	不完全梗阻者术前予无渣半流食； 完全梗阻者术前禁食，持续胃肠减压，术前 3 天每晚用 300~500ml 温等渗盐水洗胃，减轻胃壁水肿和炎症
术后一般护理	体　位	取平卧位，待全麻清醒、血压平稳后改为低半卧位
	引流管护理	术后 24 小时内引流少量暗红色或咖啡色液体属正常，一般为 100~300ml； 术后 3~4 天，引流量减少、肛门排气后，可拔出胃管
	饮　食	拔除胃管当天可少量饮水或米汤；第 2 天进半量流质饮食；第 3 天进全量流质饮食；第 4 天进半流质饮食；第 10~14 天进软食。少进食产气食物，少食多餐，循序渐进

（2）术后并发症治疗与护理

并发症		发生时间	原　因	主要表现	治疗与护理
近　期	十二指肠残端破裂（最严重）	24~48 小时内	十二指肠残端处理不当、张力高等	右上腹突发剧痛、发热、腹膜刺激征，腹腔穿刺有胆汁样液体	立即手术
	急性完全性输入袢梗阻		输出袢牵拉过紧压迫输入袢肠管；输入袢过长，穿过输出袢和横结肠系膜间隙形成内疝	上腹部剧烈腹痛伴频繁呕吐，不含胆汁，呕吐后不缓解	易绞窄，紧急手术
	吻合口梗阻	术后由流食改为半流食时	吻合口过小或吻合时内翻过多，水肿	进食后上腹饱胀，溢出性呕吐。呕吐物为食物，含或不含胆汁	禁食、胃肠减压、输液为主，无效者手术
	输出袢梗阻		多因粘连、大网膜水肿或炎性肿块压迫等	上腹饱胀，呕吐物含食物和胆汁	非手术治疗，严重者手术
远　期	早期倾倒综合征	进食后半小时	高渗食物快速进入肠道	进食半小时内出现上腹胀满、腹泻、心悸、大汗、头晕、乏力、面色苍白甚至晕厥等	少食多餐，避免过甜、过咸、过浓、过热流食，宜进低碳水化合物、高蛋白饮食，禁止喝汤，餐后立即平卧 20 分钟

考点背诵 34：急性阑尾炎的主要并发症与术后并发症

并发症		临床表现	治疗与护理
主要并发症	腹腔脓肿	麻痹性肠梗阻的腹胀症状、压痛性肿块和全身感染中毒症状等	一经诊断即应在超声引导下穿刺抽脓冲洗或置管引流，必要时手术切开引流
术后并发症	切口感染（最常见）	术后 3 天左右体温升高，切口局部胀痛或跳痛、红肿、压痛，形成脓肿时，局部可出现波动感	可先行试穿抽出脓液，或于波动处拆除缝线，排出脓液，放置引流
	出　血	腹痛、腹胀或失血性休克等症状	一旦发生出血征象，应立即输血、补液，再次紧急手术止血

考点背诵 35：门静脉高压症

	具体说明
临床表现	脾功能亢进的典型症状：“三系”细胞减少； 最危急的病情变化：呕血； 最凶险的并发症：食管胃底静脉曲张破裂
术前护理	严重肝功能损害者应限制蛋白质摄入量，补充支链氨基酸； 术前 2~3 天口服肠道抑菌药，预防术后肝性脑病； 术前 1 天晚用酸性溶液清洁灌肠
分流术后护理	术后 48 小时内，需制动平卧或低半卧位，一般术后需卧床 1 周，防止血管吻合口破裂出血； 术后早期禁食，24~48 小时肠蠕动恢复后，提供流质饮食，逐渐过渡到半流食及软食，限制蛋白质和肉类的摄入； 术后 2 周内每天或隔天监测血小板计数，以防静脉血栓形成； 禁用肥皂水灌肠，以免引起肝性脑病

考点背诵 36：胆石症和胆道感染

（1）临床表现

①胆囊结石及急性胆囊炎：墨菲（Murphy）征阳性。

②胆管结石及急性胆管炎：查科三联征（夏柯三联征），即腹痛、寒战与高热、黄疸。

③急性梗阻性化脓性胆管炎：查科三联征、休克、神经中枢系统受抑制，称为雷诺（Reynolds）五联征。

（2）治疗与护理

①胆石症患者出现胆绞痛时应禁用吗啡。

②胆总管结石继发感染的患者，在非手术治疗期间应重点观察意识、血压。

考点背诵 37：T 管引流

（1）T 管引流

	说　明
正常胆汁	每天分泌胆汁 800~1200ml，黄绿色、清亮、无沉渣，具有一定黏性
术后 24 小时内	引流量 300~500ml，恢复饮食后可增至 400~700ml/d，以后逐渐减少至 200ml/d 左右
胆总管下端有梗阻	胆汁过多
结石残留或胆管炎症未完全控制	胆汁浑浊

（2）拔管护理

①术后 10~14 天试行夹闭 T 管 1~2 天。

②若无腹胀、腹痛、发热及黄疸等症状，可行 T 管造影，造影后继续引流 24 小时以上；若胆道通畅，无结石或其他病变，再次夹闭 T 管 24~48 小时，患者无不适可予拔管。

③ T 管造影无异常为拔管的可靠指征。

考点背诵 38：急性胰腺炎

	说　明
临床表现	主要首发症状：腹痛，疼痛剧烈而持续，阵发性加剧。 其他症状：腹胀，恶心、呕吐，腹膜炎体征；早期以低血容量性休克为主，后期合并感染性休克； 重症急性胰腺炎：腰部两侧皮肤呈暗灰蓝色［格雷 · 特纳（Grey Turner）征］，或脐周皮肤出现青紫［卡伦（Cullen）征］
辅助检查	淀粉酶测定：胰腺炎早期最常用和最有价值的检查方法； 腹腔穿刺检查：可见血性穿刺液、脂肪小滴，并发感染时呈脓性
治疗与护理	禁食、胃肠减压； 解痉镇痛：在诊断明确的情况下给予解痉镇痛药，如山莨菪碱、阿托品等； 抑制腺体分泌：阿托品为抗胆碱药，可抑制胰多肽的分泌，从而抑制胰液分泌； 防治低血容量性休克：禁食期间保证每天超过 3000ml 的液体摄入量

考点背诵 39：急腹症的护理措施

要　点	说　明
体　位	一般情况宜取半卧位，有大出血休克者给予平卧位
禁食、胃肠减压	禁食并通过胃肠减压抽吸出胃内残存物，可减少胃肠内的积气、积液，减轻腹痛
疼痛护理	严格执行四禁：禁食、禁用镇痛药、禁服泻药、禁止灌肠。 诊断未明确时，禁用吗啡、哌替啶等强镇痛药，以免掩盖病情；对诊断明确的单纯性胆绞痛、肾绞痛，或已决定手术的患者，可适当应用解痉药和镇痛药

考点背诵 40：血栓闭塞性脉管炎的治疗与护理

（1）治疗

①绝对戒烟，消除烟碱对血管的刺激而引起的血管收缩作用。

②疼痛严重者可适当使用吗啡或哌替啶，但易成瘾，应慎用。

（2）护理

①适当保暖，但不可使用热水袋、热水泡脚，以免温度升高使局部组织耗氧量增加，加重局部缺血、缺氧。

②动脉血管重建术后患肢平放，制动 2 周；静脉血管重建术后患肢抬高 30°，制动 1 周；血管造影检查后应平卧，患肢制动 6~8 小时，穿刺点加压包扎 24 小时。

③指导做伯格（Buerger）运动，以促进侧支循环的建立。

考点背诵 41：颅脑疾病的临床表现

颅脑疾病		临床表现
颅内压增高		头痛、呕吐、视乳头水肿是颅内压增高的“三主征”。 头痛：最常见； 呕吐：常在头痛剧烈时出现，呈喷射性； 视神经乳头水肿：是颅内压增高的重要客观体征之一
急性脑疝	小脑幕切迹疝	瞳孔改变：一侧瞳孔进行性散大，晚期表现为双侧瞳孔散大固定，对光反应消失； 运动障碍：病变对侧肢体肌力减弱或瘫痪
	枕骨大孔疝	瞳孔改变：瞳孔可忽大忽小； 当延髓呼吸中枢受压时，患者早期即可突发呼吸骤停而死亡
颅底骨折	颅前窝骨折	嗅神经受损，出现鼻漏，眶周、球结膜下瘀斑（熊猫眼、眼镜征）
	颅中窝骨折	面、听神经受损，出现耳漏
	颅后窝骨折	第Ⅸ～Ⅻ对脑神经受损，无脑脊液漏，表现为耳后淤血斑（Battle 征）
脑震荡		最轻的脑损伤，伤后立即出现短暂的意识障碍，一般不超过半小时。清醒后大多出现逆行性遗忘

考点背诵 42：颅脑疾病的治疗与护理

颅脑疾病	治疗与相关护理
颅内压增高	体位：头高卧位，抬高床头 15°~30°，以利于颅内静脉回流，减轻脑水肿； 防止颅内压骤升的护理措施：安静休息；保持呼吸道通畅；避免剧烈咳嗽和便秘；及时控制癫痫发作
急性脑疝	一旦出现典型症状，应按颅内压增高处理原则，快速静脉输注高渗性降颅内压药物如 20% 甘露醇
颅底骨折	取半坐卧位，头偏向患侧，借助重力作用使脑组织移向颅底，待脑脊液漏停止 3~5 天后可改为平卧位； 多数漏口于伤后 1~2 周自行愈合，应保持清洁，禁止阻塞外耳道，以免引起脑脊液逆流，造成颅内感染； 超过 1 个月仍未愈合者，可行手术修补硬脑膜

考点背诵 43：损伤性气胸的护理

疾　病	急救措施	具体说明
开放性气胸	紧急封闭伤口	使开放性气胸变为闭合性气胸，用无菌敷料或清洁器材在患者呼气末封盖伤口，加压包扎固定，迅速转送至医院
张力性气胸	迅速排气减压	在患侧锁骨中线第 2 肋间，用粗针头穿刺胸腔排气减压

考点背诵 44：胸膜腔闭式引流

（1）观察记录引流

①水柱波动的幅度能反映呼吸道无效腔的大小及胸腔内负压的情况，一般水柱上下波动的范围为 4~6cm。

②若水柱波动范围过大，提示可能存在肺不张；若水柱无波动，提示引流不通畅或肺已经完全复张；若患者出现气促、胸闷、气管向健侧偏移等肺受压症状，则提示血块阻塞引流管。

（2）意外事件处理

①若引流管从胸腔滑脱，立即用手捏闭胸壁伤口处皮肤，消毒处理后，以凡士林纱布封闭伤口。

②若引流瓶损坏或胸壁引流管与引流装置连接处脱落，立即用双钳夹闭胸壁引流管，并更换引流装置。

（3）拔管护理

①拔管指征：置管 48~72 小时后，无气体逸出且引流液颜色变浅，24 小时液量＜ 50ml，脓液＜ 10ml，胸部 X 线显示肺膨胀良好，患者无呼吸困难。

②拔管方法：拔管时嘱患者深吸气后屏气，拔管后立即用凡士林纱布和厚敷料封闭伤口并包扎固定。

③拔管观察：拔管后 24 小时内注意观察患者有无胸闷、呼吸困难、渗液、出血和皮下气肿等症状。

考点背诵 45：外科泌尿系统疾病

疾　病	临床表现	治疗与护理
尿道外伤	前尿道外伤：尿道出血； 后尿道外伤：无尿道口流血或仅有少量血液流出； 最常见的并发症：尿道狭窄	尿道闭合性外伤，应常规留置导尿管 2~3 周； 尿道外伤后，预防尿道狭窄的有效措施：拔除尿管后定期行尿道扩张术； 拔除尿管后行尿道扩张术，其间隔时间至少为 1 周
上尿路结石	主要症状为疼痛和血尿	非手术治疗：适用于结石直径＜ 0.6cm、表面光滑、无尿路梗阻、无感染的纯尿酸或胱氨酸结石患者； 体外冲击波碎石术：适用于直径≤ 2cm 的肾结石及输尿管上段结石； 两次体外冲击波碎石治疗间隔时间为 7 天
肾结核	典型症状为尿频、尿急、尿痛	肾切除术：术前抗结核治疗不应少于 2 周； 肾部分切除术：术前抗结核药物治疗至少 4 周； 术后继续抗结核治疗 6~9 个月
良性前列腺增生	最常见的早期症状：尿频； 最主要的症状：进行性排尿困难	经尿道前列腺切除术（TURP）是前列腺增生目前最常用的手术方式

考点背诵 46：泌尿系结石的护理

（1）非手术治疗的护理

①保证每天饮水量 3000ml 以上，维持每天尿量＞ 2000ml，稀释的尿液可延缓结石增长的速度并防止结石的复发。

②肾绞痛发作，应嘱患者卧床休息，放松肌肉以减轻疼痛，立即解痉、镇痛。

（2）手术治疗的护理：肾实质切开取石及肾部分切除的患者，术后绝对卧床 2 周，以防再出血。

（3）饮食护理

①含钙结石者宜食用含纤维丰富的食物，限制含钙（如牛奶、豆制品、巧克力、坚果）、草酸（如浓茶、菠菜、番茄、土豆）成分多的食物，避免大量摄入动物蛋白、精制糖和动物脂肪。

②尿酸结石者不宜食用含嘌呤高的食物，如动物内脏。

考点背诵 47：膀胱冲洗的护理

（1）冲洗液温度：控制在 25~30℃，可有效预防膀胱痉挛的发生。

（2）冲洗速度：根据尿色而定，色深则快，色浅则慢，一般为 40~60 滴 / 分。

（3）确保通畅：若血凝块堵塞，可采取高压冲洗、挤捏尿管、加快冲洗速度、调整导尿管位置等方法使引流通畅。

（4）准确记录冲洗量和排出量，尿量 = 排出量－冲洗量。

考点背诵 48：骨折的临床表现

骨折分类	典型表现
肱骨干骨折	因肱骨干中下 1/3 段后外侧有桡神经沟，此处骨折易合并桡神经损伤，出现垂腕畸形
肱骨髁上骨折	伸直型较多见，最易合并肱动、静脉损伤，也可合并正中神经、桡神经、尺神经损伤
胫腓骨干骨折	易发生骨筋膜隔室综合征，出现肢体血液循环受阻或神经受压的表现
股骨干骨折	由于股深动脉的穿支在后方贴近股骨并穿经肌肉，股骨干骨折易合并血管损伤，穿破肌肉，造成大量出血
骨盆骨折	有大出血或严重内脏损伤者常有低血压和休克早期表现

考点背诵 49：骨折的并发症

（1）早期并发症：主要包括休克、脂肪栓塞综合征、重要内脏器官损伤、重要周围组织损伤、骨筋膜隔室综合征等。

（2）骨筋膜隔室综合征

①好发部位：前臂掌侧和小腿。

②严重后果：缺血性肌挛缩。

③主要体征：患肢感觉异常；肌肉被动牵拉试验阳性（被动牵拉受累肌肉出现疼痛）；肌肉主动屈曲时出现疼痛；筋膜室即肌腹处有压痛。

（3）晚期并发症：坠积性肺炎、压疮、下肢深静脉血栓形成、感染、损伤性骨化、创伤性骨关节炎、关节僵硬、急性骨萎缩、缺血性骨坏死、缺血性肌挛缩等。

考点背诵 50：关节脱位

（1）关节脱位特征性表现为畸形、弹性固定和关节盂空虚。

（2）关节脱位以肩关节和肘关节最常见，其次为髋关节。

（3）肩关节脱位时，呈“方肩”畸形，可用三角巾悬吊上肢，一般固定 3 周。

考点背诵 51：腰椎间盘突出症和颈椎病

疾　病	临床表现	治疗与护理
腰椎间盘突出症	最早出现的症状：腰痛； 主要症状：一侧下肢坐骨神经区域放射痛	髓核摘除术后护理：术后第 1 天可行股四头肌收缩和直腿抬高锻炼；术后 1 周可行五点式腰背肌锻炼；术后 1~2 周可行三点式腰背肌锻炼；2 周后可行行走训练

续　表

疾　病	临床表现	治疗与护理
颈椎病	神经根型：最常见，典型表现为颈肩痛，短期内加重，并向上肢放射； 脊髓型：最严重，表现为四肢麻木无力，步态不稳，有踩棉花感； 椎动脉型：眩晕为最常见症状，猝倒为特有症状； 交感神经型：常有明确神经定位体征	枕颌带牵引：患者取坐位或卧位，牵引重量为 2~6kg； 脊髓型颈椎病：禁用推拿按摩治疗

考点背诵 52：牵引术

（1）牵引术是骨科常用的治疗方法，是利用牵引力和反牵引力作用于骨折部，达到复位或维持复位固定的治疗方法。

（2）兜带牵引

①颌枕带：适用于颈椎骨折、脱位，颈椎病和颈椎间盘突出症等，牵引重量一般为 2.5~3kg。

②骨盆水平牵引：常用于腰椎间盘突出症的治疗。

③骨盆悬吊牵引：常用于骨盆骨折的复位与固定。

（3）牵引期间护理

①保持反牵引力：颅骨牵引时应抬高床头，下肢牵引时应抬高床尾 15~30cm。

②牵引重锤保持悬空：牵引期间，牵引方向与被牵引肢体长轴应成直线，不可随意增减或移去牵引重量，不可随意放松牵引绳。

考点背诵 53：石膏绷带术

（1）评估肢体血液循环是石膏固定护理中最重要的内容。

（2）石膏绷带术的并发症包括：骨筋膜隔室综合征、压疮、石膏综合征（因大型石膏或包扎过紧，引起患者反复呕吐、腹痛、胸闷、呼吸窘迫等）、化脓性皮炎、失用（发生骨质疏松和关节僵硬）、出血、坠积性肺炎、便秘等。

（3）闭合性骨折石膏固定后最常见的并发症是关节僵硬，多由患肢长时间固定导致静脉和淋巴回流不畅，关节周围组织纤维粘连所致。

考点背诵 54：骨科患者的功能锻炼

（1）目的

①保持和恢复关节运动的幅度，防止关节僵硬。

②保持和恢复肌肉力量及耐力，防止肌肉萎缩。

③防止骨质脱钙，预防骨质疏松。

④促进血液循环，改善局部条件，促进骨折痊愈。

（2）方法

①骨折早期：术后 1~2 周，运动重点是肢体等长收缩运动，防止肌肉萎缩，减轻水肿，促进静脉回流。

②骨折中期：术后 2 周，运动重点以患肢骨折的上下关节运动为主，活动范围、活动强度和活动量逐渐加大。

③骨折后期：进行以重点关节为主的全身锻炼。

第三章　妇产科护理学

考点背诵 1：女性生殖系统解剖

（1）内、外生殖器解剖生理

分　类		解剖生理特点
外生殖器	阴　阜	耻骨联合前面隆起的脂肪垫，倒三角形的阴毛，女性第二性征之一
	小阴唇	大阴唇内侧的一对薄皱襞，富含神经末梢，极为敏感
	大阴唇	血管、淋巴管和神经丰富，受伤易形成血肿
	阴　蒂	位于两侧小阴唇顶端的联合处；性兴奋时勃起； 阴蒂头富含神经末梢，极为敏感
	阴道前庭	前庭大腺位于大阴唇后部，向内开口于前庭后方小阴唇与处女膜之间的沟内，性兴奋时分泌黏液润滑阴道。正常不可触及，感染时易形成脓肿或囊肿
内生殖器	阴　道	复层扁平上皮；后穹隆最深，与直肠子宫陷凹紧密相邻，为盆腹腔最低部位
	子　宫	站立时呈前倾前屈位；成人子宫体与宫颈比例为 2∶1，婴儿为 1∶2；子宫峡部的上端为解剖学内口，下端为组织学内口；宫颈外口扁平上皮与柱状上皮交界处是宫颈癌的好发部位
	输卵管	是精、卵相遇受精（壶腹部）和运送卵子、精子、受精卵的通道，长 8~14cm，由外向内：伞部、壶腹部、峡部及间质部
	卵　巢	表面无腹膜，主体为皮质（卵泡、黄体等）和髓质（结缔组织、血管、神经、淋巴管等）；青春期时在促性腺激素作用下增大，有排卵功能

（2）内生殖器邻近器官：尿道、膀胱、输尿管、直肠及阑尾。

（3）子宫韧带

子宫韧带	作　用	解剖特点
主韧带	固定宫颈，防止子宫脱垂	又称宫颈横韧带，横行于宫颈两侧与骨盆侧壁，由坚韧的平滑肌和结缔组织构成
阔韧带	维持子宫在盆腔正中位	一对翼形的腹膜皱襞，由子宫两侧至骨盆壁，子宫动、静脉及输尿管从其基底部穿过
圆韧带	直接维持子宫前倾前屈位	起于宫角前，经腹股沟管止于大阴唇前端，呈圆索状
宫骶韧带	间接维持子宫前倾前屈位	起于子宫峡部水平的宫颈后方，向两侧绕过直肠，止于第 2、 3 骶椎前筋膜，内有支配膀胱的神经，手术切断易致尿潴留

（4）盆底组织能够封闭骨盆出口，保持、承托盆腔脏器于正常位置，其中以肛提肌的托力为主。

考点背诵 2：妇女一生各阶段的生理特点

女性各阶段	划分时间	生理特点
新生儿期	生后 4 周内	有泌乳、假月经等特殊生理变化，短期会自然消退
儿童期	出生 4 周至 12 岁	8 岁前主要是身体生长发育； 8 岁后乳房和内外生殖器发育
青春期	10~19 岁	月经初潮是青春期的标志（出现的早晚与遗传、营养等有关）； 第一性征：卵巢增大、阴阜隆起、色素沉着； 第二性征：乳房发育、出现阴毛和腋毛、声调变高

续　表

女性各阶段	划分时间	生理特点
性成熟期	18 岁开始，历时 30 年左右	有周期性排卵和行经，生育活动最旺盛
绝经过渡期	40 岁开始，短至 1~2 年，长至十余年	卵巢功能减退，月经开始不规则，生殖器官开始萎缩
绝经后期	绝经后的生命时期，60 岁以后进入老年期	卵巢功能进一步衰退、老化，易发萎缩性阴道炎、骨质疏松

考点背诵 3：生殖器官的周期性变化

（1）卵巢

①一生仅有 400~500 个卵泡发育成熟。

②排卵多发生在下次月经来潮前 14 天左右。

（2）宫颈黏液

①排卵前：受雌激素影响，分泌增多、黏液变稀薄而透明，在排卵前拉丝长达 10cm 以上。显微镜下见羊齿植物叶状结晶，在月经周期第 6~7 天开始出现。

②排卵时：羊齿植物叶状结晶最清晰且典型。

③排卵后：受孕激素影响，黏液分泌减少、浑浊黏稠、拉丝易断。羊齿植物叶状结晶至月经周期第 22 天左右消失，代之以排列成行的椭圆体。

考点背诵 4：子宫内膜的周期性变化

分　期		月经周期（以28天为例）	特　点
增殖期	增殖早期	第 5~7 天	在雌激素影响下，内膜上皮、腺体、间质及血管增殖，内膜逐渐生长变厚，子宫内膜的增生与修复在月经期就已开始
	增殖中期	第 8~10 天	
	增殖晚期	第 11~14 天	
分泌期	分泌早期	第 15~19 天	受雌、孕激素影响；与卵巢周期中的黄体期对应，是最适于受精卵着床的时期；分泌晚期，也是月经来潮前期
	分泌中期	第 20~23 天	
	分泌晚期	第 24~28 天	
月经期		第 1~4 天	是雌、孕激素撤退的结果；子宫内膜螺旋小动脉出现节律性、阵发性收缩、痉挛，继而子宫内膜发生缺血、缺氧并坏死脱落

考点背诵 5：月经周期的调控机制

（1）月经周期受下丘脑 - 垂体 - 卵巢轴调节。

①下丘脑分泌促性腺激素释放激素（GnRH），调节垂体合成和分泌促性腺激素。

②促性腺激素包括卵泡刺激素（FSH）和黄体生成素（LH），调节卵巢功能。成熟卵泡受大量 LH 与足量 FSH 协同作用排卵。

③卵巢通过分泌雌、孕激素对下丘脑 - 垂体产生正、负反馈作用。

（2）雌激素：有两个高峰。排卵前形成第一个高峰，排卵后 7~8 天黄体成熟时达第二个高峰，黄体萎缩时急剧下降，月经前达最低水平。

（3）孕激素：排卵后 7~8 天黄体成熟时，分泌量达最高峰，以后逐渐下降，至月经来潮时恢复到排卵前水平。

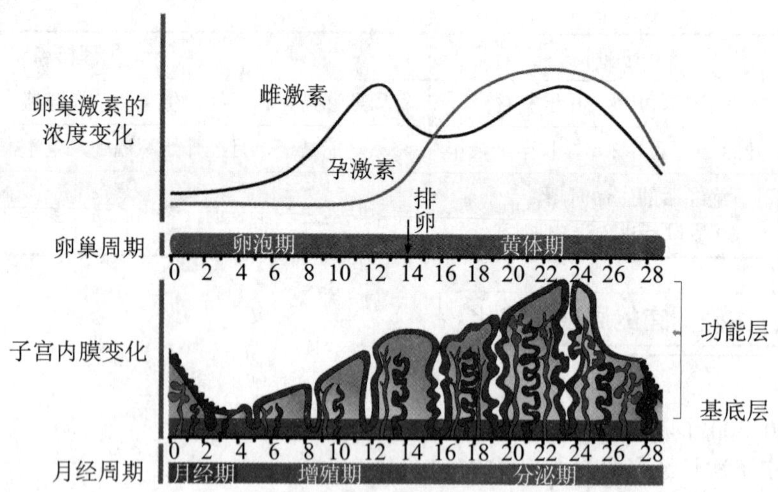

考点背诵 6：月　经

（1）两次月经第 1 天的间隔天数为月经周期，一般为 21~35 天，平均 28 天。

（2）正常月经量 30~50ml，超过 80ml 为月经过多。

（3）月经血呈暗红色、不凝。

（4）月经初潮年龄多在 13~15 岁，若 16 岁后仍未来潮，应及时就诊。

（5）月经时子宫内膜基底层不发生剥脱，在月经后再生并修复子宫内膜创面。

考点背诵 7：胎儿附属物形成与功能

（1）胎盘：胎盘合体滋养细胞合成的激素有蛋白激素和甾体激素。

①蛋白质激素：人绒毛膜促性腺激素（hCG）和人胎盘生乳素（hPL）。hCG 在妊娠第 8~10 周时分泌达高峰，持续 1~2 周迅速下降，分娩后 2 周内消失。

②甾体激素：雌激素（尿中雌三醇反映胎盘功能）和孕激素。

（2）胎盘：由胎儿部分的羊膜、叶状绒毛膜（主要结构）和母体部分的底蜕膜共同构成。

（3）胎膜：绒毛膜（外层）、羊膜（内层）。

（4）脐带：2 条脐动脉、1 条脐静脉。

（5）羊水

①妊娠早期来源于母体血清透析液，中期以后主要来源于胎儿尿液。

②足月 800~1000ml。

考点背诵 8：早期妊娠诊断

（1）停经：最早、最重要的症状，但不是特有症状。

（2）早孕反应：约半数妇女在停经 6 周左右出现，妊娠 12 周左右自行消失。

（3）尿频：前倾增大的子宫在盆腔内压迫膀胱所致。发生于初 3 个月和末 3 个月。

（4）妇科检查：双合诊子宫峡部极软，宫颈与宫体之间似不相连，称为黑加征。

（5）辅助检查

①妊娠试验：测定血、尿 hCG，阳性可协助诊断早期妊娠。

② B 超：能准确诊断宫内妊娠，排除异位妊娠和滋养细胞疾病。12 周末 B 超可辨别胎儿性别。

考点背诵 9：中、晚期妊娠诊断

（1）胎动

①胎动监测是孕妇自我监护胎儿的主要方法。

② 18~20 周时，可自觉胎动，3~5 次 / 小时。

③妊娠 28 周以后，正常胎动次数≥ 10 次 /2 小时。

（2）胎心：正常胎心率为 110~160 次 / 分。一般在胎背侧上方听诊最清，枕先露时在脐下方右（左）侧，臀先露时在脐上方右（左）侧，肩先露时在靠近脐部下方。

①妊娠 12 周用多普勒胎心听诊仪可探测到胎心音。

②妊娠 18~20 周时用一般听诊器可听到胎心音。

（3）B 超判断胎儿大小：胎儿双顶径。

（4）不同妊娠周数的子宫底高度

妊娠周数	手测子宫底高度	尺测耻上子宫底高度（cm）
12 周末	耻骨联合上 2~3 横指	
16 周末	脐耻之间	
20 周末	脐下 1 横指	18（15.3~21.4）
24 周末	脐上 1 横指	24（22.0~25.1）
28 周末	脐上 3 横指	26（22.4~29.0）
32 周末	脐与剑突之间	29（25.3~32.0）
36 周末	剑突下 2 横指	32（29.8~34.5）
40 周末	脐与剑突之间或略高	33（30.0~35.3）

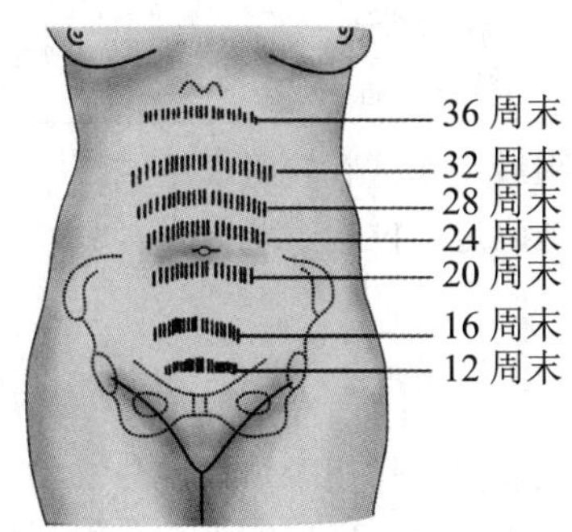

助记歌谣　12 耻联上 2、3，妊满 16 脐耻间。20 下，24 上，脐部 1 指不要忘。28 脐上横指 3，32、40 脐剑间。满 36，达最高，剑下 2 指要记牢。

考点背诵 10：胎产式、胎先露、胎方位

（1）胎产式：胎体纵轴与母体纵轴的关系称胎产式。正常胎产式为纵产式。

（2）胎先露：最先进入骨盆入口的胎儿部分。

①纵产式有头先露、臀先露。头先露分为枕先露（最常见）、前囟先露、额先露及面先露。

②横产式有肩先露。

（3）胎方位：简称胎位，指先露部的指示点与母体骨盆间的关系。

①枕先露以枕骨（O）、面先露以颏骨（M）、臀先露以骶骨（S）、肩先露以肩胛骨（SC）为指示点。

②根据指示点与母体骨盆入口左（L）、右（R）、前（A）、后（P）、横（T）的关系而有不同的胎位。

③枕左前位（LOA）最常见，LOA 的胎头枕骨位于母体骨盆左前方。

考点背诵 11：妊娠期常见症状及护理

症　状	护　理
恶心、呕吐	避免空腹，清晨起床时先吃几块饼干或面包，起床时宜缓慢，避免突然起身； 每天进食 5~6 餐，少量多餐，避免空腹状态，两餐之间进食液体； 食用清淡食物，避免油炸、难以消化或引起不适气味的食物
下肢、外阴静脉曲张	避免两腿交叉或长时间站立、行走，并注意时常抬高下肢； 指导孕妇穿弹力裤或袜，避免穿妨碍血液回流的紧身衣裤，以促进血液回流； 会阴部静脉曲张者，可于臀下垫枕，抬高髋部休息
便　秘	嘱孕妇养成每天定时排便的习惯，多吃水果、蔬菜等含纤维素多的食物，增加每天饮水量； 注意适当活动； 未经医师允许，不可随意用药
下肢痉挛	避免腿部疲劳、受凉，伸腿时避免趾尖伸向前，走路时足跟先着地； 下肢肌肉痉挛时，背屈肢体或站直前倾以伸展痉挛的肌肉，或局部热敷按摩； 必要时遵医嘱口服钙剂

考点背诵 12：影响分娩的因素

（1）产力

产　力	作用时间	特　点
子宫收缩力	贯穿于分娩的全程	节律性、对称性、极性及缩复作用
腹肌和膈肌收缩力（腹压）	第二产程	重要辅助力
	第三产程	促使胎盘娩出
肛提肌收缩力	第二产程	协助胎先露在骨盆腔内完成内旋转及仰伸
	第三产程	协助胎盘娩出

（2）软产道：由子宫下段、宫颈、阴道及骨盆底软组织组成。
（3）胎儿：头先露时矢状缝和囟门是确定胎位的重要标志。

考点背诵 13：正常分娩

（1）见红：正式临产前 24~48 小时，经阴道排出少量血性分泌物，是分娩即将开始比较可靠的指征。
（2）衔接：初产妇可在预产期前 1~2 周衔接，经产妇多在分娩开始后衔接。
（3）临产开始的标志：规律且逐渐增强的宫缩。
（4）产程分期

产　程	划分标准	初产妇所需时间	经产妇所需时间	临床表现
第一产程（宫颈扩张期）	从规律宫缩开始到宫口开全	11~12 小时	6~8 小时	规律宫缩 宫口扩张 胎头下降 胎膜破裂
第二产程（胎儿娩出期）	从宫口开全到胎儿娩出	1~2 小时	一般数分钟； 也可长达 1 小时	宫缩增强 有排便感 胎头拨露 胎头着冠
第三产程（胎盘娩出期）	从胎儿娩出到胎盘娩出	5~15 分钟，不应超过 30 分钟		胎盘剥离 胎盘娩出 阴道流血

考点背诵 14：各产程临床表现

（1）第一产程分期

①潜伏期：从临产规律宫缩开始至宫口开大 3cm。初产妇正常约需 8 小时，最大时限 16 小时。

②活跃期：宫口开大 3cm 至宫口开全（10cm）。初产妇正常约需 4 小时，最大时限 8 小时。

（2）产程进展标志：胎头下降（最重要）、宫口扩张程度。

（3）胎头下降：以坐骨棘为骨性标志。

（4）胎膜破裂：正常破膜多发生在宫口近开全时，即第一产程的活跃期。

（5）第二产程

①胎头拨露：宫缩时胎头显露于阴道口，间歇时又缩回阴道内。

②胎头着冠：胎头双顶径通过骨盆出口，宫缩间歇时胎头不再回缩。

（6）第三产程胎盘剥离：子宫底上升至脐上，子宫变硬呈球形；阴道有少量流血；阴道口外露的脐带自行延长；在耻骨联合上方轻压子宫下段时，宫体上升而外露的脐带不回缩。

考点背诵 15：正常分娩的护理

产　程	护理措施
第一产程	2~4 小时排尿一次，以免膀胱充盈影响胎先露下降和宫缩。 胎膜破裂：破膜后立即卧床，听胎心，观察羊水颜色、性状及流出量；同时记录破膜时间，破膜超过 12 小时未分娩者，应给予抗生素预防感染
第二产程	接产准备：初产妇宫口开全（10cm）、经产妇宫口扩张 4cm； 指导产妇屏气：正确使用腹压，宫缩时深吸气屏气，排便样向下用力增加腹压
第三产程	协助胎盘娩出：胎盘未完全剥离前，勿用力按揉、下压子宫底或牵拉脐带；确定胎盘完全剥离后，左手按压子宫底，右手轻拉脐带，协助胎盘娩出。 产后 2 小时：易发生产后出血，应在产房观察 2 小时。 预防产后出血：胎盘胎膜娩出后，按摩子宫刺激其收缩以减少出血，应用缩宫素。 新生儿的护理：首要任务清理呼吸道；出生 30 分钟内吸吮乳房，可促进泌乳，并促进子宫收缩，预防产后出血

考点背诵 16：产褥期母体变化

（1）产褥期：胎盘娩出至产妇全身各器官（除乳腺外）恢复或接近正常的一段时间，一般为 6 周。

（2）生殖系统变化

①子宫：胎盘娩出后子宫底在脐下一指，产后一天略上升至平脐，以后每天下降 1~2cm，产后 10 天子宫降至骨盆腔内，耻骨联合上方不能触及。

②子宫内膜胎盘附着部位全部修复需至产后 6 周，未附着部位 3 周。

③产后 1 周宫颈内口关闭，宫颈管复原，产后 4 周宫颈恢复至未孕形态。

（3）循环系统变化：产后 72 小时内循环血量增加 15%~25%，心脏负担加重，心脏病产妇易诱发心力衰竭。

考点背诵 17：产褥期的临床表现

（1）生命体征

①产后 24 小时内体温稍高，不超过 38℃。

②产后 3~4 天出现泌乳热，体温 37.8~39.0℃，一般持续 4~16 小时即可下降，不属病态。

③脉搏略慢，60~70 次 / 分。呼吸深慢，14~16 次 / 分。血压正常平稳。

（2）产后宫缩痛：1~2 天出现宫缩导致的阵发性剧烈腹痛，持续 2~3 天自然消失。

（3）恶露：血性恶露持续 3~4 天，浆液恶露持续 10 天左右，白色恶露持续 3 周左右。

考点背诵18：产褥期的护理措施

（1）休息活动护理：自然分娩者6~12小时可下床轻微活动，第2天可在室内随意走动。

（2）会阴护理

①用0.05%碘伏擦洗会阴2~3次/天。

②有侧切伤口者，健侧卧位；伤口缝合处3~5天拆线。

③会阴水肿：50%硫酸镁湿热敷，产后24小时可用红外线照射。

④伤口硬结：大黄、芒硝外敷或95%乙醇湿热敷。

（3）排尿护理

①产后4小时内鼓励产妇排尿。

②出现排尿困难时，首先解除产妇担心排尿引起疼痛的顾虑，鼓励产妇坐起排尿；必要时可协助其排尿，如以温开水冲洗外阴、听流水声音、按摩下腹部等方式诱导排尿。其他方式均无效时，应给予导尿。

（4）健康指导

①产褥期禁止性生活。哺乳者宜选择工具避孕，不哺乳者可选用药物避孕。

②指导产妇产后6周（42天）携婴儿进行产后健康检查。

③在产妇出院后第3天、14天、28天时应由社区医疗保健人员对其做3次产后访视。

考点背诵19：母乳喂养

（1）做到早接触、早吸吮，产后30分钟内开始哺乳，刺激泌乳。

（2）吸吮是保持不断泌乳的关键环节。不断排空乳房也是维持泌乳的重要条件。

（3）初乳，蛋白质及矿物质多，还含有多种抗体；成熟乳，脂肪和乳糖含量增多，其中脂肪增多更明显。

（4）乳头皲裂的最主要原因是婴儿含接姿势不良。

考点背诵20：流　产

类　型	病　史				妇科检查		处理原则
	出血量	下腹痛	胎　膜	组织排出	宫　口	子宫大小与妊娠周数	
先兆流产	少量	无或轻	未破	无	未开	相符	卧床休息，减少刺激，保胎治疗
难免流产	较多	加重	未破或破裂	无	扩张，有时可见组织物堵塞	相符或略小	确诊后尽早使妊娠物完全排出
不全流产	流血不止	减轻	破裂	部分排出	扩张，组织物堵塞	小于	确诊后应立即行刮宫术，清除宫腔内残留组织
完全流产	逐渐停止	消失	破裂	全部排出	关闭	接近非孕期	不需要特殊处理
稽留流产	无或少量	无或轻	未破	无	未开	小于	促使妊娠物尽早排出；易导致DIC，处理前查凝血功能，做输血准备

复发性流产（习惯性流产）：指同一性伴侣连续自然流产3次及以上。

考点背诵21：异位妊娠

（1）输卵管炎症是引起输卵管妊娠的主要原因。

（2）异位妊娠以输卵管妊娠最常见，输卵管妊娠以壶腹部最多见。异位妊娠破裂多见于输卵管峡部妊娠。

（3）临床表现

症状或体征	特　点
停　经	6~8 周的停经史
腹　痛	为就诊的最主要症状； 未破裂前表现为一侧下腹隐痛或酸胀感；流产或破裂时，突感下腹撕裂样疼痛
阴道流血	不规则阴道流血，暗红色，量少呈点滴状，淋漓不尽，一般不超过月经量
晕厥及休克	由大量腹腔内出血及剧烈腹痛所致； 休克程度与腹腔内出血的量和速度有关，与阴道流血量不成正比
腹部包块	流产或破裂后形成的血肿时间过长，与周围器官粘连而形成包块

（4）阴道后穹隆穿刺抽出不凝血，是诊断异位妊娠破裂或流产的可靠征象。

（5）以手术治疗为主，其次是药物治疗。

考点背诵 22：早　产

（1）早产：指妊娠达到 28 周但不足 37 周分娩者，娩出的新生儿称为早产儿。

（2）早产最初临床表现：不规律宫缩。

（3）治疗要点

①抑制宫缩：是先兆早产的主要治疗措施，抑制宫缩能延长妊娠时间；早产临产患者抑制宫缩虽不能阻止早产分娩，但可为促胎肺成熟和宫内转运赢得时间；常用药物有 β 受体激动剂（利托君）、硫酸镁、硝苯地平等。

②促进胎肺成熟：妊娠＜ 35 周，应用糖皮质激素（如地塞米松）促胎肺成熟，可预防新生儿肺透明膜病。

考点背诵 23：妊娠期高血压疾病

（1）妊娠期高血压疾病分类

分　类	血　压	尿蛋白	其他表现
妊娠期高血压	≥ 140/90mmHg	（－）	可伴有上腹部不适或血小板减少
子痫前期	≥ 140/90mmHg	（＋）或 ≥ 0.3g/24h	伴头痛及上腹部不适
重度子痫前期	≥ 160/110mmHg	≥（＋＋） 或 ≥ 2.0g/24h	血肌酐＞ 106μmol/L；血小板＜ 100×10⁹/L； 出现微血管溶血； 丙氨酸氨基转移酶（ALT）或天冬氨酸氨基转移酶（AST）升高； 持续性头痛或视觉障碍；持续性上腹部疼痛
子　痫	在子痫前期的基础上出现抽搐发作或伴昏迷		

（2）妊娠高血压疾病最基本病理生理变化：全身小动脉痉挛。

（3）最常见并发症：胎盘早剥。

考点背诵 24：硫酸镁

（1）硫酸镁：目前治疗子痫的首选解痉药物，也是子痫前期预防子痫发作的药物。

（2）控制子痫：10% 葡萄糖注射液稀释后缓慢静脉推注（15~20 分钟），继以 1~2g/h 维持，24 小时硫酸镁用量为 15~20g。

（3）使用硫酸镁 3 个必备条件：膝腱反射存在，呼吸≥ 16 次 / 分，尿量≥ 600ml/24h 或 25ml/h。

（4）硫酸镁中毒表现：最早出现膝反射减弱或消失。

（5）硫酸镁中毒解救：10% 葡萄糖酸钙 10ml 静脉推注。

考点背诵 25：前置胎盘与胎盘早剥

	前置胎盘	胎盘早剥
发病时间	妊娠晚期或临产时	妊娠 20 周后或分娩期
诱　因	无	血管病变、腹压骤降、腹部钝性创伤等
腹　痛	无	有
阴道流血	反复阴道流血	伴或不伴，流血量与腹痛程度不一定相符
辅助检查	首选 B 超明确诊断	
治　疗	期待疗法：妊娠＜ 36 周、胎儿存活、阴道流血量少、一般情况良好等； 终止妊娠（主要手段为剖宫产）：反复大量出血、休克，胎儿窘迫等	早期识别、积极处理休克、及时终止妊娠、控制弥散性血管内凝血（DIC）、减少并发症

考点背诵 26：前置胎盘的分类

	完全性前置胎盘	部分性前置胎盘	边缘性前置胎盘
胎盘与宫颈内口的关系	宫颈内口完全被胎盘组织覆盖	宫颈内口部分被胎盘组织覆盖	胎盘边缘达到但未覆盖宫颈内口
出血时间	妊娠 28 周左右	介于两者之间	妊娠晚期、妊娠 37~40 周、临产后
出血量	量多，可导致休克	介于两者之间	量少
出血次数	次数频繁	介于两者之间	次数少
图　示			

考点背诵 27：胎盘早剥的分级标准

分　级	标　准
0　级	分娩后回顾性产后诊断
Ⅰ　级	外出血，子宫软，无胎儿窘迫
Ⅱ　级	胎儿宫内窘迫或胎死宫内
Ⅲ　级	产妇出现休克症状，伴或不伴弥散性血管内凝血

考点背诵 28：妊娠合并心脏病

（1）妊娠 32~34 周、分娩期及产后 3 天时心脏负担最重，极易诱发心力衰竭。

（2）早期心力衰竭的临床表现

①轻微活动后即出现胸闷、心悸、气短。

②休息时心率＞ 110 次 / 分，呼吸＞ 20 次 / 分。

③夜间常因胸闷而坐起呼吸，或到窗口呼吸新鲜空气。
④肺底出现少量持续性湿啰音，咳嗽后不消失。

考点背诵 29：妊娠合并心脏病的治疗与护理

（1）妊娠期：36~38 周提前住院，发现早期心力衰竭立即住院。
（2）分娩期
①对有产科指征及心功能Ⅲ～Ⅳ级者，均应择期剖宫产。
②缩短第二产程，避免用力屏气加腹压。
③胎儿娩出后放腹部沙袋 24 小时，防腹压骤减诱发心力衰竭。
④按摩子宫、注射缩宫素减少出血，禁用麦角新碱，以免静脉压升高。
⑤产房观察 4 小时。
（3）产褥期
①产后 24 小时绝对卧床，半卧位或左侧卧位；产后 72 小时严密观察生命体征。
②心功能Ⅰ～Ⅱ级者，母乳喂养；心功能Ⅲ～Ⅳ级者不宜哺乳。
③抗生素预防感染直至产后 1 周。

考点背诵 30：妊娠合并糖尿病

（1）分娩后 24 小时内胰岛素减至 1/2，48 小时减少到原用量的 1/3。
（2）接受胰岛素治疗的产妇鼓励母乳喂养，按需哺乳。
（3）按早产儿护理。新生儿娩出 30 分钟后定时喂 25% 葡萄糖溶液，预防新生儿低血糖。

考点背诵 31：胎膜早破

（1）胎膜早破
①临产前胎膜自然破裂。
②妊娠满 37 周后为足月胎膜早破，发生率为 10%。
（2）临床表现
①较多液体流出，咳嗽、打喷嚏、负重时阴道流液增多，可无腹痛。
②检查触不到前羊膜囊，上推胎儿先露部可见阴道流液增多。
③可并发感染、早产、脐带脱垂、胎盘早剥、胎儿窘迫等。
（3）辅助检查
①正常阴道液 pH 为 4.5~5.5，羊水 pH 为 7.0~7.5，阴道液 pH ≥ 6.5 提示有胎膜早破。但可出现假阳性。
②阴道液涂片检查见羊齿植物叶状结晶。也可出现假阳性。
③羊膜镜检查可直视胎先露，看不见前羊膜囊，可确诊胎膜早破。
（4）治疗要点
①期待疗法：适用于妊娠 $24\sim27^{+6}$ 周要求期待治疗者、妊娠 $28\sim33^{+6}$ 周无继续妊娠禁忌者。抑制宫缩；预防感染；妊娠＜ 35 周者给予糖皮质激素（地塞米松）促胎肺成熟，妊娠＜ 32 周者保护胎儿神经系统（硫酸镁）。
②终止妊娠：足月胎膜早破且无剖宫产指征者在破膜后 12 小时内积极引产。
（5）护理与健康教育
①足月胎膜早破的胎膜破裂＞ 12 小时，预防性应用抗生素。未足月胎膜早破者应及时预防性应用抗生素。
②胎先露未衔接者绝对卧床休息，抬高臀部。
③减少不必要的肛门检查和阴道检查，禁忌灌肠。
④宫颈内口松弛者，妊娠 14~16 周行宫颈环扎术。

考点背诵 32：产后出血

（1）临床表现

出血原因	阴道流血时间	流血特点	查 体
子宫收缩乏力	胎盘娩出后	大量阴道流血，色暗红	子宫底升高，子宫质软、轮廓不清
胎盘因素	胎儿娩出数分钟后	大量阴道流血，色暗红	胎盘、胎膜是否完整，有无残留
软产道损伤	胎儿娩出后立即出现	色鲜红	宫颈、阴道及会阴处是否有裂伤
凝血功能障碍	胎儿娩出后	持续流血，血液不凝	全身多部位出血或有瘀斑

（2）治疗与护理措施

①子宫收缩乏力：可在胎盘娩出后按摩子宫、使用宫缩药等。

②胎盘因素：胎盘粘连可试行徒手剥离胎盘；胎盘、胎膜残留可行钳刮术或刮宫术；胎盘植入应及时做好子宫切除术的术前准备；子宫狭窄环所致胎盘嵌顿，应配合麻醉师使用麻醉药，待环松解后徒手协助胎盘娩出。

③软产道损伤：彻底止血，缝合裂伤。

④凝血功能障碍：尽快补充凝血因子并纠正休克。

考点背诵 33：产后出血与晚期产后出血鉴别

	产后出血	晚期产后出血
出血时间	胎儿娩出 24 小时内	分娩 24 小时后，产褥期内
常见出血时间	产后 2 小时	产后 1~2 周
出血量	≥ 500ml	少量或中等量，持续或间断
主要病因	子宫收缩乏力	胎盘、胎膜残留

考点背诵 34：女性生殖系统炎症

（1）阴道的防御功能：雌激素使阴道上皮发生周期性的增生变厚及糖原含量增多，糖原经阴道乳酸杆菌分解为乳酸，可维持阴道正常酸性环境（pH3.8~4.4），抑制弱碱性环境中繁殖的病原体，称为自净作用。

（2）炎症的临床表现

疾 病	阴道分泌物	临床表现
前庭大腺炎		局部皮肤红肿、灼热、压痛明显；脓肿形成时，疼痛加剧，可触及波动感；严重时可有行走不便、大小便困难
滴虫阴道炎	大量稀薄泡沫状	外阴瘙痒；阴道黏膜充血，严重者见散在出血斑点，“草莓样”宫颈
外阴阴道假丝酵母菌病	白色稠厚凝乳状或豆渣样	外阴瘙痒（奇痒）、灼痛、性交痛，伴尿频、尿痛； 小阴唇内侧及阴道黏膜附有白色块状物，擦除后露出红肿黏膜面
萎缩性阴道炎	增多，稀薄、淡黄色，严重者呈脓血性	外阴灼热、瘙痒，阴道黏膜充血伴散在出血点
慢性子宫颈炎	增多，淡黄色或脓性	宫颈糜烂样改变伴宫颈充血、水肿或接触性出血
急性盆腔炎	增多，脓性臭味分泌物	持续性下腹痛，严重者寒战、高热，腹胀及腹膜刺激症状； 后穹隆穿刺可抽出脓液

考点背诵 35：女性生殖系统炎症的治疗与护理

疾　病	治疗要点与护理措施
外阴炎	0.1% 碘伏或 1∶5000 高锰酸钾溶液坐浴，水温 40℃左右
前庭大腺炎	脓肿形成时，切开引流；前庭大腺囊肿行造口术
滴虫阴道炎	首选甲硝唑；每晚用酸性药液（1% 乳酸或 0.1%~0.5% 醋酸溶液）冲洗阴道； 连续 3 个月的月经后复查阴道分泌物，均阴性者方为治愈
外阴阴道假丝酵母菌病	2%~4% 碳酸氢钠溶液冲洗阴道或坐浴
萎缩性阴道炎	1% 乳酸或 0.1%~0.5% 醋酸溶液冲洗阴道；补充雌激素（病因治疗）
慢性子宫颈炎	糜烂样改变伴有分泌物增多、乳头状增生或接触性出血可行激光、冷冻、微波等物理治疗
急性盆腔炎	半卧位休息，利于脓液积聚于直肠子宫陷凹，使炎症局限，减少毒素的吸收； 以抗生素治疗为主，疗程＞ 14 天
慢性盆腔炎	手术治疗用于输卵管积水、卵巢囊肿、肿块久治无效或脓肿破裂者

考点背诵 36：月经失调常见疾病的临床表现

月经频发：月经周期＜ 21 天；月经稀发：月经周期＞ 35 天。

疾　病	临床表现
异常子宫出血	无排卵性异常子宫出血：子宫不规则出血，月经周期紊乱，经期长短不一，经量不等
	排卵性异常子宫出血： 黄体功能不足：月经周期缩短，月经频发； 子宫内膜不规则脱落（黄体萎缩不全）：月经周期正常，经期延长达 9~10 天，且出血量多
绝经综合征	近期症状：早期卵巢功能衰退，月经周期不规则、经期持续时间长及经量增多或减少；潮热为雌激素减少的特征性症状；注意力不集中，情绪波动大
	远期症状：可出现泌尿生殖道萎缩、骨质疏松、阿尔茨海默病、心血管疾病等

考点背诵 37：月经失调常见疾病的治疗与护理

疾　病	治疗要点	护理措施
无排卵性异常子宫出血	青春期以止血、调整周期为主，首选孕激素＋少量雌激素治疗； 有生育要求者须促排卵治疗； 绝经过渡期以止血、调整周期、减少经量、防止子宫内膜病变为主，首选刮宫止血	给予高蛋白、高维生素饮食及含铁丰富的食物； 大量雌激素治疗可引起恶心、呕吐、头晕、乏力等症状，宜在睡前服用； 止血后 3 天开始减药，每 3 天减量 1/3，逐渐减量至维持量，维持至出血停止后 21 天周期结束
绝经综合征	激素治疗以补充雌激素为关键； 禁忌证：已知或可疑妊娠、乳腺癌、性激素依赖性恶性肿瘤，不明原因阴道流血，近 6 个月有活动性血栓栓塞性疾病，严重肝、肾功能障碍，脑膜瘤等	加强营养，增加钙和维生素 D 的摄入，适当锻炼，延缓骨质疏松的发生； 多食豆制品（含有类雌激素物质）

考点背诵 38：妇科恶性肿瘤的化疗及护理

（1）常用化疗药物

分 类		常见药物	不良反应
细胞周期非特异性药物	烷化剂	氮芥、环磷酰胺	骨髓抑制，白细胞减少； 环磷酰胺：出血性膀胱炎
	抗生素类	放线菌素 D（更生霉素）、多柔比星（阿霉素）、平阳霉素	放线菌素 D：脱发； 多柔比星：心脏毒性
	铂 类	顺铂、卡铂	顺铂：胃肠道反应、肾毒性、神经毒性； 卡铂：骨髓抑制
细胞周期（时相）特异性药物	生物碱类	长春新碱、长春碱、紫杉醇	长春新碱：神经毒性
	抗代谢类	甲氨蝶呤、氟尿嘧啶	甲氨蝶呤：皮炎（严重者出现剥脱性皮炎），肾毒性

（2）化疗的不良反应及护理

不良反应	护理措施
静脉炎	静脉穿刺成功后再输注化疗药物；应先使用刺激性较小的药物，再使用刺激性较强的药物；发生静脉炎的局部血管禁止输液
皮肤、黏膜损害	药液不慎溢出须立即停止注药或输液，保留针头接注射器回抽后，皮下注入解毒药再拔针。根据药物特性，相应选择冰袋冷敷、热敷、局部封闭治疗等措施
骨髓抑制	最常见、最严重的不良反应。 白细胞＜ 3.0×10^9/L，应暂停化疗，预防感染；白细胞＜ 1.0×10^9/L，实行保护性隔离
口腔溃疡	用药后 7~8 天出现，可在患者进食前用 0.03% 的丁卡因喷口腔及咽部以镇痛； 应保持口腔清洁，预防口腔炎症；建议患者采用软毛牙刷刷牙，并用生理盐水漱口

考点背诵 39：妇科腹部手术患者的一般护理

护 理	分 类	具体措施
术 前	皮肤准备	备皮范围上自剑突下，下达外阴及两大腿上 1/3 处，两侧至腋中线
	阴道准备	术前 1 天阴道冲洗 2 次；若为全子宫切除术，须用甲紫标记宫口及阴道穹隆部
	消化道准备	术前 8 小时清淡饮食，禁食肉类、油炸和高脂饮食；术前 6 小时禁清淡饮食，进食少量清淡流质；术前 2 小时彻底禁食禁饮；术前 1 天清洁灌肠 （外科手术：术前 8~12 小时禁食，术前 4 小时禁饮）
术 日		常规留置导尿管并保持引流通畅
术 后	体 位	蛛网膜下腔阻滞（腰麻）者，去枕平卧 12~24 小时
	尿 管	常规 24~48 小时拔除；宫颈癌根治术加盆腔淋巴结清扫术后，留置导尿管 7~14 天
	引流管	一般留置 2~3 天，或 24 小时引流液＜ 10ml 且患者体温正常时拔除
	其 他	鼓励早期下床活动，术后 7 天拆线，全子宫切除术后 3 个月禁止盆浴和性生活

考点背诵 40：妇科腹部手术常见疾病的临床表现

疾 病	临床表现
宫颈癌	年龄：呈双峰状分布；早期：接触性出血（性交后或妇科检查后出血）
子宫肌瘤	最常见的良性肿瘤；可分为肌壁间肌瘤（最常见）、浆膜下肌瘤、黏膜下肌瘤； 症状：经量增多及经期延长为最常见症状，与肿瘤的生长部位有关，多见于黏膜下肌瘤及较大的肌壁间肌瘤；腹部肿块是浆膜下肌瘤最常见症状； 变性：子宫肌瘤红色变性多见于妊娠期及产褥期，患者可有剧烈腹痛伴恶心、呕吐、发热，白细胞增多，肌瘤增大、压痛

续　表

疾　病	临床表现
子宫内膜癌	阴道流血：典型表现为绝经后持续或间歇性阴道流血，量不多； 阴道排液：多为血性或浆液性分泌物
卵巢肿瘤	卵巢良性肿瘤：多为单侧，囊性，表面光滑，活动良好。 卵巢恶性肿瘤：多为双侧，实性或囊实性，表面不平，固定不动；妇科恶性肿瘤中病死率最高。 卵巢畸胎瘤：最常见的是卵巢良性生殖细胞肿瘤，瘤内可见油脂和毛发，有时可见牙齿或骨质。 卵巢肿瘤蒂扭转常见，表现为突发一侧下腹剧痛，常伴恶心、呕吐甚至休克
子宫内膜异位症	继发性、进行性加重的痛经是最典型的症状； 不孕率高达 40%，原因有盆腔粘连、子宫后倾、输卵管粘连闭锁或蠕动减弱等

考点背诵 41：妇科腹部手术常见疾病的治疗要点

疾　病	治疗要点
宫颈癌	手术治疗：ⅠA~ⅡA 的早期； 根治性放疗：部分ⅠB2 期、ⅡA2 期及ⅡB~ⅣA 期
子宫肌瘤	非手术治疗：无症状肌瘤一般无须治疗，特别是近绝经期妇女，定期复查； 手术治疗：症状严重，肌瘤大、有邻近器官的压迫症状，疑有恶变等；年轻且有生育要求者可行肌瘤切除术，无生育要求者可行子宫切除术
子宫内膜癌	早期以手术治疗为主
卵巢肿瘤	首选手术治疗；无性细胞瘤对放疗特别敏感

考点背诵 42：子宫脱垂

（1）病因

病　因	具体因素
分娩损伤	为子宫脱垂的主要病因，如产褥期过早重体力劳动或多次分娩
长期腹压增加	慢性咳嗽、习惯性便秘、经常蹲位或举重
盆底组织发育不良或退行性病变	未产妇或处女子宫脱垂多由先天性盆底组织发育不良或营养不良所致

（2）临床表现：Ⅱ、Ⅲ度者可表现为下坠感和腰背酸痛，肿物自阴道脱出。

临床分度	分　型	划分标准
Ⅰ　度	轻　型	宫颈外口距离处女膜缘＜ 4cm，未达处女膜缘
	重　型	宫颈外口已达处女膜缘，阴道口可见宫颈
Ⅱ　度	轻　型	宫颈脱出阴道口，宫体仍在阴道内
	重　型	宫颈和部分宫体脱出阴道口
Ⅲ　度		宫颈及宫体全部脱出阴道口外

助记歌谣　**Ⅰ轻未及重及膜，Ⅱ度轻型宫颈脱。Ⅱ重部分宫体出，Ⅲ度颈体已全脱。**

（3）治疗与护理

①Ⅰ度脱垂患者或不能耐受手术者，可予盆底肌肉锻炼和放置子宫托。

②非手术治疗无效和Ⅱ、Ⅲ度脱垂患者采取手术治疗，根据患者年龄等情况选择手术方式。

③术后取平卧位，卧床休息 7~10 天，禁止半卧位；留置尿管 10~14 天，避免增加腹压的动作，应用缓泻药预防便秘。

考点背诵 43：不孕症

分 类	病 因	辅助检查	辅助生殖技术
女性因素	输卵管因素 （最主要）	输卵管通液术、子宫输卵管碘油造影等	体外受精与胚胎移植（IVF-ET），即试管婴儿
	排卵障碍	基础体温测定、血激素水平测定等	
	卵巢、子宫因素	B 超检查、诊断性刮宫、宫腔镜检查等	
男性因素	精子形成障碍、精子异常等	精液检查	人工授精：夫精人工授精（AIH）和供精人工授精（AID）技术

考点背诵 44：计划生育

方 法	说 明
宫内节育器避孕	原理：改变宫腔内环境，干扰受精卵着床；带铜可提高避孕效果。 禁忌证：妊娠或可疑妊娠；生殖道急、慢性炎症；月经过多、过频或不规则出血；人工流产、分娩、剖宫产有妊娠组织残留或感染；生殖器官肿瘤；子宫畸形；子宫脱垂等。 放置时间：月经干净后 3~7 天；产后 42 天；剖宫产术后半年；人工流产术后宫腔深度＜ 10cm；哺乳期排除早孕者；两次测体温≤ 37.5℃。 放置后：休息 3 天，1 周内避免重体力劳动。 不良反应及并发症：阴道流血、腰腹酸胀感，感染，宫内节育器断裂、脱落，带器妊娠。 取出适应证：绝经 1 年者；改用其他避孕措施或绝育者；放置期限已满需更换者；带器妊娠者
药物避孕	原理：外源性雌激素和孕激素的负反馈作用； 不良反应：类早孕反应、不规则阴道流血、闭经（须停药）、色素沉着、体重增加
其他避孕	阴茎套：可阻止精子进入宫腔并防止性传播疾病； 安全期避孕：安全性最低，易受环境和情绪等因素影响； 紧急避孕：避孕药在无保护性生活 72 小时内服用，宫内节育器在无保护性生活 5 天内放入
经腹输卵管结扎术	手术时间：非妊娠者月经干净后 3~4 天；剖宫产和非炎症妇科手术时；人工流产或分娩后 48 小时内；自然流产后 1 个月；哺乳期或闭经者排除妊娠后
经腹腔镜输卵管绝育手术	术时取头低臀高仰卧位；术后静卧 4~6 小时后下床活动

考点背诵 45：人工终止妊娠的方法

方 法	适用时间	特 点
药物流产	妊娠 7 周内	常用米非司酮和米索前列醇
负压吸引术	妊娠 10 周内	利用负压，通过吸管将妊娠物从宫腔内吸出
钳刮术	妊娠 10~14 周	扩张宫颈管后，用卵圆钳夹取妊娠物，再行刮宫、吸宫
依沙吖啶引产	妊娠 13~28 周	依沙吖啶是强力杀菌药，刺激子宫平滑肌收缩；常用量 50~100mg
水囊引产	妊娠 13~28 周	水囊置子宫壁和胎膜间，增加宫腔压力及机械刺激宫颈管

考点背诵 46：手术流产与辅助生殖技术的常见并发症及护理

操　作	并发症及护理
手术流产	人工流产综合征：手术时的疼痛或局部刺激，引起迷走神经兴奋的症状，如恶心、呕吐、心动过缓、面色苍白、胸闷、血压下降等；静脉注射阿托品 0.5~1.0mg，可迅速缓解症状。 子宫穿孔：操作者手术时突然感到无子宫底，或手术器械进入深度超过原来所测得深度。 吸宫不全：术后阴道流血超过 10 天，出血量过多，或流血停止后再现大量流血。 术后感染：术后发热、下腹痛、白带浑浊和不规则流血，附件压痛
辅助生殖技术	卵巢过度刺激综合征常在注射人绒毛膜促性腺激素（hCG）后 7~10 天发生，主要表现为下腹胀痛、恶心、呕吐，腹腔积液、胸腔积液，体重增加，卵巢增大等； 应密切监测卵泡发育情况，适时减少或终止使用 hCG

考点背诵 47：妇科诊疗技术操作时间及禁性生活时间

诊疗技术	要求的操作时间	术后禁止性生活和盆浴时间
诊断性刮宫	经前数天或月经来潮 6 小时内 （不超过 12 小时）； 怀疑子宫内膜癌则随时	2 周
阴道镜诊疗	月经干净后 3~4 天	2 周
宫腔镜诊疗	月经干净后 7 天内	2 周
宫颈活组织检查	需要确诊宫颈癌时； 妊娠期、月经期、月经前不做活检	1 个月
宫颈物理治疗	月经干净后 3~7 天	创面尚未愈合期间（4~8 周）
宫颈锥切术	月经干净后 3~7 天	2 个月
输卵管通畅检查	月经干净后 3~7 天	2 周
经腹输卵管结扎术	月经干净后 3~7 天	1 个月
手术流产	不同术式时间不一	1 个月
引产术	妊娠 13~28 周	6 周

第四章　儿科护理学

考点背诵 1：生长发育

（1）体重：是最易获得的反映儿童生长和营养状况的重要指标，小儿正常波动范围在 10% 左右。

（2）身高：指头部、脊柱与下肢长度的总和，是反映骨骼发育的重要指标，临床上通过测量上部量和下部量，以判断头、脊柱、下肢所占身高的比例。

年　龄	中　点
出生时	上部量＞下部量，中点在脐上
2　岁	脐下
6　岁	脐与耻骨联合上缘之间
12 岁	位于耻骨联合上缘，上部量 = 下部量

助记歌谣　出生上部大于下，中点脐上二脐下。六岁脐耻上缘间，十二耻骨上缘恰。

（3）正常儿童体重、身高估计公式

年　龄	体　重（kg）	年　龄	身　高（cm）
出生时	3.25	出生时	50
3~12 月龄	［年龄（月）＋ 9］/2	3~12 月龄	75
1~6 岁	年龄（岁）×2 ＋ 8	2~6 岁	年龄（岁）×7 ＋ 75
7~12 岁	［年龄（岁）×7 － 5］/2	7~10 岁	年龄（岁）×6 ＋ 80

（4）小儿体格生长——胸围与头围

年龄阶段	胸　围（cm）	头　围（cm）	特　点
出生时	32	33~34	胸围＜头围
12 个月	46	46	胸围 = 头围
1 岁至青春前期	头围＋小儿年龄－ 1	2 岁：48 5 岁：50	胸围＞头围

（5）小儿体格生长——牙

年龄阶段	出牙情况
4~10 个月	乳牙开始萌出
2~2.5 岁（最晚 3 岁）	乳牙出齐
6 岁	萌出第一颗恒牙
12 岁	萌出第二恒磨牙
17~18 岁	萌出第三恒磨牙（智齿）
乳牙	月龄－（4~6）

（6）小儿体格生长——囟门：可根据头围大小、骨缝及前、后囟闭合时间来评价颅骨的发育。前囟是位于两块额骨与两块顶骨间形成的菱形间隙，其大小是测量菱形对边中点连线的距离。

	特　点	闭合时间	病理情况	病理意义
前　囟	出生时 1~2cm	通常 1~1.5 岁，最迟 2 岁	前囟早闭、过小	脑发育不良、小头畸形
			前囟迟闭、过大	佝偻病、先天性甲状腺功能减退症
			前囟饱满	颅内压增高、脑积水
			前囟凹陷	脱水、极度消瘦
后　囟	出生时很小或闭合	6~8 周		

助记歌谣　**消瘦脱水前囟凹，饱满积水颅压高。迟闭甲减佝偻病，早闭头畸不良脑。**

（7）小儿体格生长——脊柱

① 3 个月左右形成颈曲，为脊柱第 1 个弯曲。

② 6 个月后形成胸曲，为脊柱第 2 个弯曲。

③ 1 岁形成腰曲，为脊柱第 3 个弯曲。

考点背诵 2：小儿的运动发育

年　龄	粗、细动作	语　言	适应周围人物的能力与行为
2 个月	能抬头	发出和谐的喉音	能微笑，有面部表情
3 个月	仰卧位变为侧卧位	咿呀发音	头可随看到的物品或听到的声音转动 180°
4 个月	扶髋能坐	笑出声	见食物表示喜悦
6 个月	能独坐一会		能认识熟人和陌生人
7 个月	会翻身	能发“爸爸”“妈妈”等复音，但无意识	6~7 月龄能听懂自己的名字

续 表

年 龄	粗、细动作	语 言	适应周围人物的能力与行为
8 个月	会爬	重复大人所发简单音节	开始认识物体
12 个月	独走	能叫出物品的名字	对人和事物有喜憎之分

助记歌谣 三月仰卧变侧卧，四月扶髋可就坐。六月独坐识熟陌，七月翻身听自我。

考点背诵 3：免疫方式及常用制剂

分 类	主动免疫	被动免疫
定 义	给易感者接种特异性抗原，刺激机体产生特异性的免疫力	未接受主动免疫的易感者在接触传染源后，被给予相应的抗体，而立即获得免疫力
常用制剂	灭活疫苗、减毒活疫苗、类毒素疫苗、组分疫苗、基因工程疫苗	特异性免疫球蛋白、抗毒素、抗血清
举 例	破伤风类毒素、脊髓灰质炎减毒活疫苗等	破伤风抗毒素、丙种免疫球蛋白等

考点背诵 4：小儿免疫规划

疫 苗	初种对象月（年）龄	接种部位	反应情况及处理	初种次数	复 种	注意事项
卡介苗	出生时	左上臂三角肌外下缘	接种后 4~6 周局部有小溃疡，应防止感染；个别腋下或锁骨上淋巴结肿大或化脓，肿大时热敷，化脓时用针筒抽出脓液，溃破处涂 5% 异烟肼软膏	1		2 个月以上婴儿接种前应做结核菌素试验，阴性才能接种
乙肝疫苗	0、1、6 月龄	上臂三角肌	接种后一般反应轻微，个别有局部轻度红肿、疼痛症状，属正常反应，无须特殊处理	3	1 周岁复查：成功者 3~5 年加强，失败者重复基础免疫	
脊髓灰质炎减毒活疫苗	2、3、4 月龄		有时有低热或轻泻	3	4 岁时加强，口服三型混合糖丸疫苗	冷开水送服或含服，服后 1 小时内禁饮热开水
百白破疫苗	3、4、5 月龄	上臂三角肌	个别有轻度发热、局部红肿、疼痛、发痒症状	3	1.5~2 岁用百白破混合制剂，7 岁用吸附白破二联类毒素	掌握间隔期，避免无效注射
麻疹减毒活疫苗	8 月龄	上臂外侧	部分接种后 9~12 天有发热及卡他症状，一般持续 2~3 天，也有个别婴儿出现散在皮疹或麻疹黏膜斑	1	7 岁时加强 1 次	接种前 1 个月及接种后 2 周避免用胎盘球蛋白、丙种球蛋白制剂
乙脑减毒活疫苗	8 月龄	上臂外侧	少数可能出现一过性发热反应，一般不超过 2 天可自行缓解。偶有散在皮疹，一般不需特殊处理	1	2 岁时加强 1 次	注射疫苗过程中，切勿使消毒剂接触疫苗。疫苗复溶后立即使用完

考点背诵 5：预防接种的接种反应及处理

接种反应	分 类	出现时间	表 现	处 理
一般反应	局部反应	接种后数小时至 24 小时	注射部位出现红、肿、热、痛，有时还伴淋巴结肿大	轻者不必处理，重者可局部热敷
	全身反应	接种后 24 小时内	体温升高，可伴头晕、食欲减退、腹泻、全身不适等	轻者适当休息，重者对症处理
异常反应	过敏性休克	接种后数分钟或 0.5~2 小时	口周青紫、四肢湿冷、呼吸困难、脉搏细速、恶心呕吐、惊厥等	一旦发生，应立即抢救，遵医嘱立即皮下或静脉注射 0.1% 肾上腺素 0.5~1.0ml，必要时重复注射
	晕厥（晕针）	在空腹、疲劳等情况下，接种时或数分钟内	头晕，心慌，面色苍白、出冷汗，手足发麻冰凉，心率、血压变化等	平卧，头部稍低，给予少量热水或糖水，必要时针刺人中或皮下注射 0.1% 肾上腺素
	过敏性皮疹	接种后数小时至数天出现	荨麻疹最多见	使用抗组胺药物

考点背诵 6：婴儿喂养

（1）母乳中钙、磷比例为 2∶1，易于吸收。

（2）用全脂奶粉按重量配制全奶，奶粉与水的比例是 1∶8（1 份奶粉加 8 份水）或按容量（体积）1∶4（1 勺奶粉加 4 勺水）配成牛奶，其成分与鲜牛奶相似。

（3）牛奶的调配

①牛奶、水及糖的需要量按婴儿每天所需总能量和总液量来计算。

②婴儿每天需要热量 460kJ/kg（110kcal/kg），需水量 150ml/kg，含糖 8% 的牛奶 100ml 可供给热量约 418kJ（100kcal/kg）；婴儿每天每千克体重则需 8% 糖牛乳约 110ml，另需补水 150 － 110=40ml/（kg · d），每天需糖量 110×8%=8.8g/（kg · d）。

例：3 个月婴儿，体重 6kg，使用 8% 糖牛乳喂养，计算所需液体量、乳量及另外补水量等的方法如下：

每天所需液体量 =150ml×6=900ml。

每天所需 8% 糖牛乳 =110ml×6=660ml。

每天除牛奶外供水量 =900ml － 660ml=240ml。

每天所需糖量 =660ml×8%=53g。

（4）添加辅食的顺序

月 龄	食物性状	添加辅食举例	供给的营养素
2 周至 3 个月		鱼肝油制剂、水果汁和菜汤	补充维生素和矿物质
4~6 个月	泥状食物	米汤、米糊、含铁配方米粉等，蛋黄（补铁）、鱼泥、豆腐、动物血、菜泥、水果泥	补充热量，动物、植物蛋白质，铁、维生素、纤维素、矿物质
7~9 个月	末状食物	稀（软）饭、烂面、饼干、蛋、鱼、肝泥、肉末	补充热量，动物蛋白质，铁、锌、维生素
10~12 个月	碎食物	软饭、挂面、馒头、面包、豆制品、碎肉	供给热量，维生素、蛋白质、矿物质、纤维素

考点背诵 7：早产儿特点及护理

（1）特点

①呼吸中枢系统不成熟，呼吸表浅、不规则，甚至有呼吸暂停。

②棕色脂肪少，产热能力差，皮肤薄、体表面积大，体温易随环境温度改变而改变。寒冷时更易出现低体温，甚至新生儿硬肿病。

③脑室管膜下存在发达的胚胎生发层组织，易致颅内出血。

（2）护理措施

①保持室温 24~26℃，晨间护理时达到 27~28℃，湿度以 55%~65% 为宜。

②出生后，应根据其体重、胎龄和病情，立即给予不同的保暖措施。

③采用牛奶喂养时，不宜直接喂养，必须经过改造，降低牛奶矿物质、蛋白质浓度，减轻婴儿消化道及肾脏负荷；稀释乳仅用于新生儿，出生后不满 2 周者可采用 2∶1 奶（2 份牛奶加 1 份水），以后逐渐过渡到 3∶1 或 4∶1 奶。

考点背诵 8：新生儿特殊生理状态

新生儿特殊生理状态	表现与处理
生理性黄疸	足月儿出生后 2~3 天出现黄疸，4~5 天达高峰，5~7 天消退，不超过 2 周。情况良好，食欲正常
生理性体重下降	出生数日内，失水较多和胎粪排出导致体重下降，3~4 天最低，但不超过 10%（一般 3%~9%），10 天左右恢复出生体重
假月经	出生后母体雌激素突然中断引起，一般无须处理
乳腺肿大	男、女新生儿在出生后 4~7 天均可出现。多于 2~3 周消退，无须特殊处理
“马牙”和“螳螂嘴”	两者均属正常，不可挑破，以免感染

考点背诵 9：新生儿颅内出血

（1）临床表现

①特征性表现：窒息、惊厥和抑制相继出现。

②最常见的症状：拥抱反射消失，肌张力低下，淡漠及呼吸暂停。

（2）护理措施

①首要的护理措施：绝对卧床、减少刺激。

② 3 天内除臀部护理外免除一切清洁护理。

③高热时应采取物理降温，但禁冰袋冷敷；体温过低时使用远红外辐射床、暖箱等保暖。

考点背诵 10：生理性黄疸与病理性黄疸鉴别

	生理性黄疸	病理性黄疸
血清胆红素	足月儿＜ 221μmol/L（12.9mg/dl）； 早产儿＜ 257μmol/L（15mg/dl）	足月儿＞ 221μmol/L（12.9mg/dl）； 早产儿＞ 257μmol/L（15mg/dl）
胆红素每天上升	＜ 85μmol/L（5mg/dl）	＞ 85μmol/L（5mg/dl）
结合胆红素	＜ 34μmol/L（2mg/dl）	＞ 34μmol/L（2mg/dl）
黄疸出现时间	足月儿出生后 2~3 天； 早产儿出生后 3~5 天	出现早，在出生后 24 小时内
黄疸高峰时间	足月儿 4~5 天； 早产儿 5~7 天	
黄疸消退时间	足月儿 5~7 天，最迟不超 2 周； 早产儿 7~9 天，最迟可延迟到 3~4 周	足月儿＞ 2 周； 早产儿＞ 4 周
黄疸持续时间	短	长，或退而复现
伴随症状	一般情况良好； 体温、食欲及大小便均正常	一般情况差； 伴有原发疾病症状
治疗原则	注意黄疸变化，不需要特殊治疗	采取光照疗法，以蓝光最有效

考点背诵 11：新生儿败血症

（1）新生儿败血症是指细菌侵入血液循环并生长繁殖、产生毒素而造成的全身感染；产前、产时感染一般发生在出生后 3 天内，产后感染发生在出生后 3 天以后。

（2）我国新生儿败血症的病原菌多年以来一直以葡萄球菌最多见，其次为大肠埃希菌等革兰阴性杆菌。

（3）护理和治疗要点

①早期、足量、足疗程、静脉联合用药，一般 10~14 天，有并发症者应治疗 3 周以上。

②体温过高时，给予物理降温，松开包被，一般不予药物降温。

③有脐炎时先用 3% 过氧化氢清洗，再涂碘伏，并用抗生素油膏外敷。

考点背诵 12：新生儿硬肿病

（1）临床表现

①典型特点：低体温和皮肤硬、肿、凉。

②硬肿呈对称性，最先出现硬肿的部位是小腿，依次至大腿外侧→整个下肢→臀部→面颊→上肢→全身。

③早期常有心音低钝、心率减慢、微循环障碍等表现，严重时可出现休克、心力衰竭、弥散性血管内凝血（DIC）、肺出血、肾衰竭等多器官衰竭的表现。

（2）首优的护理问题：体温过低　与新生儿体温调节功能低下、寒冷、早产、感染、窒息等有关。

（3）复温是治疗的关键

①肛温＞ 30℃，腋温 - 肛温差≥ 0℃的轻、中度患儿，置于 30℃的暖箱中，每小时提高箱温 0.5~1.0℃，不超过 34℃。6~12 小时使体温恢复正常。

②肛温＜ 30℃，腋温 - 肛温差＜ 0℃的重度患儿，先将患儿置于比肛温高 1~2℃的暖箱中，每小时提高箱温 0.5~1.0℃，不超过 34℃。一般 12~24 小时体温即可恢复正常。

考点背诵 13：营养不良

（1）营养不良早期表现为体重不增，继之体重下降，生长发育迟缓。

（2）婴幼儿不同程度营养不良的临床表现

	Ⅰ度（轻）	Ⅱ度（中）	Ⅲ度（重）
体重低于正常	15%~25%	25%~40%	＞ 40%
腹部皮下脂肪厚度	0.8~0.4cm	＜ 0.4cm	消失
身高（长）	正常	低于正常	明显低于正常
消　瘦	不明显	明显	皮包骨样
皮肤颜色及弹性	正常或稍苍白	苍白、弹性差	多皱纹、弹性消失
肌张力	正常	明显降低、肌肉松弛	低下、肌肉萎缩
精神状况	正常	烦躁不安	萎靡、抑制与烦躁交替

（3）辅助检查

①血白蛋白降低是特征性改变，但白蛋白半衰期较长（19~21 天），故不够灵敏。

②胰岛素样生长因子 1（IGF-1）不仅反应灵敏且受其他因素影响较小，是诊断蛋白质营养不良的较好指标。

（4）护理措施

①对于轻度营养不良的患儿，开始每天可供给能量 250~330kJ/kg（60~80kcal/kg），以后逐渐递增；当能量供给达每天 585kJ/kg（140kcal/kg）时，体重一般可获满意增长。

②对于中、重度营养不良的患儿，能量供给从每天 165~230kJ/kg（45~55kcal/kg），逐步少量增加；若消化吸收好，可逐渐增加到每天 500~727kJ/kg（120~170kcal/kg），并按实际体重计算所需能量。

考点背诵 14：小儿维生素 D 缺乏性佝偻病

时　期	初期(早期)	活动期(激期)	恢复期	后遗症期
发病年龄	3 个月左右	＞ 3 个月		＞ 2 岁
临床表现	枕秃	3~6 个月：颅骨软化； ＞ 6 个月：手镯、足镯； 7~8 个月：方颅； 1 岁左右：肋骨串珠、鸡胸、肋膈沟； ＞ 1 岁："X"或"O"形腿	逐渐减轻或消失	残留不同程度的骨骼畸形
骨骼 X 线检查	可正常，或钙化带稍模糊	长骨钙化带消失，干骺端呈毛刷样、杯口状改变； 骨骺软骨盘增宽（＞ 2mm）； 骨质稀疏，骨皮质变薄	骨骼改变有所改善，出现不规则的钙化线，以后钙化带致密增厚，骨骺软骨盘＜ 2mm，逐渐恢复正常	骨骼干骺端病变消失
治疗与护理	药物治疗： ①活动期：补充维生素 D 2000~4000U/d，连服 1 个月后改为 400~800U/d； ②恢复期：补充维生素 D 400~800U/d。 健康教育： ①新生儿出生后第 2 周开始给予维生素 D 400~800U/d 至青春期； ②早产儿、低体重出生儿、双胎儿出生后应补充维生素 D 800~1000U/d，连用 3 个月后改为 400~800U/d			

考点背诵 15：小儿维生素 D 缺乏性手足搐搦症

	隐匿型	典型发作
血　钙	血总钙多在 1.75~1.88mmol/L	血总钙低于 1.75mmol/L
体　征	低钙束臂征（Trousseau sign）、腓反射、低钙击面征（Chvostek sign）	惊厥、手足抽搐、喉痉挛
治疗与护理	急救处理： ①氧气吸入：惊厥期应立即吸氧，喉痉挛者须立即将舌头拉出口外，并进行口对口呼吸或加压给氧，必要时做气管插管以保证呼吸道通畅； ②迅速控制惊厥或喉痉挛：可用 10% 水合氯醛保留灌肠，或地西泮肌内注射或缓慢静脉注射。 钙剂治疗： ①给予 10% 葡萄糖酸钙 5~10ml 加入 10% 葡萄糖溶液 5~20ml 中，缓慢静脉注射或滴注（10 分钟以上），切勿快速推注； ②惊厥停止后口服钙剂，不可皮下或肌内注射以免造成局部组织坏死	

考点背诵 16：小儿腹泻与脱水分度

根据病程，小儿腹泻分为急性腹泻（病程＜ 2 周，轻型无电解质紊乱，重型有电解质紊乱）、迁延性腹泻（病程 2 周至 2 个月）和慢性腹泻（病程＞ 2 个月）。

鉴别要点	脱　水		
	轻　度	中　度	重　度
失水百分比	＜体重的 5%	体重的 5%~10%	＞体重的 10%
失水量	30~50ml/kg	50~100ml/kg	100~120ml/kg
心　率	正常	快	快、弱
脉　搏	可触及	减弱	明显减弱
呼　吸	正常	深，可快	深而快
血　压	正常	正常或稍低	血压下降

续 表

鉴别要点	脱 水		
	轻 度	中 度	重 度
精神状态	稍差	萎靡、烦躁	淡漠、昏睡或昏迷
眼 泪	有	少	无
前囟、眼窝	稍凹陷	凹陷	深陷，眼睑不能闭合
皮肤及弹性	稍干，弹性尚可	干、苍白，弹性差	干、有花纹，弹性极差
尿 量	稍减少	明显减少	极少或无
四 肢	温暖	稍凉	厥冷

考点背诵 17：小儿腹泻的治疗与护理

（1）纠正水、电解质紊乱及酸碱失衡

①口服补液（ORS）可用于预防脱水及纠正轻、中度脱水，中、重度脱水伴周围循环衰竭者应静脉补液。

②重度酸中毒或经补液后仍有酸中毒症状者，给予 5% 碳酸氢钠。

③有低钾血症者遵循“见尿补钾”的原则，可口服或静脉补充，补钾浓度不超过 0.3%，不可静脉推注。

（2）补钙：患儿出现手足抽搐、惊厥，可补充 10% 葡萄糖酸钙。

（3）补镁：补钙后手足抽搐未好转应考虑低镁血症的可能，应给予 25% 硫酸镁。

考点背诵 18：小儿贫血

（1）小儿贫血的分度

分 度	血红蛋白（g/L）
轻 度	91~120
中 度	60~90
重 度	30~60
极重度	＜30

（2）营养性缺铁性贫血与营养性巨幼细胞贫血

	营养性缺铁性贫血	营养性巨幼细胞贫血
形态类型	小细胞低色素性贫血	大细胞性贫血
主要病因	铁摄入不足	叶酸缺乏（我国）、维生素 B_{12} 缺乏（欧美）
辅助检查	血红蛋白降低较红细胞更明显； 白细胞、血小板一般无改变	血红细胞下降较血红蛋白更明显； 白细胞、血小板一般降低
治疗与护理	①去除病因与补充铁剂是治疗的关键。 ②口服铁剂：小剂量开始，在两餐之间服用；可与维生素 C、果汁等同服，以利吸收；可用吸管或滴管服用，防止牙齿染黑，服后大便变黑或呈柏油样，停药后恢复。 ③注射铁剂：应深部肌内注射，每次更换注射部位。 ④疗效：服铁剂后 12~24 小时临床症状好转，2~3 天后网织红细胞开始升高，5~7 天达高峰，2~3 周后降至正常	①维生素 B_{12} 治疗：有精神症状者以维生素 B_{12} 治疗为主，网织红细胞 2~4 天开始增加，6~7 天达高峰，2 周后降至正常。 ②叶酸治疗：服叶酸 1~2 天后食欲好转，2~4 天网织红细胞增加，4~7 天达高峰；2~6 周红细胞和血红蛋白恢复正常

考点背诵 19：原发性肾病综合征

（1）单纯型肾病：发病年龄多为 2~7 岁，常无明显诱因，水肿最常见，呈凹陷性。病初患儿一般情况良好，继之出现面色苍白、疲倦、畏食，水肿严重者可有少尿，一般无血尿及高血压。

（2）肾炎型肾病：除具备肾病综合征四大特征外，凡有以下 4 项之一或多项者属于肾炎型肾病。

①2 周内分别 3 次以上离心尿检查红细胞≥ 10 个 /HPF，并证实为肾小球源性血尿。

②反复或持续高血压（学龄儿童≥ 130/90mmHg，学龄前儿童≥ 120/80mmHg），并除外糖皮质激素等原因所致。

③肾功能不全，并排除由于血容量不足所致。

④持续低补体血症。

（3）治疗与护理

①糖皮质激素：首选药物。

②免疫抑制药：主要用于肾病综合征频繁复发，糖皮质激素依赖、耐药或出现严重不良反应者，可在小剂量糖皮质激素隔天使用的同时选用环磷酰胺、环孢素等免疫抑制药。

③肾炎型肾病患儿水肿一般不明显，水肿时应限制钠的摄入，一般为 1~2g/d，严重水肿时食盐摄入应＜ 1g/d，待水肿明显好转应逐渐增加食盐摄入量。

④大量蛋白尿期间蛋白质摄入量不宜过多，蛋白供给以 1.5~2.0g/（kg · d）为宜。

考点背诵 20：常见传染病的传染特点及隔离要求

疾　病	病原体	传染源	潜伏期	隔离种类	隔离时间	接触者隔离
麻　疹	麻疹病毒	急性期患者	平均 10 天（6~18 天）	呼吸道	出疹后 5 天，并发肺炎者延长至出疹后 10 天	21 天
水　痘	水痘 - 带状疱疹病毒	患者	2 周左右	呼吸道	皮疹全部结痂	21 天
流行性腮腺炎	腮腺炎病毒	患者及带病毒者	平均 18 天（14~25 天）	呼吸道	腮腺肿大完全消退后 3 天	21 天
猩红热	A 组 β 溶血性链球菌	患者及带菌者	平均 2~3 天（1~7 天）	呼吸道	咽拭子培养 3 次阴性，治疗不少于 7 天	7 天

考点背诵 21：常见传染病的典型表现与护理

	麻　疹	水　痘	猩红热	流行性腮腺炎
出疹或肿大时间	发热 3~4 天后	发热 1~2 天后	发热后 24 小时内	发病后 1~2 天
皮疹起始	耳后、发际	头、躯干	耳后、颈部及上胸部	
疹间皮肤	正常	正常	异常	
临床特点	前驱期：科氏斑；恢复期：疹退后皮肤遗留棕色色素沉着及糠麸样脱屑	向心性分布；皮疹按红色斑疹、丘疹、疱疹、结痂的顺序连续分批出现，疾病高峰期可同时存在	出现针尖大小的红色丘疹；疹退后按出疹顺序开始脱屑，糠皮样、片状脱皮，脱屑后无色素沉着	发热后数小时至 1~2 天一侧腮腺肿大，为最具特征性首发表现；腮腺肿大以耳垂为中心，向前、后、下发展
常见并发症	肺炎	皮肤继发感染		一般：脑膜脑炎；男孩：睾丸炎
主要治疗与护理措施	高热时不宜用药物或物理方法强行降温，禁用冷敷和乙醇拭浴；体温＞ 40℃时，可用小剂量解热药或温水拭浴	自限性疾病；抗病毒治疗首选阿昔洛韦；高热时禁用阿司匹林；出疹期禁用糖皮质激素	首选青霉素，连用 5~7 天；高热时物理降温，避免乙醇拭浴	忌酸、硬、辣等刺激性食物，多饮水，防止继发感染

考点背诵 22：小儿惊厥

（1）热性惊厥多见于 3 个月至 6 岁儿童，发热初起或体温快速上升期出现惊厥。

（2）典型表现：突然发生意识丧失，头向后仰，双眼凝视、眼球上翻，局部或全身肌群出现强直性或阵挛性抽搐，严重者出现颈强直，呼吸节律紊乱，发绀，大小便失禁等；持续数秒至数分钟，发作后因疲劳入睡。

（3）治疗与护理

①控制惊厥（首要治疗）：首选地西泮缓慢静脉注射，每次 0.3~0.5mg/kg（单次最大剂量 10mg）静脉注射（每分钟 1~2mg，新生儿 0.2mg）；若发作持续，必要时 5~10 分钟后可重复一次，过量可致呼吸抑制，应重点观察呼吸情况。

②防止窒息：避免一切不必要的刺激，就地抢救，立即平卧，头偏向一侧，解开衣领；保持呼吸道通畅，将舌轻轻向外牵拉，防止舌后坠。

③防止受伤：上下臼齿之间垫牙垫，勿用力强行牵拉或按压肢体。

考点背诵 23：充血性心力衰竭

（1）临床诊断依据

①安静时心率增快，婴儿＞ 180 次 / 分，幼儿＞ 160 次 / 分，不能用发热或缺氧解释。

②呼吸困难、青紫突然加重，安静时呼吸达 60 次 / 分以上。

③肝大达肋下 3cm。

④心音明显低钝或出现奔马律。

⑤突然烦躁不安、面色苍白或发灰，而不能用原有疾病解释。

⑥尿少、下肢水肿，排除营养不良、肾炎、维生素 B_1 缺乏等原因。

上述前 4 项为临床诊断的主要依据。

（2）治疗与护理

①洋地黄：每次应用洋地黄前测量脉搏，婴儿脉率＜ 90 次 / 分、年长儿脉率＜ 70 次 / 分须暂停用药并报告医生。使用洋地黄类药物禁补钙。

②应给予高流量氧气吸入，同时给予 20%~30% 乙醇湿化，降低肺泡内泡沫的表面张力，使泡沫破裂，改善通气。

③控制水入量，每天水分摄入 50~60ml/kg，输液速度不超过 5ml/（kg · h）。

第二部分　强化 1000 题

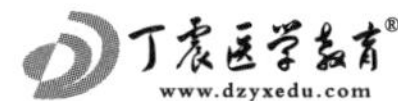

强化试卷一

一、单选题（每题 1 个得分点）：以下每道试题有 5 个备选答案，请从中选择 1 个最佳答案。提示：本部分在答题过程中可以回退（对已作答试题可以返回检查或修改答案）。

1. 晚期复发性流产最常见的原因是
   A．黄体功能不足
   B．甲状腺功能减退
   C．染色体数目异常
   D．染色体结构异常
   E．宫颈内口松弛

2. 暴露疗法要求室温
   A．16~20℃
   B．20~24℃
   C．24~28℃
   D．28~32℃
   E．32~36℃

3. 防止颅内压骤然升高的护理措施，不包括
   A．卧床休息
   B．保持呼吸道通畅
   C．避免腹内压增高的因素
   D．控制癫痫发作
   E．躁动者应强制约束

4. 足月女婴。出生后第 3 天皮肤出现轻度黄染，一般情况良好，吸奶好，血清胆红素 170μmol/L（10mg/dl），该女婴可能是
   A．先天性胆道闭锁
   B．新生儿败血症
   C．新生儿溶血病
   D．生理性黄疸
   E．新生儿肝炎

5. 妇科腹部手术患者术前准备内容包括
   A．以腹式呼吸为主
   B．床间搬运练习
   C．床上大小便练习
   D．多休息，不要过多起床
   E．举着输液瓶如厕练习

6. 妇科护理程序中的护理评估不包括
   A．以观察、会谈以及对患者体检等获取资料
   B．月经史、婚育史的采集是护理评估的重要内容
   C．外阴、阴道、宫颈、宫体、双侧附件的检查必不可少
   D．做好患者的用药指导和健康教育
   E．直肠 - 腹部诊适用于未婚女性的妇科检查

7. 给张力性气胸患者行紧急胸腔穿刺排气时，穿刺部位选择在
   A．伤侧第 2 肋骨间锁骨中线处
   B．伤侧第 2 肋骨间腋中线处
   C．伤侧第 2 肋骨间腋后线处
   D．伤侧第 3 肋骨间锁骨中线处
   E．伤侧第 3 肋骨间腋后线处

8. 男，6 个月。腹泻 2 天，大便每天数十次，呈蛋花样，伴有发热。查体：体温 38.8℃，脱水外貌，肛周皮肤发红。对该患儿的皮肤护理，不正确的是
   A．用温水擦洗
   B．用橡皮布包裹臀部
   C．局部暴露于空气中
   D．灯光照射
   E．局部涂以氧化锌油

9. 肱骨中下段粉碎性骨折体格检查时应特别注意有无
   A．伸肘功能障碍
   B．屈肘功能障碍

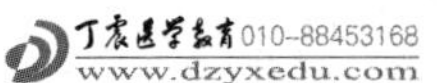

C. 伸腕功能障碍
D. 屈腕功能障碍
E. 拇指对掌功能障碍

10. 全身麻醉患者清醒前最重要的护理是
A. 防止意外损伤
B. 保持安静
C. 保持呼吸道通畅
D. 去枕平卧
E. 观察生命体征

11. 宫颈内口松弛的孕妇行宫颈环扎术的时间是妊娠
A. 10~12 周
B. 14~16 周
C. 18~20 周
D. 24~26 周
E. 28~30 周

12. 关于子宫脱垂的预防措施，不正确的是
A. 产后坚持盆底肌锻炼
B. 产后避免重体力劳动
C. 执行计划生育政策，禁止多胎、多产
D. 妊娠期合理营养，减少巨大儿发生率
E. 积极治疗导致腹压增加的慢性疾病

13. 易引起出血性膀胱炎的妇科恶性肿瘤化疗药是
A. 紫杉醇
B. 阿糖胞苷
C. 平阳霉素
D. 甲氨蝶呤
E. 环磷酰胺

14. 与癫痫患者常见的护理问题“有窒息的危险”相关的因素是
A. 癫痫持续发作
B. 喉痉挛
C. 呼吸困难
D. 判断障碍
E. 精神失常

15. 急性肺水肿患者，给予 20%~30% 乙醇湿化氧气吸入，其目的是
A. 降低肺泡表面张力
B. 扩张肺泡壁毛细血管
C. 降低肺泡内泡沫的表面张力
D. 刺激咳嗽，利于痰液排出
E. 使患者感觉舒适

16. 重型（急性）再生障碍性贫血最常见的死亡原因是
A. 脓毒症
B. 颅内出血
C. 恶性贫血
D. 重度感染
E. 肾病综合征

17. 急性肝炎患者要注意休息，原则上在发病后应卧床休息
A. 10 天
B. 15 天
C. 1 个月
D. 2 个月
E. 3 个月

18. 急性坏死性小肠结肠炎患儿的护理措施不包括
A. 详细记录生命体征及神志、尿量的变化情况
B. 需要禁食、胃肠减压 5~10 天
C. 取侧卧位或半坐卧位，减轻腹部张力
D. 腹胀明显者可行肛管排气
E. 可使用镇痛药以减轻患儿痛苦

19. 计算化疗药物用药量的主要依据是
A. 年龄
B. 体重
C. 身高
D. 性别
E. 体表面积

20. 关于结肠癌术前肠道准备的叙述，正确的是
A. 术前 3 天禁食
B. 术前 3 天每晚肥皂水灌肠
C. 术前 3 天口服肠道抗菌药
D. 术前 3 天晚清洁灌肠
E. 术前 1 天口服硫酸镁

21. 卡介苗预防的疾病是
A. 麻疹
B. 水痘
C. 猩红热
D. 流行性腮腺炎
E. 结核病

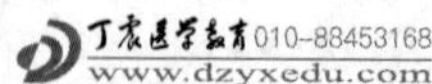

22. 可以放置宫内节育器的情况是
A. 滴虫阴道炎
B. 宫颈内口过松
C. 子宫肌瘤
D. 慢性肝炎
E. 严重陈旧性宫颈裂伤

23. 可以准确诊断早期妊娠的是
A. 子宫增大
B. 宫颈充血呈紫蓝色
C. 停经伴晨起恶心
D. 尿妊娠试验阳性
E. B 超探及子宫内有妊娠囊回声

24. 卵巢过度刺激综合征常发生于注射人绒毛膜促性腺激素后
A. 3 天
B. 4 天
C. 5 天
D. 6 天
E. 7 天

25. 门静脉高压症行脾切除及分流术后，<u>不正确</u>的护理措施是
A. 限制蛋白质饮食
B. 肠蠕动恢复后，可给予流质饮食
C. 术后 48 小时内取平卧位或低半坐卧位
D. 定期复查血小板
E. 术后 3 天下床活动

26. 弥散性血管内凝血（DIC）患者在使用肝素过程中，凝血时间检查结果提示肝素用量过多的是
A. 5 分钟
B. 15 分钟
C. 18 分钟
D. 20 分钟
E. 30 分钟

27. 某产妇，妊娠 35 周。羊水Ⅲ度，新生儿出生后心率即为 90 次 / 分，呼吸浅慢而不规则，四肢稍屈，皮肤颜色青紫，其余无特殊。该新生儿的 Apgar 评分为
A. 3 分
B. 4 分
C. 5 分
D. 6 分
E. 7 分

28. 某产妇，妊娠 39 周分娩，宫口开大 4cm 时在活动过程中突然胎膜破裂，应立即采取的措施是
A. 听胎心
B. 行肛门检查
C. 观察羊水性状
D. 卧床
E. 记录破膜时间

29. 某小儿，身长 84cm，体重 12kg，前囟门已闭合，头围 47cm，胸围 48cm，乳牙 19 个。按正常的生长发育，最可能的年龄是
A. 1 岁
B. 2 岁
C. 3 岁
D. 4 岁
E. 5 岁

30. 男，1 岁。体重 7kg，身长 74cm，腹壁皮下变薄、干燥，精神尚可，好哭，面色稍苍白，四肢肌肉稍松弛。最可能的诊断是
A. 正常儿
B. 维生素 D 缺乏性佝偻病
C. 轻度营养不良
D. 中度营养不良
E. 重度营养不良

31. 男，40 岁。烧伤后 3 周，出现表情淡漠，体温 36℃，脉搏 140 次 / 分。实验室检查：白细胞计数 3×10^9/L。创面有黑色出血性坏死斑。引起脓毒症的细菌是
A. 金黄色葡萄球菌
B. 大肠埃希菌
C. 铜绿假单胞菌
D. 破伤风梭菌
E. 真菌

32. 男，4 岁。颌下包块 3 天来诊。查体：体温正常，神志清，咽充血，双侧颌下包块，不活动，表面不红，轻度压痛。1 周前有流行性腮腺炎接触史，最可能的诊断是
A. 淋巴瘤
B. 颌下淋巴结炎

C．流行性腮腺炎
D．化脓性颌下腺炎
E．传染性单核细胞增多症

33. 男，50 岁。食管癌切除术后 1 天，生命体征平稳，患者主诉切口疼痛。护理措施错误的是
A．吸氧
B．遵医嘱给予适当镇痛药
C．尽量避免咳嗽
D．病情平稳后取半坐卧位
E．进食、输液

34. 男，6 个月。体重 6kg，可添加的辅食是
A．碎肉
B．馄饨
C．面片
D．菜泥
E．面包

35. 女，24 岁。停经 40 天。血 hCG1500U/L，B 超示左侧卵巢有一个 1cm×2cm 大小的肿块，入院诊断为异位妊娠。经过与主治医生的沟通，决定接受非手术治疗。护理措施不包括
A．如果阴道流血量少于月经量，可予继续观察
B．可以适当活动
C．严密观察一般生命体征，对患者主诉仅供参考
D．协助正确提取血液标本，以监测治疗效果
E．饮食以清淡饮食为主，以患者的喜好为准

36. 女，30 岁。十二指肠球部溃疡病史 5 年，突感上腹部剧痛 2 小时，继之全腹疼痛、大汗淋漓、出冷汗、四肢冰冷。查体：血压 75/45mmHg，脉搏 120 次 / 分，全腹压痛及反跳痛，疑有溃疡穿孔可能。此时护士应首先采取的措施为
A．开放静脉通道补充血容量
B．抗生素静脉滴注
C．抑酸药静脉滴注
D．继续非手术治疗
E．尽快手术治疗

37. 女，30 岁。外阴瘙痒，白带增多。实验室检查在白带中找到滴虫。可选用的冲洗液不包括
A．2%~4% 碳酸氢钠溶液
B．1% 乳酸溶液
C．0.1% 苯扎溴铵溶液
D．1∶5000 高锰酸钾溶液
E．0.5% 醋酸溶液

38. 女，35 岁。反复尿频、尿急、尿痛半年，尿常规发现脓血尿，多次尿细菌培养阴性。应用多种抗生素治疗无效。泌尿系统B超检查未见明显异常，最可能的诊断是
A．肾结石
B．肾癌
C．肾积水
D．肾小球肾炎
E．肾结核

39. 女，35 岁。早期妊娠，终止妊娠行负压吸引术，术中出现面色苍白、出冷汗、头晕、胸闷、呕吐、血压下降等表现。最可能发生的情况是
A．失血性休克
B．人工流产综合征
C．子宫穿孔
D．吸宫不全
E．神经源性休克

40. 女，36 岁。慢性肾小球肾炎病史 3 年，休息及服中药治疗，近来未遵医嘱限制水、钠摄入，发现水肿加重，伴尿量减少，每天尿量约 600ml。查体血压 130/80mmHg，眼睑及双下肢明显水肿，尿蛋白（＋＋＋）。最主要的护理诊断是
A．营养失调：低于机体需要量
B．活动无耐力
C．焦虑
D．体液过多
E．有感染的危险

41. 女，3 岁。精神、运动发育均明显落后，只会说简单的话，两眼内眦距离宽，鼻梁低平，眼外眦偏上，经常伸舌，临床拟诊：唐氏综合征。具有确诊意义的检查是
A．测试智能
B．观察特殊面容
C．检查通贯手
D．染色体核型分析
E．检查手皮纹特点

42. 关于系统性红斑狼疮患者血液系统的改变，不符合的是

A．白细胞减少
B．血小板减少
C．类白血病样改变
D．微血管病性溶血性贫血
E．自身免疫性溶血性贫血

43. 女，52 岁。急性化脓性阑尾炎。在腰麻下行阑尾切除术。术后第 1 天，患者起床活动后感觉剧烈头痛，主要的处理措施是
A．嘱患者卧床休息
B．立即给予输液
C．给予吸氧
D．给予镇痛药
E．给予血管扩张药

44. 女，62 岁。肺癌晚期，情绪稳定、平静，配合治疗。此患者处于
A．否认期
B．愤怒期
C．协议期
D．抑郁期
E．接受期

45. 女，63 岁。因上呼吸道感染，慢性肺源性心脏病入院。入院时存在缺氧伴二氧化碳潴留。治疗措施不包括
A．控制钠盐摄入
B．控制呼吸道感染
C．出现烦躁时给予镇静药
D．持续低浓度、低流量吸氧
E．高热量、高蛋白、高纤维饮食

46. 破伤风患者，频发全身肌肉抽搐，呼吸困难、发绀。最重要的护理措施是
A．解除肌痉挛
B．应用破伤风抗毒素
C．及时处理伤口
D．避免损伤
E．预防感染

47. 妊娠合并心脏病产妇产褥期的护理，错误的是
A．剖宫产术后卧床 2~3 天，在床上活动上、下肢，促进血液循环
B．保持大便通畅
C．产后继续用抗生素 7~10 天，避免亚急性感染性心内膜炎
D．心功能Ⅰ级可哺乳，Ⅱ级不宜哺乳
E．心功能Ⅰ ~ Ⅱ级可哺乳，Ⅲ级以上不宜哺乳

48. 妊娠高血压患者发生抽搐时，首要的护理措施是
A．加床挡
B．取头低侧卧位
C．观察病情，详细记录
D．保持呼吸道通畅
E．置于安静、暗光的单人病室

49. 乳腺癌患者癌细胞堵塞皮内或皮下淋巴管时，可出现
A．乳头内陷
B．“酒窝征”
C．皮肤“橘皮样”改变
D．乳头湿疹样改变
E．乳头上抬

50. 上腹部手术消毒范围应包括
A．剑突下，脐以上
B．乳房以下，脐以上
C．剑突下，腹股沟韧带以上
D．腹部手术切口周围 15cm 的区域
E．乳房以下，腹股沟韧带以上

51. 石膏固定的并发症不包括
A．压疮
B．骨质疏松
C．关节僵硬
D．接触性皮炎
E．化脓性皮炎

52. 首次产前检查的内容不包括
A．测量基础血压
B．心、肺检查
C．常规妇科检查
D．骨盆内测量
E．血、尿常规检查

53. 术后疼痛的健康教育不包括
A．让患者知道术后疼痛的程度
B．了解患者以往疼痛的经历
C．患者对疼痛的应对方法
D．术后疼痛患者应该忍受
E．介绍术后疼痛规律

54. 水痘的临床特点正确的是
A. 潜伏期较短，仅 1~2 天
B. 前驱期较长，平均 14 天
C. 皮疹常在热退后出现
D. 水痘一般愈后留有瘢痕
E. 自限性疾病

55. 胎膜早破时禁止
A. 灌肠
B. 听胎心
C. 应用抗生素
D. 卧床休息
E. 抬高臀部

56. 痰培养阳性的肺结核患者隔离方式是
A. 消化道隔离
B. 呼吸道隔离
C. 血液隔离
D. 避免性生活
E. 体液隔离

57. 晚期产后出血最常见的发病时期为
A. 产后 1~2 天
B. 产后 3~7 天
C. 产后 1~2 周
D. 产后 3~4 周
E. 产后 1 个月以上

58. 孕妇自我监护胎儿情况最常用而又最简便的方法是
A. 胎动监测
B. 听胎心音
C. 测体重
D. 测腹围
E. 测宫高

59. 先天性心脏病患儿服用强心苷后应注意补充
A. 氯化钠
B. 氯化钾
C. 硫酸镁
D. 硫酸锌
E. 氯化钙

60. 消化性溃疡患者宜少食多餐的意义是
A. 中和胃酸
B. 减少胃液分泌
C. 防止饥饿不适感
D. 促进胃窦部扩张
E. 增加胃的饥饿性蠕动

二、共用题干单选题（每个提问 1 个得分点）：以下每道试题有 2~6 个提问，每个提问有 5 个备选答案，请选择 1 个最佳答案。提示：进入此部分试题后，您不能返回前面部分查看试题或修改答案；本部分在答题过程中不能回退（对已作答试题不能返回检查或修改答案）。您是否进入共用题干单选题部分？

（61~62 题共用题干）

男，62 岁。有吸烟史 20 年，近 3 年反复出现咳嗽、咳痰，每年咳嗽时间＞3 个月，冬、春季加剧，并常有白色黏痰。近来因受凉后发热，咳嗽、喘息加重并咳脓痰。

61. 第 1 问：该患者应考虑诊断为
A. 急性肺脓肿
B. 支气管哮喘急性发作期
C. 支气管扩张症继发感染
D. 革兰阴性杆菌肺炎
E. 慢性支气管炎急性发作期

62. 第 2 问：该患者目前最主要的治疗措施是
A. 雾化吸入
B. 解痉平喘
C. 控制感染
D. 祛痰镇咳
E. 低流量吸氧

（63~65 题共用题干）

女，38 岁。风湿性心脏病二尖瓣狭窄病史 8 年，因急性肺水肿入院，予乙醇湿化氧气吸入治疗。

63. 第 1 问：给予乙醇湿化氧气吸入的目的是
A. 降低肺泡表面张力
B. 扩张肺泡壁毛细血管
C. 降低肺泡内泡沫的表面张力
D. 刺激咳嗽，利于痰液排出
E. 使患者感觉舒适

64. 第 2 问：用于急性肺水肿治疗的药物中，使用时宜现用现配的是
A. 硝酸甘油
B. 硝普钠

C. 酚妥拉明
D. 氨茶碱
E. 呋塞米

65. 第 3 问：如果治疗中使用洋地黄类药物，护理观察应特别注意患者的
A. 体温变化
B. 脉搏情况
C. 神志状态
D. 血压变化
E. 呼吸情况

（66~68 题共用题干）

女，39 岁。以慢性肾小球肾炎收入院。查体：眼睑及双下肢轻度水肿，血压 150/100mmHg。

66. 第 1 问：该患者的治疗原则为
A. 早期透析治疗
B. 以消除蛋白尿和血尿为目标
C. 防止和延缓肾功能减退，改善症状
D. 使用激素治疗为主
E. 休息、饮食治疗为主

67. 第 2 问：患者尿量较少，使用血管紧张素转换酶抑制剂时，应特别注意观察有无
A. 血尿素氮升高
B. 血尿酸升高
C. 血钾升高
D. 血肌酐升高
E. 血二氧化碳升高

68. 第 3 问：对于该患者的健康指导，错误的是
A. 注意保暖
B. 避免妊娠
C. 尽量避免使用两性霉素
D. 可正常参加体育活动
E. 注意检查血压

（69~70 题共用题干）

女，40 岁。呕吐、腹泻 5 天，入院补液后出现低钾血症，护士遵医嘱为患者静脉补钾。

69. 第 1 问：静脉补钾的尿量要求是
A. 40ml/h
B. 30ml/h
C. 20ml/h
D. 10ml/h
E. 5ml/h

70. 第 2 问：为患者补充氯化钾时，10% 葡萄糖溶液 1000ml 加入氯化钾不超过
A. 1g
B. 2g
C. 3g
D. 4g
E. 5g

（71~72 题共用题干）

男，35 岁。餐后突发右上腹及剑突下疼痛，并放射到右肩及后背部，伴恶心、呕吐，呕吐物为食物。查体：痛苦病容，体温 37.2℃，呼吸 28 次 / 分，心率 100 次 / 分，血压 100/70mmHg。全腹胀，上腹肌紧张，压痛及反跳痛（＋），移动性浊音（±）。实验室检查：白细胞 $15\times10^9/L$，血红蛋白 125g/L，尿淀粉酶 400U/L。

71. 第 1 问：首先可排除的是
A. 胃十二指肠溃疡穿孔
B. 急性胆囊炎
C. 急性胰腺炎
D. 急性肠梗阻
E. 急性胃肠炎

72. 第 2 问：早期处理不包括
A. 取半坐卧位
B. 禁食
C. 放置胃肠引流管
D. 肌内注射哌替啶 50mg
E. 静脉输液，纠正水、电解质紊乱

（73~75 题共用题干）

男，40 岁。曾饮生水。因持续高热 3 周入院。入院查体：体温呈稽留热型，最高体温 40℃。肝肋下 2cm，脾肋下 1cm。实验室检查：白细胞 $3.0\times10^9/L$，中性 0.55，淋巴 0.45。患者腹胀，有黏液性大便，2~3 次 / 天，偶有咳嗽。诊断为伤寒。

73. 第 1 问：目前应特别警惕的并发症是
A. 中毒性肝炎
B. 中毒性心肌炎
C. 支气管肺炎
D. 中毒性肾炎
E. 肠出血和肠穿孔

74. 第2问：对腹胀的护理错误的是
A. 停食牛奶及碳水化合物
B. 酌情补充钾盐
C. 用松节油热敷腹部
D. 使用新斯的明
E. 使用肛管排气

75. 第3问：目前，对休息与活动的指导正确的是
A. 绝对卧床休息
B. 床上活动
C. 适当床边活动
D. 适当室内活动
E. 适当室外活动

（76~78题共用题干）

男，40岁。诊断为糖尿病。肺部感染3天后突然出现口干、少尿、嗜睡、深大呼吸并有烂苹果味。入院随机血糖30.0mmol/L。

76. 第1问：患者当前最重要的护理问题是
A. 意识改变　与糖尿病酮症发生有关
B. 体温过高　与肺部感染有关
C. 低效性呼吸型态　与糖尿病酮症所致呼吸改变有关
D. 体液不足　与糖尿病酮症所致脱水有关
E. 潜在并发症：肾衰竭　与糖尿病所致糖尿病肾病有关

77. 第2问：患者血pH7.12，K^+5.1mmol/L。护理措施正确的是
A. 乳酸钠纠酸，排钾利尿
B. 碳酸氢钠纠酸，排钾利尿
C. 碳酸氢钠纠酸，见尿补钾
D. 监测血液pH和血钾，见尿补钾
E. 监测血液pH和血钾，排钾利尿

78. 第3问：若患者酸碱和电解质平衡紊乱恢复，血糖降至8.5mmol/L，尿糖弱阳性，此时配合胰岛素治疗的护理要点为
A. 继续小剂量胰岛素持续静脉滴注，加用长效胰岛素皮下注射
B. 继续小剂量胰岛素持续静脉滴注，加用短效胰岛素皮下注射
C. 停止小剂量胰岛素持续静脉滴注，改用长效胰岛素皮下注射
D. 停止小剂量胰岛素持续静脉滴注，改用中效胰岛素皮下注射
E. 停止小剂量胰岛素持续静脉滴注，改用短效胰岛素皮下注射

（79~80题共用题干）

男，45岁。肝硬化5年。主诉乏力、食欲减退。查体：消瘦，轻度黄疸，肝、脾轻度大，移动性浊音（+）。X线钡剂检查示食管胃底静脉曲张。

79. 第1问：对该患者的饮食护理中不恰当的是
A. 高蛋白饮食
B. 高热量饮食
C. 低盐饮食
D. 适量限制饮水量
E. 多食用粗纤维食物

80. 第2问：该患者的护理诊断不正确的是
A. 体液过多
B. 活动无耐力
C. 有皮肤完整性受损的危险
D. 组织灌注量改变
E. 营养失调：低于机体需要量

（81~83题共用题干）

男，50岁。误服少量敌百虫后，出现恶心、呕吐、腹痛、腹泻、大汗、胸闷、咳嗽、流涎。查体：体温37℃，脉搏60次/分，血压100/70mmHg，呼吸30次/分，双瞳孔直径均为2mm。

81. 第1问：首选的药物是
A. 碘解磷定
B. 双复磷
C. 异丙肾上腺素
D. 阿托品
E. 呼吸兴奋药

82. 第2问：可采用的洗胃液不包括
A. 1∶5000高锰酸钾
B. 2%碳酸氢钠
C. 生理盐水
D. 林格液
E. 清水

83. 第3问：首选的检查项目是
A. 血常规

B. 尿中有机磷代谢产物测定
C. 血胆碱酯酶活力测定
D. 血电解质测定
E. 心电图

（84~85 题共用题干）

男，52 岁。患肾脏疾病，需要做尿蛋白定量检查。

84. 第 1 问：该患者留取常规尿标本的时间为
A. 餐前半小时
B. 晨起第 1 次尿
C. 12 小时尿
D. 24 小时尿
E. 随时收集尿液

85. 第 2 问：患者做尿蛋白定量检查，须在标本内加入
A. 甲醛
B. 乙醛
C. 甲苯
D. 稀盐酸
E. 浓盐酸

（86~88 题共用题干）

男，56 岁。因“反复胸闷、气促、双下肢水肿 5 年，加重伴咳嗽 2 天”入院。入院时体温 36.5℃，脉搏 96 次 / 分，呼吸 24 次 / 分，血压 102/65mmHg。查体：患者神志清楚，精神萎靡，情绪低落，端坐呼吸，不能平卧；胸闷、气促明显，咳嗽、咳白色泡沫痰，双下肢凹陷性水肿。诊断为扩张型心肌病，心功能Ⅳ级。

86. 第 1 问：该患者食盐摄入量每天不宜超过
A. 1g
B. 2g
C. 5g
D. 7g
E. 9g

87. 第 2 问：如果治疗中使用洋地黄类药物，护理观察应特别注意患者的
A. 体温变化
B. 脉搏情况
C. 神志状态
D. 血压变化
E. 呼吸情况

88. 第 3 问：该患者治疗用药口服了螺内酯和卡托普利，应特别注意
A. 低钾血症
B. 高钾血症
C. 高尿酸血症
D. 高血糖
E. 蛋白尿

（89~92 题共用题干）

男，60 岁。突感剧烈头痛、呕吐，神志尚清，血压 180/100mmHg，脑膜刺激征阳性，脑脊液呈均匀血性。

89. 第 1 问：首先考虑的诊断是
A. 脑出血
B. 脑栓塞
C. 动脉硬化性脑梗死
D. 高血压亚急症
E. 短暂性脑缺血发作

90. 第 2 问：此时最主要的观察项目是
A. 体温
B. 尿量
C. 意识
D. 瞳孔
E. 瘫痪程度

91. 第 3 问：患者有高血压病史 10 年是
A. 高血压 1 级
B. 高血压 2 级
C. 高血压 3 级
D. 急性高血压
E. 急进性高血压

92. 第 4 问：护理措施错误的是
A. 绝对卧床休息
B. 发病 48 小时内切忌颠簸
C. 颈部不可向前倾
D. 将患者头部放低，足部稍高
E. 翻身动作要轻

（93~94 题共用题干）

女，28 岁。已婚未孕，阴道分泌物多，呈灰白色。宫颈刮片细胞学检查巴氏分级Ⅲ级，阴道镜检查有阳性发现。

93. 第 1 问：为明确诊断，首选的处理方法是
A. 宫颈活组织检查
B. 宫腔镜检查
C. 诊断性刮宫
D. 宫颈锥切术
E. 后穹隆穿刺术

94. 第 2 问：处理措施错误的是
A. 行阴道镜检查前先治疗炎症
B. 妊娠期慎做阴道镜检查，以免诱发流产、早产
C. 阴道镜检查时间一般在月经干净后 3~7 天
D. 月经前 1 周可做阴道镜检查
E. 所取标本应标记送检

（95~97 题共用题干）

女，28 岁。因受凉淋雨后，突发寒战、高热、胸痛、咳嗽、气促、咳铁锈色痰入院，查体：左下肺有实变体征及湿啰音。

95. 第 1 问：该患者最可能的诊断是
A. 肺炎支原体肺炎
B. 军团菌肺炎
C. 肺炎链球菌肺炎
D. 肺炎克雷伯菌肺炎
E. 葡萄球菌肺炎

96. 第 2 问：治疗应首选的药物是
A. 红霉素
B. 青霉素
C. 万古霉素
D. 庆大霉素
E. 头孢菌素

97. 第 3 问：对症护理中，护理措施不正确的是
A. 高热者尽量使用药物退热
B. 胸痛剧烈者取患侧卧位
C. 进行健康教育，以防复发
D. 气促、发绀者鼻导管吸氧
E. 腹胀者做局部热敷或肛管排气

（98~100 题共用题干）

女，30 岁。因发现甲状腺功能亢进症 1 年、浸润性突眼加重 2 天入院。查体：体温 37.5℃，消瘦；甲状腺 I 度弥漫性肿大。

98. 第 1 问：给予患者抗甲状腺药物治疗，最严重的不良反应是
A. 全身药疹
B. 甲状腺危象
C. 精神症状
D. 粒细胞缺乏症
E. 肝功能损害

99. 第 2 问：患者当前首要的护理问题是
A. 营养失调：低于机体需要量　与代谢率增高导致代谢需求大于摄入有关
B. 体温升高　与机体基础代谢率增高有关
C. 自我形象紊乱　与突眼、甲状腺肿大有关
D. 应对无效　与缺乏本病防治的知识有关
E. 焦虑　与病情迁延、加重有关

100. 第 3 问：对患者浸润性突眼的护理措施中，正确的是
A. 提供浅色眼镜，维护患者形象和方便患者行走
B. 提供不含碘的正常量食盐
C. 适当降低枕头高度
D. 做向上凝视的眼肌锻炼活动
E. 用 0.5% 甲基纤维素滴眼

强化试卷二

一、单选题（每题 1 个得分点）：以下每道试题有 5 个备选答案，请从中选择 1 个最佳答案。提示：本部分在答题过程中可以回退（对已作答试题可以返回检查或修改答案）。

1. 艾滋病患者服用齐多夫定时，应定期检查
   A. 肝功能
   B. 肾功能
   C. 血白蛋白
   D. 血常规
   E. 血压

2. 心绞痛发作时疼痛持续时间一般是
   A. 30 分钟
   B. 1 小时
   C. 3~5 分钟
   D. 2 小时
   E. 15~20 分钟

3. 对于颅内出血新生儿，首要的护理措施为
   A. 保暖
   B. 积极复温
   C. 维持呼吸
   D. 做好皮肤护理
   E. 绝对静卧，减少刺激

4. 发现胸膜腔闭式引流管自胸部伤口脱出，应首先
   A. 捏紧引流管
   B. 更换引流管
   C. 将引流管重新放入伤口
   D. 立即缝合引流口
   E. 双手捏紧放置引流管处皮肤

5. 负压吸痰操作正确的步骤是
   A. 吸痰实施无菌操作
   B. 每次吸引时间不超过 20 秒
   C. 两次抽吸间隔大于 5 分钟
   D. 在吸痰前、中、后给予吸氧
   E. 血氧饱和度低于 90% 时不宜吸痰

6. 关于流行性脑脊髓膜炎皮疹的护理措施错误的是
   A. 有大片瘀斑的皮肤应注意保护
   B. 翻身时避免拖、拉、拽等动作
   C. 瘀点迅速增多、大面积破溃时，应立即涂以抗生素软膏
   D. 内衣应宽松柔软、勤换洗
   E. 室内定时通风和空气消毒

7. 关于小儿肾脏的解剖特点，正确的是
   A. 年龄越小，肾相对越小
   B. 婴儿期肾位置较高
   C. 2 岁以后肾达髂嵴以上
   D. 3 岁以后腹部触诊时容易触及肾
   E. 4 岁以后肾脏表面呈分叶状

8. 治疗帕金森病，首选的药物是
   A. 新斯的明
   B. 泼尼松
   C. 左旋多巴
   D. 苯妥英钠
   E. 低分子右旋糖酐

9. 化脓性脑膜炎最常见的并发症是
   A. 脑积水
   B. 颅内出血
   C. 脑室管膜炎
   D. 硬膜下积液
   E. 癫痫

10. 混合痔是指
    A. 环形内痔
    B. 痔与肛瘘同时存在
    C. 瘘与肛门旁脓肿同时存在
    D. 内痔、外痔在不同位置同时存在
    E. 直肠上、下静脉丛吻合处形成的痔

11. 急腹症典型的腹部体征是
    A. 肠鸣音的变化
    B. 腹壁静脉曲张
    C. 腹膜刺激征

D. 腹式呼吸运动改变
E. 腹腔移动性浊音的变化

12. 急性白血病患者在化疗期间多饮水的主要目的是
A. 维持血容量
B. 预防尿酸性肾病
C. 减轻骨髓抑制
D. 减轻肝损害
E. 促进药物分布

13. 急性上呼吸道感染患儿需要保持室内湿度
A. 20%~30%
B. 30%~40%
C. 40%~50%
D. 50%~60%
E. 60%~70%

14. 急性肾损伤患者应特别警惕的情况是
A. 高镁血症
B. 高钾血症
C. 高磷血症
D. 低钠血症
E. 低钙血症

15. 甲状腺功能亢进症出现浸润性突眼的患者，夜间休息应取
A. 平卧位
B. 高枕卧位
C. 侧卧位
D. 俯卧位
E. 端坐位

16. 静脉补充 10% 氯化钾 30ml，用于稀释的溶液至少需要
A. 250ml
B. 500ml
C. 800ml
D. 1000ml
E. 1500ml

17. 提示严重休克的休克指数是
A. 0.5
B. 1.0
C. 1.0~1.5
D. 1.5
E. 2.5

18. 蛛网膜下腔出血患者需要绝对卧床休息的时间为
A. 1~2 周
B. 2~3 周
C. 4~6 周
D. 8~10 周
E. 3 个月

19. 临产的重要标志是
A. 见红
B. 规律宫缩
C. 胎膜破裂
D. 宫颈管逐渐消失
E. 阴道分泌物增多

20. 颅内压增高患者的护理，正确的是
A. 昏迷患者取仰卧位，床头抬高 15°~30°
B. 昏迷患者出现躁动予以约束，避免意外受伤
C. 长期卧床患者应定时翻身叩背，鼓励咳嗽、咳痰
D. 冬眠治疗时，先物理降温再静脉滴注冬眠药物
E. 复温时先停物理降温再停冬眠药物

21. 某产妇，26 岁。G_1P_1，足月娩出一女婴，胎盘 30 分钟未娩出。查体子宫下段有一狭窄环，使胎盘嵌顿于宫腔内。正确的处理方法是
A. 立即按摩子宫
B. 注射宫缩药
C. 配合麻醉师，麻醉后手取胎盘
D. 徒手取胎盘
E. 刮匙刮取胎盘

22. 某孕妇，28 岁。妊娠 38 周，下肢水肿 1 周，头痛半天，无恶心、呕吐，食欲差，宫底高度 32cm，ROA，心率 132 次 / 分，血压 160/110mmHg，下肢水肿（＋＋），尿蛋白（＋＋）。可诊断为
A. 妊娠合并肝炎
B. 妊娠合并慢性肾炎
C. 妊娠水肿
D. 妊娠期高血压
E. 子痫前期

23. 某孕妇，胎方位为枕右前。在孕妇腹壁上听诊胎心音，最清楚的部位可能在

A. 脐右下方
B. 脐左下方
C. 脐右侧方
D. 脐左侧方
E. 脐右上方

24. 男，20 岁。面色苍白、乏力 3 个月。体格检查：皮肤可见散在性出血点，肝、脾未触及；血常规：红细胞 2.0×10^{9}/L，血红蛋白 60g/L，白细胞 3.6×10^{9}/L，分类显示中性 0.30、淋巴 0.70。网织红细胞 0.004，血小板 30×10^{9}/L。该患者最可能的诊断是
A. 急性淋巴细胞白血病
B. 慢性淋巴细胞白血病
C. 巨幼细胞贫血
D. 非重型（慢性）再生障碍性贫血
E. 缺铁性贫血

25. 男，27 岁。小腿感染形成局部脓肿后又出现弛张热，需要做血培养，最佳抽血时间为
A. 寒战、高热前
B. 高热、寒战时
C. 发热间歇期
D. 输入抗菌药时
E. 输入抗菌药后

26. 男，28 岁。因受凉后突起畏寒、发热 39.2℃，左侧胸痛伴咳嗽，咳少量铁锈色痰。胸部 X 线检查示左下肺野大片阴影。最可能的诊断是
A. 结核性胸膜炎
B. 肺炎链球菌肺炎
C. 金黄色葡萄球菌肺炎
D. 急性支气管炎
E. 急性吸入性肺脓肿

27. 真菌感染最佳口腔护理药液是
A. 0.02% 呋喃西林
B. 2% 碳酸氢钠
C. 3% 过氧化氢
D. 3% 硼酸溶液
E. 0.1% 醋酸溶液

28. 男，3 岁。既往有 3 次热性惊厥史，2 小时前出现发热，在家中突然惊厥发作。发作时，家长应采取的措施是
A. 保暖
B. 口服退热药
C. 冰袋物理降温
D. 口服苯巴比妥
E. 松解衣领，头偏向一侧

29. 男，5 个月。第 3 次接种百白破疫苗后，低热，上臂外侧出现红肿、疼痛，并伴淋巴结肿大，红肿直径在 2.5cm，应考虑是
A. 接种后局部反应
B. 接种后全身反应
C. 接种后过敏反应
D. 接种后全身弱反应
E. 接种后局部中等反应

30. 尿道外伤最常见的并发症是
A. 尿道痉挛
B. 尿道狭窄
C. 尿道出血
D. 尿路结石
E. 尿外渗

31. 女，19 岁。发热伴膝关节疼痛近 2 个月。入院查体：体温 38.8℃，心率 90 次 / 分，脸颊蝶形红斑，口腔黏膜内有两个小溃疡。实验室检查：抗核抗体阳性，血沉 45mm/h，抗 Sm 抗体阳性。诊断为系统性红斑狼疮，应用糖皮质激素治疗。护士提出的护理措施，不正确的是
A. 卧床休息
B. 避免服用苯妥英钠
C. 给予物理降温
D. 口腔溃疡处涂抹 1% 碘甘油
E. 每天晒太阳 30 分钟

32. 女，30 岁。因阑尾炎穿孔致继发性腹膜炎，其非手术治疗体位是
A. 平卧位
B. 俯卧位
C. 侧卧位
D. 半坐卧位
E. 自由体位

33. 女，37 岁。因子宫肌瘤住院，预行手术。术前 1 天，护士为患者做术前准备，错误的是
A. 腹部备皮

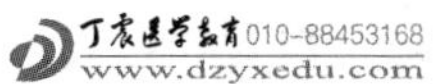

B．药物过敏试验
C．术前 8 小时禁食
D．遵医嘱给予镇静药
E．清洁灌肠

34. 女，45 岁。经皮肝穿刺胆管造影（PTC）术后 3 小时，患者腹痛，面色苍白，测脉搏 100 次 / 分，血压 90/60mmHg，全腹有压痛、反跳痛及腹肌紧张。首先考虑的并发症是
A．感染性休克
B．腹腔内出血
C．血气胸
D．胆道出血
E．重症胆管炎

35. 关于慢性肾小球肾炎的健康指导，错误的是
A．注意保暖
B．避免妊娠
C．尽量避免使用两性霉素
D．可正常参加体育活动
E．注意检查血压

36. 女，50 岁。普查时发现子宫增大如妊娠 6 周大小，B 超检查确诊为子宫肌瘤，最适宜的处理方案是
A．肌瘤切除术
B．全子宫切除术
C．随访观察
D．孕激素治疗
E．次全子宫切除术

37. 女，65 岁。因心前区疼痛 30 分钟，伴大汗淋漓、恶心，含服硝酸甘油后疼痛不缓解，即来院就诊。查体：血压 90/60mmHg，心率 100 次 / 分。初步考虑为
A．心源性休克
B．心绞痛
C．急性心肌梗死
D．急性肺水肿
E．心律失常

38. 女，胎龄 36 周。体重 2000g，出生后 5 天出现反应差、哭声弱、皮肤发凉，查体：体温 35℃，脉搏 120 次 / 分、第一心音低钝，小腿皮肤暗红、按之如硬象皮状。最可能的诊断为
A．新生儿败血症
B．新生儿硬肿病
C．新生儿破伤风
D．新生儿窒息
E．新生儿颅内出血

39. 女，停经 2 个月，阴道少量流血 1 天，伴轻微腹痛。妇科检查：子宫增大如妊娠 2 个月，宫口关闭，附件（－），尿妊娠试验（＋）。诊断为
A．难免流产
B．先兆流产
C．流产合并感染
D．异位妊娠
E．异常子宫出血

40. 蛛网膜下腔阻滞术后最常见的并发症为
A．低血压
B．恶心、呕吐
C．呼吸抑制
D．头痛
E．尿潴留

41. 钳刮术后禁止性生活及盆浴的时间为
A．1 周
B．2 周
C．3 周
D．4 周
E．5 周

42. 人脑耐受完全缺血缺氧性损害的时限（常温下）为
A．2~3 分钟
B．4~6 分钟
C．7~8 分钟
D．9~10 分钟
E．11~12 分钟

43. 妊娠合并糖尿病，产后 48 小时胰岛素必须减量，减少到原用量的
A．1/2
B．1/3
C．1/4
D．2/3
E．3/4

44. 乳房自我检查的最佳时间是
A．月经前 3~5 天
B．月经前 7~10 天

C．月经前 10~15 天
D．月经周期第 7~10 天
E．月经后 10~15 天

45. 肾病综合征患者的饮食要求不包括
A．无氮质血症者正常量优质蛋白饮食
B．明显水肿、高血压者限制水、钠摄入
C．多食富含饱和脂肪酸的食物
D．多食富含可溶性纤维的食物
E．补充各种维生素和微量元素

46. 石膏绷带在干固前护理应注意
A．给予抗生素，预防感染
B．搬运时固定肢体切忌抓捏
C．石膏绷带的松紧适度
D．尿路感染和结石
E．皮肤过敏、水疱、糜烂

47. 关于糖尿病患者的运动治疗，正确的叙述是
A．餐后立即进行运动可达到良好的降糖效果
B．有氧运动与无氧运动相结合
C．空腹运动效果较好
D．常见的不良反应是低血糖、高血糖、酮症、心血管意外和运动损伤
E．1 型糖尿病患者运动前需要少量补充胰岛素

48. 体力活动轻度受限，休息时无自觉症状，一般活动后即可出现乏力、心悸、呼吸困难等症状，休息后症状很快缓解，心功能分级是
A．0 级
B．Ⅰ级
C．Ⅱ级
D．Ⅲ级
E．Ⅳ级

49. 为了解卵巢功能，刮取子宫内膜应在
A．月经前 5 天
B．月经干净后 5 天
C．两次月经中间
D．月经周期第 23 天
E．月经来潮 6~12 小时内

50. 胃溃疡腹痛的规律是
A．进食后腹痛加剧
B．进食后疼痛缓解
C．疼痛—便意—便后缓解
D．痉挛性腹痛，排便后缓解
E．上腹部胀痛与进食无关

51. 被称为生命物质基础的营养物质是
A．碳水化合物
B．蛋白质
C．脂肪
D．电解质
E．维生素

52. 先天性心脏病患儿饮食指导错误的是
A．给蛋白质、维生素丰富的易消化食物
B．经常调换品种增进食欲
C．鼓励其大量进食以纠正营养不良
D．适当限制食盐的摄入
E．供给适量的蔬菜、水果

53. 现场急救的创伤患者，应优先抢救伤情的是
A．轻度烧伤
B．休克
C．腹水
D．开放性骨折
E．头皮撕脱伤

54. 小儿肺炎的护理措施，最重要的是
A．休息
B．皮肤护理
C．进清淡、易消化饮食
D．保持呼吸道通畅
E．做好口腔护理

55. 小儿添加辅食计划不妥的是
A．1 个月内添加鱼肝油
B．1~2 个月添加水果汁、蔬菜汁
C．3 个月添加蛋黄
D．4 个月添加菜泥、米糊
E．8 个月添加肉末、肝泥

56. 用于急性肺水肿治疗的药物中，使用时宜现用现配的是
A．硝酸甘油
B．硝普钠
C．酚妥拉明
D．氨茶碱

E. 呋塞米

57. 心脏骤停初期复苏的方法是
A. 补充血容量
B. 胸外按压和人工呼吸
C. 应用复苏药
D. 保护脑细胞
E. 除颤

58. 新生儿期应接种的疫苗是
A. 脊髓灰质炎糖丸
B. 百日咳类毒素
C. 麻疹减毒活疫苗
D. 白喉类毒素
E. 乙肝疫苗

59. 猩红热皮疹的特点是
A. 皮疹热退后出现
B. 最先出现于面部
C. 压之不褪色
D. 疹间有正常皮肤
E. 疹退后无色素沉着

60. 宫颈活组织检查术后禁止性生活及盆浴时间是
A. 3天
B. 1周
C. 2周
D. 1个月
E. 2个月

二、共用题干单选题（每个提问1个得分点）：以下每道试题有2~6个提问，每个提问有5个备选答案，请选择1个最佳答案。提示：进入此部分试题后，您不能返回前面部分查看试题或修改答案；本部分在答题过程中不能回退（对已作答试题不能返回检查或修改答案）。您是否进入共用题干单选题部分？

（61~64题共用题干）

女，34岁。以呼吸困难、发绀急诊入院，诊断为风湿性心脏病合并急性左心衰。

61. 第1问：左心衰竭的症状不包括
A. 心悸
B. 劳力性呼吸困难
C. 夜间阵发性呼吸困难
D. 端坐呼吸
E. 心前区疼痛

62. 第2问：该患者应采取的体位是
A. 平卧位
B. 侧卧位
C. 端坐位
D. 立位
E. 俯卧位

63. 第3问：给予患者乙醇湿化吸氧，乙醇浓度为
A. 5%~10%
B. 10%~20%
C. 20%~30%
D. 30%~50%
E. 50%~55%

64. 第4问：血管扩张药治疗心力衰竭，最常见的不良反应是
A. 心率加快
B. 低钾血症、低钠血症
C. 血压降低
D. 呼吸抑制
E. 心率减慢

（65~67题共用题干）

男，50岁。糖尿病5年，近来因血糖控制不佳入院治疗。遵医嘱给予三餐前速效胰岛素，睡前长效胰岛素的“三短一长”治疗方案。某天夜间，患者突然感到心悸、出虚汗、全身无力，继而神志恍惚。

65. 第1问：应考虑发生了
A. 过敏性休克
B. 心血管意外
C. 低血糖反应
D. 乳酸性酸中毒
E. 糖尿病酮症酸中毒

66. 第2问：该患者控制饮食的目的是
A. 减轻体重
B. 控制血糖，减轻胰岛β细胞的负担
C. 减少肠蠕动、防止腹泻
D. 减少胰腺分泌
E. 延缓消化道吸收

67. 第3问：指导患者自我保健措施错误的是
A. 保持情绪稳定

B. 低脂饮食，以饱和脂肪酸为主
C. 低碳水化合物饮食，多吃高纤维食物
D. 定时测血糖
E. 每天温水洗脚

（68~70 题共用题干）

男，50 岁。双手小关节肿痛伴晨僵 5 年。查体：双手掌指关节、腕关节肿胀、压痛，双手握力下降，双肘部发现无痛性皮下结节。

68. 第 1 问：该患者的诊断是
A. 结核性关节炎
B. 风湿性关节炎
C. 强直性关节炎
D. 类风湿关节炎
E. 骨关节炎

69. 第 2 问：考虑使用的药物不包括
A. 糖皮质激素
B. 阿司匹林
C. 甲氨蝶呤
D. 雷公藤
E. 青霉素

70. 第 3 问：护理措施错误的是
A. 嘱患者卧床休息
B. 鼓励患者尽量多活动受累关节
C. 指导患者晚上睡眠时使用弹力手套保暖
D. 指导患者晨起时用热水浸泡僵硬的关节
E. 指导患者保持关节于功能位

（71~72 题共用题干）

某产妇，30 岁。足月顺产后 12 天，血性恶露持续不断，门诊检查时突然阴道流血约 250ml。查体：宫底脐上 3 横指，压痛明显，宫口容 2 指，有血块堵塞。

71. 第 1 问：此患者最可能的诊断是
A. 子宫内膜炎
B. 宫腔感染
C. 胎盘、胎膜残留
D. 子宫复旧不良
E. 子宫黏膜下肌瘤

72. 第 2 问：处理不正确的是
A. 抗感染
B. 应用缩宫素
C. B 超检查
D. 刮宫术
E. 立即开腹探查

（73~74 题共用题干）

男，25 岁。体重 60kg。双上肢、躯干及双侧臀部被沸水烫伤，创面可见大水疱，疱壁薄，部分水疱破裂，基底潮红，疼痛剧烈，水肿明显。

73. 第 1 问：估计该患者的烧伤总面积及烧伤程度为
A. 40%，Ⅰ度
B. 39%，浅Ⅱ度
C. 50%，浅Ⅱ度
D. 40%，深Ⅱ度
E. 50%，深Ⅱ度

74. 第 2 问：第 1 个 24 小时补液总量应为
A. 4500ml
B. 5500ml
C. 6500ml
D. 7500ml
E. 8500ml

（75~76 题共用题干）

男，34 岁。因出差劳累，发作性头晕、胸闷半个月余，突发晕厥 1 小时，以“晕厥原因待查，梗阻性肥厚型心肌病待查”急诊收入院。有猝死家族史。

75. 第 1 问：入院当晚，患者情绪较为紧张，迟迟无法入睡，多次呼叫值班护士，诉“头晕、胸闷”，但每次床边检查生命体征，除脉搏稍快外，余均正常。最主要的原因是
A. 床铺不舒服
B. 环境陌生
C. 担心会突然死去
D. 不习惯熄灯睡觉
E. 不习惯与陌生人同住

76. 第 2 问：对其进行健康指导，错误的做法是
A. 解释保持情绪稳定的重要性，必要时遵医嘱使用镇静药
B. 避免屏气用力
C. 若失眠，可独自出去活动，以改善睡眠
D. 如厕、沐浴时，要告知陪护或同室病友，无须反锁

E. 保持大小便通畅

（77~80 题共用题干）

男，38 岁。腹部胀痛不适。X 线检查发现直径 0.5cm 的右肾结石。

77. 第 1 问：患者适宜的治疗方法是
A. 非手术治疗
B. 体外冲击波碎石
C. 经皮肾镜取石
D. 输尿管镜取石
E. 肾实质切开取石术

78. 第 2 问：若结石绞痛发作，最主要的处理措施是
A. 大量饮水
B. 应用抗生素
C. 解痉镇痛
D. 手术治疗
E. 跳跃运动

79. 第 3 问：体外冲击波碎石最适宜的结石大小是
A. ≤ 0.6cm
B. ≤ 1cm
C. ≤ 1.5cm
D. ≤ 2cm
E. ≤ 2.5cm

80. 第 4 问：两次体外冲击波碎石治疗间隔时间是
A. 3 天
B. 5 天
C. 7 天
D. 10 天
E. 14 天

（81~83 题共用题干）

男，38 岁。诊断为肝硬化 5 年。近来乏力、食欲减退。查体：消瘦，脾大，移动性浊音阳性；X 线钡剂检查：食管胃底静脉曲张明显；实验室检查：白蛋白和球蛋白比例倒置，血氨增高。

81. 第 1 问：该患者最可能发生的并发症是
A. 原发性肝癌
B. 感染
C. 上消化道出血
D. 肝性脑病
E. 肝肾综合征

82. 第 2 问：对该患者腹水护理错误的是
A. 大量腹水者宜取平卧位，增加肝、肾血流量
B. 限制水、钠摄入，进水量＜ 1000ml/d
C. 准确记录每天出水量，定期测量腹围和体重
D. 腹腔穿刺前排空膀胱，穿刺后缚紧腹带
E. 使用利尿药剂量不宜过大，每天体重减轻以不超过 0.5kg 为宜

83. 第 3 问：该患者的饮食指导错误的是
A. 高热量、高蛋白、高维生素、易消化饮食
B. 限制蛋白质，以植物蛋白为主
C. 补充足够的维生素
D. 低盐或无盐饮食
E. 避免进食粗纤维、刺激性强的食物

（84~85 题共用题干）

男，55 岁。慢性支气管炎、肺气肿 20 余年，呼吸困难加重 2 天。查体：体温 37.6℃，浅昏迷，呼吸困难、发绀明显，球结膜轻度水肿，双肺散在干啰音，中下部湿啰音。血气分析：PaO_2 为 35mmHg，$PaCO_2$ ＞ 60mmHg。

84. 第 1 问：该患者应考虑诊断为
A. 慢性肺源性心脏病
B. 慢性肺源性心脏病，呼吸衰竭
C. 慢性肺源性心脏病，心力衰竭
D. 呼吸衰竭，肺性脑病
E. 中毒性脑病

85. 第 2 问：该患者最重要的护理问题是
A. 营养失调
B. 活动无耐力
C. 体温过高
D. 知识缺乏
E. 气体交换受损

（86~87 题共用题干）

男，5 岁。因发热、流涕、咳嗽、眼部不适 2 天来院就诊。查体：体温 39.5℃，结膜充血、畏光流泪、眼睑水肿；口腔内有散在白色小斑点，周围有红晕。临床诊断为麻疹。

86. 第 1 问：患儿目前首优的护理问题是
A. 皮肤黏膜的改变

B．有感染的危险
C．营养不足
D．体温过高
E．疼痛

87. 第 2 问：如无特殊并发症，患儿须呼吸道隔离至出疹后
A．3 天
B．5 天
C．7 天
D．10 天
E．21 天

（88~90 题共用题干）

女，15 岁。主诉吞咽时感觉食物黏附在咽部。查体：面色苍白，皮肤干燥，毛发干枯。实验室检查：血象呈小细胞低色素性贫血，血红蛋白 90g/L，红细胞游离原卟啉 1.0μmol/L。

88. 第 1 问：该患者首优的护理问题是
A．自我形象紊乱　与疾病导致皮肤干燥，毛发干枯有关
B．活动无耐力　与贫血引起全身组织缺氧有关
C．营养失调：低于机体需要量　与铁需求量增加有关
D．焦虑　与头晕影响学习和生活有关
E．知识缺乏　缺乏有关疾病的知识

89. 第 2 问：予以患者补充铁剂治疗，护理措施正确的是
A．一般从大剂量开始逐渐减量
B．口服铁剂宜直接饮用
C．口服铁剂可加用稀盐酸
D．口服铁剂宜空腹时服用
E．注射铁剂时注射深度宜浅

90. 第 3 问：注射铁剂不良反应的观察要点不包括
A．恶心
B．头痛头晕
C．面色潮红
D．荨麻疹
E．高血压

（91~94 题共用题干）

女，18 岁。突然意识丧失，肢体稍有抽动，历时 1~2 分钟，无大小便失禁，事后无法回忆当时情景，过去 1 年中曾有 3 次类似发作。临床诊断为癫痫。

91. 第 1 问：询问病史时应特别了解
A．有无内分泌紊乱症状
B．有无代谢紊乱症状
C．家族中有无类似患者
D．有无强烈的情绪波动
E．有无感染的症状

92. 第 2 问：确诊的有效辅助检查为
A．经颅多普勒超声
B．血常规
C．脑血管造影
D．脑电图
E．CT、MRI

93. 第 3 问：首选的药物是
A．苯妥英钠
B．副醛
C．苯巴比妥
D．10% 水合氯醛
E．地西泮

94. 第 4 问：该患者的主要护理问题是
A．生活自理能力下降
B．知识缺乏
C．恐惧、紧张
D．有受伤的危险
E．社交孤立

（95~96 题共用题干）

女，35 岁。上腹膨胀不适半个月，伴嗳气、恶心、呕吐，呕吐量大，每天约 1600ml，不含胆汁。查体：患者消瘦，营养不良，上腹隆起可见胃型。患者消化性溃疡病史 5 年。

95. 第 1 问：对患者处理错误的是
A．禁饮、禁食，胃肠减压
B．静脉补液，纠正贫血和低白蛋白血症，纠正水、电解质紊乱
C．温盐水洗胃
D．经非手术治疗无改善则应考虑手术
E．立刻行胃大部切除术

96. 第 2 问：该患者术后进流质饮食 3 天，吃面条后

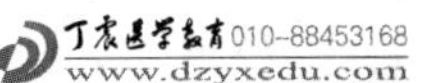

出现呕吐，最可能的原因是
A．胃肠吻合口梗阻
B．肠梗阻
C．胃排空障碍
D．贲门梗阻
E．水、电解质紊乱

（97~98 题共用题干）

女，5 岁。因消瘦、乏力 1 个月余，伴低热来诊。查体：右侧颈部淋巴结肿大，双肺呼吸音粗，未闻及啰音，肝肋下 2cm。结核菌素试验：硬结红，直径 20mm。胸部 X 线检查：右中上肺见双极阴影。

97. 第 1 问：最可能的诊断是
A．颈部淋巴结炎
B．肺结核中的原发综合征
C．粟粒型肺结核
D．支气管肺炎
E．支气管淋巴结结核

98. 第 2 问：首优的护理诊断是
A．活动无耐力
B．潜在并发症：抗结核药的不良反应
C．继发感染
D．营养失调
E．知识缺乏

（99~100 题共用题干）

女，65 岁。复发性卵巢癌，行卡铂和多西紫杉醇化疗。

99. 第 1 问：卡铂的溶媒选用
A．0.9% 氯化钠溶液
B．复方氯化钠溶液
C．5% 葡萄糖溶液
D．平衡盐溶液
E．3% 氯化钠溶液

100. 第 2 问：多西紫杉醇的静脉滴注时间是
A．30 分钟
B．60 分钟
C．90 分钟
D．120 分钟
E．180 分钟

强化试卷三

一、单选题（每题 1 个得分点）：以下每道试题有 5 个备选答案，请从中选择 1 个最佳答案。提示：本部分在答题过程中可以回退（对已作答试题可以返回检查或修改答案）。

1. 35 周早产儿，现出生后 1 个月。母乳喂养，首先应添加的辅食是
   A．米汤
   B．菜汤
   C．鱼肝油
   D．水果汁
   E．蛋黄

2. 急性肾小球肾炎患者可做一些轻体力活动的指征不包括
   A．水肿消退
   B．血压平稳
   C．肉眼血尿消失
   D．血红蛋白正常
   E．尿常规基本正常

3. 百日咳、白喉、破伤风混合疫苗，初次免疫时需要注射的次数为
   A．注射 1 次
   B．1 次 / 周，共注射 2 次
   C．1 次 / 周，共注射 3 次
   D．1 次 / 月，共注射 2 次
   E．1 次 / 月，共注射 3 次

4. 初孕妇，29 岁。妊娠 35 周，近 2 周内少量阴道流血 3 次。今晨突然阴道流血多于月经量，无腹痛，血压 80/50mmHg，脉搏 110 次 / 分，宫高 30cm，腹围 85cm，臀先露，胎心音清楚，144 次 / 分。应采取的最主要护理措施是
   A．肛门检查宫颈管是否消失
   B．检查宫颈有无息肉或糜烂
   C．卧床休息，间断吸氧
   D．建立静脉通道，行交叉配血试验，做好术前准备
   E．常规做 B 超检查

5. 单纯型热性惊厥的描述不包括
   A．多见于 1~3 岁小儿
   B．多发于上呼吸道感染的初期
   C．多呈全身强直 - 阵挛发作
   D．发作后可有短暂嗜睡
   E．在 24 小时内发作 1 次以上

6. 气胸患者如果血压平稳，宜采取的体位是
   A．侧卧位
   B．半坐卧位
   C．头高足低位
   D．头低足高位
   E．平卧位

7. 对社会人群危害最大，后果严重的肺结核类型是
   A．原发型肺结核
   B．急性粟粒型肺结核
   C．亚急性及慢性血行播散型肺结核
   D．浸润性肺结核
   E．慢性纤维空洞性肺结核

8. 对于肝功能不全的患者，选择肠外营养液时，宜含有的物质是
   A．双肽
   B．精氨酸
   C．谷氨酸
   D．支链氨基酸
   E．芳香族氨基酸

9. 对原发性高血压患者正确的健康教育不包括
   A．注意劳逸结合
   B．保证充分睡眠
   C．适量吸烟
   D．坚持低盐、低脂饮食
   E．肥胖者控制体重

10. 儿童外伤后，注射破伤风抗毒素的剂量是
   A．成人剂量的 1/3
   B．成人剂量的 1/2
   C．与成人剂量相同

D. 根据年龄计算
E. 按千克体重计算

11. 骨髓穿刺术的目的不包括
A. 协助诊断血液病
B. 评价血液病的治疗效果
C. 判断血液病预后
D. 血液病化疗
E. 骨髓腔输液

12. 诊断早期慢性肺源性心脏病的依据是
A. 颈静脉充盈
B. 肺气肿体征
C. 肺动脉高压
D. 慢性阻塞性肺疾病史
E. 肺部湿啰音

13. 关于弥散性血管内凝血（DIC）患者的治疗和护理，错误的是
A. 使用肝素前先测定凝血时间
B. 使用肝素时注意有无出血倾向
C. 肝素使用过量时可用鱼精蛋白拮抗
D. 在低凝期，使用肝素与补充凝血因子需要同时进行
E. DIC晚期不必使用抗纤维蛋白溶解药

14. 关于脑出血患者的健康指导，重要的是
A. 病情观察
B. 营养支持
C. 控制高血压
D. 偏瘫护理
E. 心理护理

15. 关于手术患者术前呼吸道的准备，不正确的是
A. 术前2周戒烟
B. 指导患者行深呼吸训练
C. 指导患者行有效咳嗽训练
D. 腹部手术者行胸式呼吸训练
E. 术前3天常规预防性应用抗生素

16. 女，23岁。2个月前因感冒、咽喉疼痛使用青霉素，治疗后症状好转，不久患者又出现咽痛且伴全身肌肉酸痛，鼻梁两侧出现红斑，双膝关节疼痛，行走困难，口腔内有一溃疡，入院后诊断为系统性红斑狼疮。首选的治疗药物是
A. 青霉素
B. 雷公藤
C. 吲哚美辛
D. 环磷酰胺
E. 糖皮质激素

17. 甲状腺功能亢进症突眼征的护理错误的是
A. 睡眠时用眼罩
B. 滴眼药水1~2次/天
C. 低盐饮食
D. 戴墨镜
E. 睡眠体位为头低平卧位

18. 降低消化性溃疡复发的关键是
A. 注意劳逸结合
B. 合理安排饮食
C. 避免精神紧张
D. 根除幽门螺杆菌
E. 定期复查

19. 经皮肝穿刺胆管造影前注射维生素K的主要目的是
A. 防止胆绞痛
B. 防止胆瘘
C. 预防出血
D. 预防感染
E. 预防腹膜炎

20. 重型肝炎患者的饮食指导不包括
A. 低脂饮食
B. 低盐饮食
C. 高碳水化合物饮食
D. 高蛋白饮食
E. 高维生素饮食

21. 可以判断急性感染性喉炎患儿喉梗阻的征象不包括
A. 吸气性喉鸣
B. 呼吸困难
C. 管状呼吸音
D. 犬吠样咳嗽
E. 呼吸音消失

22. 女，21岁。乏力、尿黄1周，肝功能：ALT153U/L，AST283U/L，乙肝五项“大三阳”，HBV DNA定量 3×10^8 拷贝/ml，尿常规正常。诊断为乙型肝

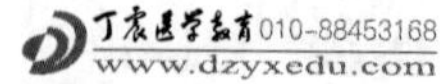

炎。判断患者 HBV 是否复制和具有传染性的直接标志是

A．肝功能
B．临床表现
C．HBV DNA 定量
D．甲胎蛋白
E．乙肝五项

23. 流行性出血热的传播途径不包括

A．污染食物和饮水，经消化道传播
B．污染空气，经呼吸道传播
C．鼠咬或蚊叮咬
D．输血
E．母婴传播

24. 麻醉前用药不包括

A．镇静催眠药
B．镇痛药
C．抗胆碱药
D．抗组胺药
E．降压药

25. 静脉注射去甲柔红霉素时药液外渗，处理措施不包括

A．尽量回抽局部渗液
B．局部用普鲁卡因封闭
C．25% 硫酸镁湿敷
D．局部热敷
E．抬高患肢

26. 某产妇，产后 2 周，突然大量阴道流血。查体发现子宫大而软，宫口松，有血块填塞。首先考虑为

A．胎盘、胎膜残留
B．子宫复旧不全
C．蜕膜残留
D．子宫黏膜下肌瘤
E．子宫内膜息肉

27. 某患者心电图主要表现为 PR 间期进行性延长，直至 QRS 波群脱落。该患者最可能的心律失常是

A．房性期前收缩
B．一度房室传导阻滞
C．二度Ⅰ型房室传导阻滞
D．二度Ⅱ型房室传导阻滞
E．三度房室传导阻滞

28. 某孕妇，25 岁。妊娠 34 周，血压 160/110mmHg，下肢水肿（++），尿蛋白（+），经硫酸镁治疗后，心率 92 次 / 分，呼吸 11 次 / 分，膝腱反射消失。首选的治疗药物是

A．肾上腺素
B．阿托品
C．洛贝林
D．地塞米松
E．葡萄糖酸钙

29. 男，28 岁。运动后突发左肾区刀割样疼痛，放射到左下腹，不能忍受，镜下血尿（++）。下一步首先考虑的辅助检查是

A．X 线检查
B．尿生化检查
C．排泄性尿路造影检查
D．逆行肾盂造影检查
E．放射性核素肾显像

30. 男，29 岁。汽油烧伤 5 小时。深Ⅱ度烧伤面积为 30%，心率 120 次 / 分，血压 80/60mmHg。24 小时内护理的重点是

A．处理创面
B．镇痛、镇静
C．补充血容量
D．应用抗生素
E．心理护理

31. 男，40 岁。左上腹被电动车撞伤 5 天，当时仅有局部疼痛，未做特殊处理，现因腹痛突然加剧入院。查体：血压 105/70mmHg，脉搏 100 次 / 分，左上腹压痛明显。血常规：血红蛋白 80g/L。最可能的诊断是

A．胃破裂
B．脾破裂
C．胰腺破裂
D．左肾挫伤
E．结肠坏死

32. 男，4 岁。先天性心脏病合并充血性心力衰竭，心功能Ⅲ级。为患儿制订的活动计划为

A．绝对卧床休息
B．卧床休息
C．轻微室内活动
D．无须限制活动
E．不能从事重体力劳动

33. 男，50 岁。阑尾切除术后 5 天，切口红肿，触之有波动感，穿刺抽到脓液，其最佳处理是
A. 用雷夫奴尔纱布换药
B. 局部理疗
C. 全身应用抗生素
D. 拆开切口缝线
E. 局部硫酸镁湿敷

34. 男，6 岁。2 周前发热，近 3 天尿量减少，尿色深似茶水，眼睑水肿。30 分钟前突然头痛、呕吐，视物模糊，应首先采取的护理措施是
A. 测体重
B. 测血压
C. 急症配血备用
D. 留尿查尿常规
E. 备好镇静、利尿药

35. 男，出生后 3 天。沐浴时发现左乳腺有一鸽蛋大小的肿块，妥当的处理是
A. 暂不处理，继续观察
B. 使用抗生素治疗
C. 用力挤压
D. 手术切除
E. 剔除肿块

36. 男，出生后 8 天。其母妊娠 36 周早产。患儿因皮肤发黄、反应差 1 天而入院。入院后患儿拒食，体温 32℃，皮肤明显黄染，左下肢外侧发硬、凉、肿，血清胆红素 221μmol/L。首优的护理诊断是
A. 潜在并发症：胆红素脑病
B. 体温过低
C. 潜在并发症：弥散性血管内凝血
D. 有感染的危险
E. 知识缺乏

37. 尿毒症患者的低钙性抽搐最常发生在
A. 血压急剧升高时
B. 血尿素氮较高时
C. 酸中毒严重时
D. 静脉注射 5% 碳酸氢钠后
E. 口服呋塞米后

38. 休克患者经处理后，临床上提示微循环改善的最重要指标是
A. 神志恢复清楚
B. 血压回升
C. 脉搏减慢
D. 尿量增多
E. 肢端温度上升

39. 女，42 岁。妇科检查发现 I 度重型子宫脱垂，曾患甲状腺功能亢进症，首选的避孕方法为
A. 避孕套
B. 皮下埋植法
C. 口服避孕药物
D. 宫内节育器
E. 注射长效避孕针

40. 女，45 岁。肠梗阻术后第 7 天，出现右下肢胀痛，沿大隐静脉走行皮肤发红，有压痛，可触及条索状静脉。护理措施错误的是
A. 局部硫酸镁湿敷
B. 患肢抬高
C. 患肢制动
D. 局部按摩
E. 理疗

41. 女，4 岁。因流涕、咳嗽伴发热 3 天就诊。查体：体温 39.8℃，声音嘶哑，球结膜充血，后颈部可见斑丘疹，部分融合，疹间皮肤正常。从未接受过任何预防接种，2 周前用过青霉素。最可能的诊断是
A. 水痘
B. 风疹
C. 麻疹
D. 药物疹
E. 猩红热

42. 判断急性心肌梗死患者溶栓治疗成功的指标不包括
A. 胸痛 6 小时内基本消失
B. 2 小时内出现再灌注性心律失常
C. 血清 CK-MB 峰值提前出现（14 小时以内）
D. 冠状动脉造影显示血管再通
E. 心电图抬高的 ST 段于 2 小时内回降 > 50%

43. 判断临产的重要标志之一是
A. 子宫收缩的节律性
B. 子宫收缩的对称性
C. 子宫收缩的极性

D．子宫收缩的强度
E．子宫收缩的持续时间

44. 大便带血，便时、便后剧痛，应考虑
A．内痔
B．肛裂
C．肛瘘
D．血栓性外痔
E．直肠肛周脓肿

45. 缺铁性贫血患者口服铁剂的用药指导不包括
A．小剂量开始逐渐增加用量
B．餐后服用
C．不可与茶、咖啡同服，以免影响铁剂吸收
D．与牛奶同服可减少胃肠道反应
E．服用液体铁剂时用吸管，以防牙齿染黑

46. 妊娠 36 周出现胎膜早破，可能出现的并发症不包括
A．早产
B．前置胎盘
C．宫腔感染
D．脐带脱垂
E．胎儿窘迫

47. 属于青紫型先天性心脏病的是
A．肺动脉狭窄
B．室间隔缺损
C．法洛四联症
D．房间隔缺损
E．动脉导管未闭

48. 胎膜早破预防性使用抗生素应在破膜后
A．4 小时
B．6 小时
C．8 小时
D．10 小时
E．12 小时

49. 糖尿病患者基本的治疗方法是
A．运动治疗
B．饮食治疗
C．口服降糖药物
D．胰岛素治疗
E．保持稳定心态

50. 糖尿病饮食治疗不正确的是
A．饮食控制是基本治疗
B．饮食控制的目的是使患者接近标准体重
C．碳水化合物摄入量占热量的 30%
D．三餐热量应正确分配
E．饮食中可增加可溶性纤维素

51. 维生素 D 缺乏性手足搐搦症患儿惊厥发作时，首选的急救措施是
A．静脉注射地西泮及立即肌内注射维生素 D
B．静脉注射地西泮及快速静脉推注 10% 葡萄糖酸钙
C．静脉注射地西泮及缓慢静脉推注 10% 葡萄糖酸钙
D．快速静脉推注 10% 葡萄糖酸钙及立即肌内注射维生素 D
E．缓慢静脉推注 10% 葡萄糖酸钙及立即肌内注射维生素 D

52. 小儿营养性贫血好发年龄阶段为
A．新生儿期
B．学龄期
C．婴幼儿期
D．学龄前期
E．青春期

53. 安装人工心脏起搏器的患者沙袋压迫切口的时间是
A．2~4 小时
B．4~6 小时
C．6~12 小时
D．12~24 小时
E．24~72 小时

54. 新生儿生理性黄疸自然消退的时间是出生后
A．2 天
B．3~4 天
C．5~7 天
D．10~14 天
E．15~18 天

55. 猩红热患儿呼吸道隔离至
A．体温正常后 3 周
B．症状消失，血培养阴性
C．抗生素治疗 10 天

D. 症状消失 1 周，咽拭子培养 1 次阴性
E. 症状消失 1 周，咽拭子培养 3 次阴性

56. 腰椎间盘突出症的主要症状是
A. 腰痛
B. 腰和臀部痛
C. 腰和大腿前方痛
D. 坐骨神经痛
E. 腰痛伴坐骨神经痛

57. 急性胰腺炎患者禁食时每天的液体入量为
A. 2500ml
B. 1800ml
C. 1000ml
D. 1500ml
E. 3000ml 以上

58. 异位妊娠就诊时的主要症状是
A. 停经
B. 腹痛
C. 阴道流血
D. 晕厥
E. 休克

59. 影响母乳喂养的疾病不包括
A. 乳头皲裂
B. 乳腺炎
C. 肝炎
D. 结核
E. 严重心脏病

60. 用大量雌激素治疗无排卵性异常子宫出血，应指导患者在
A. 早餐前冲击服用
B. 餐后 2 小时服用
C. 中午休息后服用
D. 晚餐前服用
E. 临睡前服用

二、共用题干单选题（每个提问 1 个得分点）：以下每道试题有 2~6 个提问，每个提问有 5 个备选答案，请选择 1 个最佳答案。提示：进入此部分试题后，您不能返回前面部分查看试题或修改答案；本部分在答题过程中不能回退（对已作答试题不能返回检查或修改答案）。您是否进入共用题干单选题部分？

（61~62 题共用题干）

女，40 岁。面色苍白，疲乏无力 1 个月，就诊查血红蛋白 40g/L，诊断为缺铁性贫血，给予口服铁剂治疗。

61. 第 1 问：该患者可饮用
A. 橙汁
B. 咖啡
C. 纯牛奶
D. 茶
E. 液体钙

62. 第 2 问：早期判断疗效应主要观察
A. 口唇及面色
B. 血红蛋白量
C. 红细胞计数
D. 网织红细胞数
E. 血清总铁结合力

（63~65 题共用题干）

女，40 岁。餐后周期性上腹部疼痛 1 年，加剧 1 个月就诊，诊断为十二指肠溃疡。

63. 第 1 问：对该患者的治疗原则不包括
A. 消除病因
B. 控制症状
C. 促进愈合
D. 预防复发
E. 尽早手术根治

64. 第 2 问：护士建议患者少食多餐的意义是
A. 中和胃酸
B. 减少胃液分泌
C. 防止饥饿不适感
D. 促进胃窦部扩张
E. 增加胃的饥饿性蠕动

65. 第 3 问：对该患者的用药指导，正确的是
A. 雷尼替丁应餐中或餐后即刻嚼服
B. 氢氧化铝凝胶应餐前 0.5~1.0 小时嚼服
C. 胶体铋剂应餐后半小时服用
D. 硫糖铝应餐后 1 小时服用
E. 胶体铋剂需要长期服用

（66~70 题共用题干）

某患者高空作业时不慎从 3m 多高处坠落，当即

昏迷，约 30 分钟后清醒，主诉头痛、恶心，呕吐 2 次；右侧耳后乳突区皮下出现淤血，并有淡血性液体从外耳道流出，右耳听力下降；双侧瞳孔等大，对光反射存在；除右上肢骨折制动外肢体活动尚可。

66. 第 1 问：根据患者目前情况，首先考虑为
   A. 颅盖骨折
   B. 颅前窝骨折
   C. 颅中窝骨折
   D. 颅后窝骨折
   E. 脑挫裂伤

67. 第 2 问：目前该患者适宜的体位是
   A. 头低位
   B. 平卧位
   C. 仰卧位
   D. 右侧卧位
   E. 左侧卧位

68. 第 3 问：目前护理措施中<u>不正确</u>的是
   A. 抬高床头 15°~30°
   B. 严禁经鼻腔留置胃管
   C. 右外耳道口放置干棉球，记录 24 小时浸湿棉球数量
   D. 定期用生理盐水冲洗右侧外耳道
   E. 遵医嘱应用抗生素和破伤风抗毒素

69. 第 4 问：3 小时后该患者头痛、呕吐加重，继而昏迷，右侧瞳孔散大，对光反射差，左侧肢体瘫痪，巴宾斯基征阳性。首先考虑并发了
   A. 硬膜外血肿和脑疝
   B. 硬膜下血肿和脑疝
   C. 脑血肿和脑疝
   D. 脑挫裂伤和颅内压增高
   E. 脑干损伤和颅内压增高

70. 第 5 问：针对其并发症，最主要的救治措施是
   A. 吸氧和保持呼吸道通畅
   B. 腰椎穿刺，降低颅内压
   C. 限制液体摄入
   D. 人工冬眠治疗
   E. 脱水治疗和手术减压

（71~74 题共用题干）

男，23 岁。进食后突发上腹部刀割样疼痛，迅速波及全腹，5 小时后来院急诊，既往有消化性溃疡病史。查体：腹肌紧张，全腹压痛，肠鸣音减弱。实验室检查：白细胞 9.9×10^9/L。

71. 第 1 问：最可能的诊断是
   A. 急性肠胃炎
   B. 胃十二指肠溃疡穿孔
   C. 急性胆囊炎
   D. 胆道蛔虫病
   E. 急性胰腺炎

72. 第 2 问：最有价值的检查是
   A. 腹部叩诊
   B. 腹部 B 超检查
   C. 腹部 CT 检查
   D. 腹部立位 X 线检查
   E. 血生化检查

73. 第 3 问：患者非手术治疗中最为重要的是
   A. 半坐卧位
   B. 禁食、胃肠减压
   C. 抗休克
   D. 补液
   E. 观察病情

74. 第 4 问：最适宜的治疗是
   A. 胃窦切除术
   B. 胃大部切除术
   C. 穿孔缝合术
   D. 迷走神经切断术
   E. 高选择性副交感神经切断术

（75~76 题共用题干）

男，28 岁，突发剧烈头痛、呕吐 2 小时。查体：意识清楚，皮肤湿冷，双侧瞳孔等大等圆，体温 37.5 ℃，心率 82 次 / 分，呼吸 20 次 / 分，血压 135/80mmHg，颈强直，凯尔尼格征（+）。

75. 第 1 问：最可能的诊断是
   A. 高血压急症
   B. 脑血栓形成
   C. 短暂性脑缺血发作
   D. 脑出血
   E. 蛛网膜下腔出血

76. 第 2 问：应绝对卧床休息
   A. 3~5 天

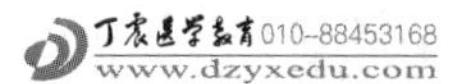

B. 5~7 天
C. 1~2 周
D. 3~4 周
E. 4~6 周

（77~79 题共用题干）

男，32 岁。暴饮暴食后突发上腹持续性疼痛并向两侧腰背部放射，恶心、呕吐，呕吐物为食物。查体：体温 38.6℃，脉搏 100 次 / 分，脐周压痛、反跳痛，腹肌紧张不明显，无移动性浊音，肠鸣音减弱。实验室检查：白细胞 12.2×10⁹/L，中性粒细胞分类 0.88。

77. 第 1 问：该患者的初步诊断是
A. 急性胰腺炎
B. 急性胆管炎
C. 急性胃肠炎
D. 急性肠梗阻
E. 急性阑尾炎

78. 第 2 问：为进一步明确诊断，该患者应行的检查是
A. 腹部立位 X 线检查
B. 腹部 B 超检查
C. 血、尿淀粉酶测定
D. ERCP 检查
E. 腹部 CT 检查

79. 第 3 问：目前该患者的治疗措施不包括
A. 禁食和胃肠减压
B. 补液
C. 解痉镇痛
D. 抗感染治疗
E. 针刺治疗

（80~81 题共用题干）

男，42 岁。因反复腰痛半年，加重伴双下肢水肿 1 周入院。查体：血压 165/110mmHg。实验室检查示：尿蛋白（+）。诊断：慢性肾小球肾炎。

80. 第 1 问：患者血肌酐测定结果为 250μmol/L，护理措施正确的是
A. 鼓励患者多饮水
B. 提供正常量食盐
C. 提供正常量蛋白
D. 给予 α- 酮酸
E. 给予含钙、磷丰富的食物

81. 第 2 问：给予患者大剂量呋塞米治疗，则对药物不良反应的护理观察要点不包括
A. 口干
B. 心悸
C. 恶心
D. 酸中毒
E. 直立性低血压

（82~83 题共用题干）

男，60 岁。因发热、咳嗽、咳痰伴喘息加重 3 天入院。患者有吸烟史 35 年。慢性咳嗽、咳痰 13 年，伴有呼吸困难和喘息，近年来明显加剧，3 天前受凉后咳嗽、咳痰加重，胸闷、气促，不能入睡。查体：体温 38℃，脉搏 108 次 / 分，呼吸 26 次 / 分，血压 125/85mmHg，呼吸时间延长伴哮鸣音。患者口唇青紫，桶状胸，叩诊过清音，听诊双肺中下部闻及湿啰音和哮鸣音。

82. 第 1 问：最可能的诊断是
A. 支气管扩张症
B. 支气管哮喘
C. 肺结核
D. 慢性阻塞性肺疾病
E. 肺炎

83. 第 2 问：针对患者目前存在的问题，护理措施恰当的是
A. 给予患者口服降温药物，迅速降温
B. 晚上休息时不要吸氧，防止氧中毒
C. 关闭门窗，防止患者再次受凉
D. 高流量吸氧，每天 >15 小时，以减轻患者缺氧症状
E. 使用有效抗生素，控制感染

（84~86 题共用题干）

女，30 岁。患风湿性心脏病、二尖瓣狭窄伴关闭不全 10 年，出现慢性心房颤动 3 年，近半年活动后即气喘、出汗，自述心慌、气短，活动明显受限，休息后症状可缓解。1 周前因心力衰竭入院，经洋地黄治疗后，心律骤然转为绝对规律，心率 50 次 / 分，视物模糊、黄视。

84. 第 1 问：该患者首先应考虑
A. 转复为窦性心律
B. 已洋地黄化
C. 转为心房扑动 2∶1 传导

D．洋地黄中毒
E．心力衰竭

85．第 2 问：该患者的首要处理措施是
A．加用氯化钾溶液
B．继续洋地黄维持量治疗
C．减少洋地黄用量
D．直流同步电复律
E．停用洋地黄，按洋地黄中毒处理

86．第 3 问：该患者的心功能为
A．Ⅰ级
B．Ⅱ级
C．Ⅲ级
D．Ⅳ级
E．Ⅲ度心力衰竭

（87~88 题共用题干）

女，30 岁。研究生。半年来因准备毕业论文答辩，身体感觉劳累。近 3 周出现午后低热，咳嗽、乏力，食欲减退。胸部 X 线检查示右肺上叶片状浸润影。

87．第 1 问：最可能的诊断是
A．肺炎支原体肺炎
B．大叶性肺炎
C．肺结核
D．肺梗死
E．肺泡癌

88．第 2 问：诊断该疾病最可靠的指标是在痰中能查到
A．肺炎支原体
B．肺炎链球菌
C．结核分枝杆菌
D．血性分泌物
E．癌细胞

（89~90 题共用题干）

女，36 岁。甲状腺功能亢进症行甲状腺大部切除术后 14 小时，患者出现高热，脉搏 123 次 / 分，大汗，烦躁不安。

89．第 1 问：该患者可能出现了
A．呼吸困难和窒息
B．喉返神经损伤
C．喉上神经损伤
D．手足抽搐
E．甲状腺危象

90．第 2 问：患者的紧急处理措施<u>不包括</u>
A．静脉滴注碘剂和糖皮质激素
B．应用 β 受体阻滞剂
C．给予镇静药和降温措施
D．吸氧、按需给予强心药
E．紧急行气管切开并给予钙剂

（91~93 题共用题干）

女，45 岁。3 年前确诊为肝硬化，长期由独生女照顾生活起居。今天因腹胀伴呼吸困难 5 天被女儿送入院。查体：明显消瘦、精神不振，全身散在皮肤紫癜。

91．第 1 问：若该患者已确诊为肝硬化失代偿期，腹水阳性，门静脉压力 330mmH$_2$O；实验室检查：白蛋白 28g/L，凝血酶原时间 13 秒。该患者目前最主要的护理问题是
A．体液过多
B．营养失调：低于机体需要量
C．有出血的危险
D．有皮肤完整性受损的危险
E．有感染的危险

92．第 2 问：目前该患者的评估重点是
A．询问既往肺部疾病史
B．询问吸烟史
C．询问腹胀的性质和部位
D．检查腹部外形及移动性浊音
E．行肝脏触诊

93．第 3 问：该患者目前最合理的饮食是
A．高热量、高蛋白、易消化的饮食
B．低盐饮食，限制钠盐摄入 4g/d
C．限制蛋白质摄入，以植物蛋白为主
D．饮水量＜ 2000ml/d
E．进食时细嚼慢咽，补充足够粗纤维

（94~96 题共用题干）

女，45 岁。诊断为绒毛膜癌，行化疗。

94．第 1 问：有关化疗前测量体重的护理措施，<u>错误</u>的是
A．入院后马上测量体重
B．测体重前应校对体重秤

C. 患者应脱去外衣裤和鞋
D. 患者应排空大小便
E. 必要时需要 2 人核对

95. 第 2 问：化疗过程中患者白细胞减少，此时护理措施不恰当的是
A. 注意饮食卫生
B. 监测体温 3~4 次 / 天
C. 保持口腔及外阴清洁
D. 观察患者有无咽痛、咳嗽等症状
E. 嘱患者少饮水

96. 第 3 问：化疗第 5 天出现药液外渗，护士用普鲁卡因行封闭治疗。普鲁卡因配制的浓度一般是
A. 1%
B. 0.8%
C. 0.6%
D. 0.4%
E. 0.2%

（97~98 题共用题干）

女，47 岁。5 天前发现左乳房外上象限有一结节，直径 2.3cm，较硬，活动，无压痛，腋下可触及 1cm、光滑、活动的结节。细针穿刺查到癌细胞。

97. 第 1 问：乳腺查体的正确顺序是
A. 外上、外下、内下、内上、中央各区
B. 外上、外下、内上、内下、中央各区
C. 内上、外上、外下、内下、中央各区
D. 中央各区、内下、内上、外上、外下
E. 内下、内上、外下、外上、中央各区

98. 第 2 问：乳腺癌最早的临床表现是
A. 乳房“橘皮样”改变、“酒窝征”
B. 乳腺疼痛
C. 无痛单发的小肿块，质硬，表面不光滑
D. 乳头内陷
E. 卫星结节

（99~100 题共用题干）

女，50 岁。慢性咳嗽、咳痰 5 年，心悸、气促 2 年。1 周前患者出现咳嗽、咳痰加重，咳黄痰，呼吸困难不能平卧，伴发热、烦躁。查体：神志模糊，明显发绀，颈静脉充盈，双下肢轻微水肿，三尖瓣区收缩期杂音，双肺广泛湿啰音。血气分析：pH7.25，$PaCO_2$85mmHg，$PaO_2$40mmHg，碱剩余＋ 10mmol/L。

99. 第 1 问：该患者最可能的诊断为
A. 慢性支气管炎
B. 慢性肺源性心脏病、呼吸衰竭
C. 慢性肺源性心脏病、心力衰竭
D. 慢性阻塞性肺疾病
E. 慢性肺源性心脏病、心肺功能代偿期

100. 第 2 问：该患者血气分析结果为
A. 呼吸性酸中毒失代偿期
B. 代谢性酸中毒失代偿期
C. 呼吸性酸中毒合并代谢性碱中毒失代偿期
D. 呼吸性酸中毒合并代谢性酸中毒失代偿期
E. 三重酸碱失衡

强化试卷四

一、单选题（每题 1 个得分点）：以下每道试题有 5 个备选答案，请从中选择 1 个最佳答案。提示：本部分在答题过程中可以回退（对已作答试题可以返回检查或修改答案）。

1. 营养疗法的适应证不包括
   A. 已确诊为营养不良
   B. 血白蛋白＜ 30g/L
   C. 连续 7 天以上不能进食
   D. 患者体液失调，出现凝血功能障碍
   E. 可能发生高分解代谢应激状态的患者

2. 男，82 岁。十二指肠穿孔后入院行穿孔修补术。术后 1 周出现发热，体温 38.4℃，腹痛、腹胀，大便次数增多。直肠指诊：直肠前壁可触及向直肠腔内隆起、有触痛、有波动感的肿块。最有可能的诊断是
   A. 急性肠炎
   B. 肠胀气
   C. 盆腔脓肿
   D. 粪块形成
   E. 肠粘连

3. 可使阴道保持酸性环境的激素是
   A. 雌激素
   B. 孕激素
   C. 糖皮质激素
   D. 垂体促性腺激素
   E. 促性腺激素释放激素

4. 瘢痕性幽门梗阻患者术前 3 天开始每晚用
   A. 冰盐水洗胃
   B. 冰生理盐水洗胃
   C. 温盐水洗胃
   D. 温生理盐水洗胃
   E. 温抗生素盐水洗胃

5. 心肌梗死患者活动时，心率增加的安全范围为
   A. ＜ 10 次 / 分
   B. 10~20 次 / 分
   C. 20~30 次 / 分
   D. 30~40 次 / 分
   E. ＞ 40 次 / 分

6. 耻骨联合前面隆起的脂肪垫被称为
   A. 阴蒂
   B. 前庭球
   C. 小阴唇
   D. 大阴唇
   E. 阴阜

7. 穿无菌手术衣和戴无菌手套后，其无菌区为
   A. 肩，背，前胸，手部
   B. 肩部及腰部以上
   C. 前胸，手臂，腰部以上
   D. 肩，背，腰部以上
   E. 前胸，肩部以上

8. 对疼痛患者客观资料的评估不包括
   A. 生命体征
   B. 非语言交流
   C. 患者主诉
   D. 对患者生活型态的影响
   E. 疼痛评估工具

9. 对于女方宫颈黏液存在抗精子抗体且治疗无效，而男方无异常的不孕症夫妻，适宜采用
   A. 人工授精
   B. 体外受精
   C. 试管婴儿
   D. 卵细胞胞质置换
   E. 卵细胞质内单精子注射

10. 男，50 岁。直肠癌 Miles 术后。关于其术后的饮食护理，正确的是
    A. 术后 1 周可开始进正常饮食
    B. 选择牛奶、豆浆等营养丰富的流质饮食
    C. 患者清醒后即可开始进流质饮食
    D. 术后 3 天可开始进半流质饮食
    E. 造口开放后若无不良反应即可拔除胃管

11. 肺炎患儿发生严重腹胀、肠鸣音消失是因为
    A. 低钾血症
    B. 低钠血症
    C. 坏死性小肠炎
    D. 消化功能紊乱
    E. 中毒性肠麻痹

12. 腹外疝术后预防阴囊血肿的主要护理措施是
    A. 保持平卧位
    B. 应用止血药
    C. 避免早期下床活动
    D. 保持敷料清洁
    E. 用丁字带托起阴囊

13. 肝动脉栓塞化疗术后出现栓塞后综合征的护理措施不包括
    A. 腹痛时可遵医嘱注射哌替啶缓解疼痛
    B. 出现低、中度发热不需要特殊处理
    C. 持续高热应采取对症处理
    D. 应遵医嘱静脉注射白蛋白
    E. 为维持水、电解质平衡限制葡萄糖溶液的使用

14. 肛门检查了解胎头下降程度的骨性标志为
    A. 骶骨
    B. 骶岬
    C. 坐骨棘
    D. 坐骨结节
    E. 坐骨切迹

15. 高龄初产妇，妊娠期骨盆测量在正常范围，行剖宫产，胎儿 3800g，术后护理不正确的是
    A. 指导产妇咳嗽、翻身时轻按腹部两侧
    B. 切口疼痛者，必要时给镇痛药
    C. 术后第 3 天取半坐卧位
    D. 肛门未排气者，避免进食糖、牛奶等
    E. 腹部系腹带

16. 血管扩张药治疗心力衰竭，最常见的不良反应是
    A. 心率加快
    B. 低钾血症、低钠血症
    C. 血压降低
    D. 呼吸抑制
    E. 心率减慢

17. 格列吡嗪的服药时间为
    A. 餐前半小时
    B. 进餐时或餐后
    C. 第一口饭同时嚼服
    D. 空腹
    E. 餐后半小时

18. 关于暴露疗法的护理要点，错误的是
    A. 随时用无菌敷料吸净创面渗液
    B. 适当约束肢体
    C. 焦痂用 75% 乙醇涂搽
    D. 观察肢体远端血运
    E. 创面不应覆盖任何敷料

19. 护理咯血患者的关键措施是
    A. 消除不良心理因素
    B. 保持呼吸道通畅
    C. 减少活动，卧床休息
    D. 准备好急救药品和器械
    E. 镇静、镇咳等对症处理

20. 护士给心力衰竭患者发放地高辛之前，应先测量心率。须暂停给药的心率是
    A. 100 次 / 分
    B. 90 次 / 分
    C. 80 次 / 分
    D. 70 次 / 分
    E. 60 次 / 分

21. 某慢性呼吸衰竭患者，经抢救治疗后即将出院，其健康指导不包括
    A. 指导其戒烟和及时治疗原发病
    B. 增强体质及耐寒力，呼吸功能锻炼
    C. 鼓励增加营养，避免劳累
    D. 鼓励患者常服用抗生素预防感染
    E. 指导患者家庭氧疗

22. 急性出血坏死型胰腺炎的主要表现不包括
    A. 腹痛
    B. 腹胀
    C. 低血糖
    D. 腹膜炎
    E. 休克

23. 甲状腺切除术后 4 小时，患者突发呼吸困难和窒息，其可能原因是

A．喉上神经损伤
B．喉返神经损伤
C．切口内血肿压迫
D．甲状腺危象
E．甲状旁腺损伤

24. 减少反流性食管炎患者反流的方法不包括
A．少食多餐
B．餐后取直立体位
C．避免进食高脂、酸性饮食
D．慎用降低食管下括约肌压力的药物
E．禁食

25. 解除亚硝酸盐中毒的特效解毒药是
A．阿托品
B．亚甲蓝
C．解磷定
D．维生素 E
E．碳酸氢钠

26. 局部麻醉药不良反应不包括
A．毒性反应
B．变态反应
C．肾脏毒性反应
D．心脏毒性反应
E．中枢神经毒性反应

27. 卡介苗接种次数是
A．出生时注射 1 次
B．1 次 / 周，注射 2 次
C．1 次 / 周，注射 3 次
D．1 次 / 月，注射 2 次
E．1 次 / 月，注射 3 次

28. 可引起肾前性急性肾损伤的是
A．急进性肾炎
B．肾结石
C．双侧肾盂输尿管梗阻
D．缺水、血容量减少
E．盆腔手术误扎双侧输尿管

29. 颅内压增高患者行亚低温冬眠疗法时，较理想的肛温应维持在
A．29~32℃
B．30~33℃
C．31~34℃
D．32~35℃
E．33~36℃

30. 慢性肺源性心脏病患者右心衰竭时，首选的治疗措施为
A．洋地黄类强心药
B．利尿药
C．血管扩张药
D．控制呼吸道感染，改善呼吸功能
E．气管插管机械通气

31. 在高血压治疗中，一般每天摄入食盐量应小于
A．2g
B．4g
C．6g
D．8g
E．10g

32. 门静脉高压症行分流术的术前护理措施正确的是
A．术前 3 天口服肠道抗生素
B．肝功能受损严重者限制蛋白质和支链氨基酸的摄入
C．可使用巴比妥类、红霉素等药物
D．术前 1 天晚用肥皂水灌肠
E．术前常规放置胃管

33. 弥散性血管内凝血（DIC）患者抗凝疗法的治疗和护理，错误的是
A．使用肝素前测凝血时间
B．高凝期，肝素使用越早效果越好
C．肝素过量可用鱼精蛋白拮抗
D．快速输入鱼精蛋白
E．注意变态反应的发生

34. 某产妇，妊娠 38 周。已临产，宫口开大 2cm 入院。在待产室活动时突然胎膜破裂，此时最佳的处理方法是
A．应用抗生素预防感染
B．立即卧床听胎心
C．应用缩宫素加强宫缩
D．给予灌肠刺激宫缩
E．继续室内活动，以加速产程进展

35. 某儿童，身高 112cm，体重 20kg，身高中点位于脐与耻骨联合上缘之间。按正常的生长发育，其

可能的年龄是
A．5 岁
B．6 岁
C．7 岁
D．8 岁
E．9 岁

36．某孕妇，28 岁。妊娠 29 周，合并心脏病，近 2 天来自述轻微日常活动即感不适，心悸、呼吸困难。此时正确的处理方法是
A．定期产前检查
B．定期家庭访视
C．立即收住入院
D．妊娠 36~38 周入院待产
E．指导高热量、高维生素、低盐、低脂饮食

37．某孕妇，妊娠 37 周。查体发现明显下肢静脉曲张，应采取的措施是
A．长时间行走
B．多进行打球等活动
C．以仰卧位休息为主
D．避免两腿交叉或盘坐
E．经常穿紧身衣裤

38．男，11 岁。近 1 周食欲减退、恶心、呕吐，伴乏力、尿黄。查体：巩膜黄染，肝肋下 2cm，有轻度压痛，脾肋下未触及。实验室检查：丙氨酸氨基转移酶 650U/L，天冬氨酸氨基转移酶 450U/L，总胆红素 85μmol/L，HBsAg 阳性，HBeAg 阳性，抗 HBc 阳性。护士为患者抽血后不慎被针头刺破手指，首选的处理措施是
A．应用干扰素
B．疫苗接种
C．注射转移因子
D．注射免疫球蛋白
E．注射高效价特异性免疫球蛋白

39．男，12 岁。患流行性腮腺炎后较严重的并发症是
A．颈部淋巴结炎
B．舌下腺炎
C．颌下腺炎
D．睾丸炎
E．咽炎

40．男，3 个月。体重 6kg，喝牛奶 720ml/d，每天应再饮水约
A．300ml
B．250ml
C．180ml
D．120ml
E．80ml

41．男，42 岁。胃溃疡病史 10 年，2 小时前出现剧烈腹痛，伴有恶心、呕吐，呕吐物为咖啡色液体伴胃内容物。查体：体温 38.7℃，脉搏 116 次 / 分，血压 128/88mmHg，面色苍白，四肢厥冷，腹式呼吸减弱，腹肌紧张，全腹压痛、反跳痛明显。X 线检查示膈下游离气体，腹腔镜穿刺抽出黄色浑浊液体。此时的护理措施错误的是
A．禁食，持续胃肠减压
B．热敷上腹部，缓解疼痛
C．迅速建立静脉通道，输血、补液
D．遵医嘱应用止血药和抗生素
E．密切观察胃管内引流液颜色和量

42．男，5 岁。因全身水肿 5 天入院。查体：颜面部及双下肢凹陷性水肿，阴囊高度水肿、囊壁变薄透亮。该患儿首要的护理措施是
A．卧床休息
B．高蛋白饮食
C．加强皮肤护理
D．用吊带托起阴囊
E．严格限制水分摄入

43．男，6 个月。咳嗽、喘息 2 天，今晨突然高热达 39℃并抽搐 1 次，查体：无颈强直，凯尔尼格征（Kernig 征）阴性，布鲁津斯基征（Brudzinski 征）阴性，双肺有少量斑点状阴影，热退后无异常。应考虑为
A．化脓性脑膜炎
B．热性惊厥
C．婴儿痉挛
D．癫痫
E．中毒性脑病

44．脑梗死进行溶栓治疗的过程中，最常见的严重不良反应是
A．急性肾损伤
B．肝损害
C．心力衰竭
D．广泛出血
E．脑水肿

45. 尿酸结石患者应禁食的是
A. 牛奶
B. 莴笋
C. 动物内脏
D. 豆制品
E. 菠菜

46. 女，21 岁。因面部红斑确诊为系统性红斑狼疮入院，予糖皮质激素治疗。护士对患者的用药指导错误的是
A. 晨起空腹顿服
B. 进食低盐、高蛋白和含钾丰富的食物
C. 观察血糖与尿糖变化
D. 注意精神情绪变化
E. 预防感染

47. 女，27 岁。右胸被撞伤 2 小时，出现胸痛，呼吸幅度小，呼吸音弱。胸部 X 线检查示右胸 5~8 后肋单处骨折，无血气胸。治疗应选择
A. 吸氧
B. 输液
C. 切开内固定
D. 大量抗生素预防感染
E. 多头胸带固定胸部

48. 女，28 岁。甲状腺功能亢进症病史 1 年，因感染出现意识模糊，查体：体温 39.2℃，心率 180 次 / 分，诊断为甲状腺危象入院。该患者治疗首选
A. 甲巯咪唑
B. 丙硫氧嘧啶
C. 卡比马唑
D. 普萘洛尔
E. 放射碘

49. 男，58 岁。左手被铁钉刺伤 10 天后，出现乏力、头痛、张口困难、全身肌肉阵发性痉挛。护理措施正确的是
A. 保持病室内阳光充足
B. 各种操作在使用镇静药 30 分钟后进行
C. 协助患者进食高热量、低蛋白饮食
D. 床头备气管切开包及氧气吸入装置
E. 使用过的器械消毒后方可再次使用

50. 女，6 个月。足月顺产。护士家访时为预防小儿营养性缺铁性贫血，应重点指导家长
A. 母乳喂养
B. 混合喂养
C. 及时添加谷物、水果
D. 及时添加肝泥、肉末
E. 及时服用铁剂

51. 破伤风护理措施中错误的是
A. 接触隔离
B. 各项护理操作尽量集中
C. 床旁备气管切开包
D. 设专人护理
E. 患者用过的大单应清洗后再消毒灭菌

52. 伤寒患者的饮食护理措施不包括
A. 发热期间给予富含维生素的清淡流质饮食
B. 退热期间给予低渣半流质饮食
C. 恢复期可进软饭
D. 以易消化、少纤维、营养丰富、不产气的食物为宜
E. 患者因饥饿感，可不限制饮食量

53. 肾衰竭患者血液透析治疗时，护理上应注意的事项不包括
A. 无菌操作
B. 避免内瘘肢体侧测血压
C. 严格控制透析期间体重增加
D. 穿刺部位压迫止血
E. 置管处每周换药

54. 肿瘤患者静脉注射化疗药时，若药液不慎溢出血管外，首先应
A. 立即拔出针头
B. 局部涂氢化可的松
C. 局部冰敷
D. 局部注射解毒药
E. 暂停注药，保留针头，接注射器回抽漏出药液

55. 输卵管妊娠时应立即手术的情况是
A. 腹痛
B. 妊娠试验阳性
C. 阴道持续流血
D. 一侧附件触及包块
E. 阴道后穹隆穿刺出不凝血

56. 水痘出疹期的临床表现是
A. 发热 3~4 天后出现皮疹

B. 一般愈后留有瘢痕
C. 皮疹呈离心性分布
D. 皮疹一般在 3~5 天同时出齐
E. 多种形态的皮疹可同时存在

57. 水肿型营养不良，主要是由于缺乏
A. 碳水化合物
B. 脂肪
C. 蛋白质
D. 维生素
E. 电解质

58. 胎膜早破，胎先露尚未衔接者，护理措施中错误的是
A. 绝对卧床休息
B. 头高足低位
C. 监测胎心
D. 指导孕妇自测胎动
E. 观察羊水情况

59. 脱水患者补液的原则不包括
A. 先盐后糖
B. 先快后慢
C. 先晶后胶
D. 见尿补钾
E. 宁多勿少

60. 外伤与骨折的救护原则是
A. 保存生命第一、恢复功能第二、顾全解剖完整性第三
B. 保存生命第一、顾全解剖完整性第二、恢复功能第三
C. 顾全解剖完整性第一、保存生命第二、恢复功能第三
D. 顾全解剖完整性第一、恢复功能第二、保存生命第三
E. 恢复功能第一、保存生命第二、顾全解剖完整性第三

二、共用题干单选题（每个提问 1 个得分点）：以下每道试题有 2~6 个提问，每个提问有 5 个备选答案，请选择 1 个最佳答案。提示：进入此部分试题后，您不能返回前面部分查看试题或修改答案；本部分在答题过程中不能回退（对已作答试题不能返回检查或修改答案）。您是否进入共用题干单选题部分?

（61~64 题共用题干）

女，60 岁。二尖瓣狭窄 10 年，因心悸、心前区不适入院治疗。心脏听诊：心律绝对不规则、第一心音强弱不一致，脉搏亦快慢不均、强弱不等。住院期间患者突然心悸加重，出现晕厥，心室率 165 次 / 分，给予胺碘酮等药物转复心律无效。

61. 第 1 问：该患者的心律失常类型为
A. 窦性心动过速
B. 频发房性期前收缩
C. 阵发性室上性心动过速
D. 心房颤动
E. 频发室性期前收缩

62. 第 2 问：胺碘酮最严重的不良反应是
A. 氨基转移酶升高
B. 甲状腺功能亢进或减退
C. 胃肠道反应
D. 肺纤维化
E. 心律失常

63. 第 3 问：此时应采取的首要措施是
A. 静脉注射利多卡因
B. 气管切开，呼吸机辅助呼吸
C. 高流量吸氧
D. 直流非同步电除颤
E. 直流同步电复律

64. 第 4 问：经治疗心律恢复后，除观察心率及心律的变化外，还应重点观察
A. 血压变化
B. 足背动脉搏动
C. 神志
D. 皮肤情况
E. 呼吸变化

（65~67 题共用题干）

女，32 岁。尿频、尿急、尿痛 5 天，体温 39.3℃，左肾区有叩击痛，尿常规蛋白（＋＋），白细胞满视野，红细胞 5~10 个 /HPF。

65. 第 1 问：最可能的诊断为
A. 肾病综合征
B. 急性肾盂肾炎
C. 急性肾小球肾炎
D. 急性膀胱炎
E. 慢性肾盂肾炎

66. 第 2 问：经抗生素治疗 3 天后患者体温恢复正常，此时的主要治疗是
A. 停用抗生素
B. 青霉素巩固治疗 1 周
C. 改口服抗生素，完成 2 周疗程
D. 碱化尿液
E. 如尿培养阴性，停用抗生素

67. 第 3 问：出院时尿常规正常，尿培养阴性，无发热，肾区无叩击痛，应注意
A. 定时复查尿培养
B. 继续用抗生素治疗
C. 长期服用碳酸氢钠
D. 每晚服抗生素 1 次
E. 卧床休息至腰痛消失

（68~70 题共用题干）

男，51 岁。拟在腰麻下行阑尾切除术。

68. 第 1 问：麻醉前用药不包括
A. 镇静催眠药
B. 镇痛药
C. 抗胆碱药
D. 抗组胺药
E. 降压药

69. 第 2 问：术后最常见的并发症为
A. 低血压
B. 恶心、呕吐
C. 呼吸抑制
D. 头痛
E. 尿潴留

70. 第 3 问：术后去枕平卧时间为
A. 1~2 小时
B. 2~4 小时
C. 4~6 小时
D. 6~8 小时
E. 8~10 小时

（71~72 题共用题干）

健康男孩，体重 12.2kg，身长 85cm，头围 48cm，胸围 49cm。

71. 第 1 问：该男孩可能的年龄是
A. 10 个月
B. 14 个月
C. 1 岁半
D. 2 岁
E. 2 岁半

72. 第 2 问：若测上部量及下部量，其身长中点应在
A. 脐上
B. 平脐部
C. 脐下
D. 脐与耻骨联合上缘之间
E. 耻骨联合上缘

（73~75 题共用题干）

某孕妇，35 岁。G_2P_0，妊娠 33^{+1} 周，有不规律宫缩，伴少量阴道流血，无流液。产科检查：胎心、胎动正常，宫口未开。

73. 第 1 问：对该孕妇采取的措施中正确的是
A. 使用硫酸镁保胎
B. 使用缩宫素引产
C. 不需要处理
D. 立即剖宫产
E. 使用止血药止血

74. 第 2 问：经上述处理 24 小时后检查发现宫口开大 4cm，可诊断为
A. 前置胎盘
B. 早产临产
C. 先兆流产
D. 胎盘早剥
E. 羊水过多

75. 第 3 问：此时胎心 140 次 / 分，胎位 LOA，应该对该孕妇采取的措施是
A. 人工破膜
B. 继续保胎
C. 立即剖宫产
D. 阴道试产
E. 缩宫素引产

（76~78 题共用题干）

男，20 岁。10 年来反复发生发作性意识丧失、四肢抽搐、舌咬伤、尿失禁，每次持续 2~3 分钟。1 小时前有类似发作 1 次，意识不清，送来急诊，现又发作。

76. 第 1 问：目前处理措施不妥的是

A. 专人守护，注意意识状态
B. 小布卷置于一侧上下齿之间
C. 用约束带捆扎抽搐的肢体
D. 将患者的头侧向一边
E. 给予氧气吸入

77. 第2问：如果给患者注射地西泮，应注意观察的主要不良反应是
A. 胃肠道反应
B. 眼球震颤
C. 共济失调
D. 呼吸抑制
E. 精神症状

78. 第3问：患者病情稳定后，予以苯妥英钠预防发作，则正确的服药时间为
A. 晨起时服用
B. 上午服用
C. 餐前服用
D. 餐后服用
E. 发作时服用

（79~80题共用题干）

男，20岁。因从高处坠下，左小腿肿胀畸形1天。查体：左小腿肿胀明显，皮肤发亮，中段可触及骨擦感，被动活动足趾感剧痛，左足背动脉搏动减弱。

79. 第1问：该患者最可能出现的并发症是
A. 血管损伤
B. 神经损伤
C. 骨筋膜隔室综合征
D. 脂肪栓塞
E. 感染

80. 第2问：此时最佳处理是
A. 石膏外固定
B. 跟骨牵引
C. 即刻行血管探查术
D. 即刻行减压术
E. 即刻行切开复位内固定术

（81~84题共用题干）

男，50岁。10年前曾患乙型肝炎，1年前因乏力、腹胀、水肿而入院检查，B超检查示肝硬化。2天前有黑便，今晨因呈嗜睡状态入院。查体：嗜睡，可唤醒，醒时尚可回答简单问题，双手有扑翼样震颤，肌张力增高，腱反射亢进。

81. 第1问：根据患者意识障碍的程度和神经系统表现，可确定其已发生肝性脑病，目前处于
A. 前驱期
B. 昏迷前期
C. 昏睡期
D. 昏迷期
E. 昏迷晚期

82. 第2问：该患者每天饮食中蛋白质的含量应限制在
A. 10g以内
B. 15g以内
C. 20g以内
D. 25g以内
E. 30g以内

83. 第3问：该患者经治疗后意识转清，可逐步增加蛋白质饮食，但短期内每天饮食中蛋白质<u>不应超过</u>
A. 20~30g
B. 30~40g
C. 40~50g
D. 50~60g
E. 60~70g

84. 第4问：患者完全恢复后，为维持其基本的氮平衡，蛋白质可增加到每天每千克体重
A. 0.5~0.7g
B. 0.6~0.8g
C. 0.7~0.9g
D. 0.8~1.0g
E. 0.9~1.1g

（85~87题共用题干）

男，53岁。行胃大部切除、胃空肠吻合术后第2周，进食后15分钟出现上腹部饱胀，恶心、呕吐，并感觉头晕、心慌，面色苍白，出冷汗。

85. 第1问：考虑出现的并发症是
A. 瘢痕性幽门梗阻
B. 输入袢梗阻
C. 输出袢梗阻
D. 吻合口出血
E. 倾倒综合征

86. 第 2 问：出现该并发症的主要原因是
A. 吻合口瘢痕水肿
B. 吻合口过小
C. 残胃蠕动无力
D. 进食过早、过多
E. 高渗性食物快速进入肠道

87. 第 3 问：患者进食后，正确的措施是
A. 平卧位休息 10~20 分钟
B. 下床行走 10~20 分钟
C. 半坐卧位休息 10~20 分钟
D. 床上端坐 10~20 分钟
E. 下床端坐 10~20 分钟

（88~89 题共用题干）

男，55 岁。2 型糖尿病多年，体态肥胖，空腹血糖 11mmol/L，饮食控制和口服降糖药效果不佳。

88. 第 1 问：建议该患者
A. 减少主食量
B. 开展运动疗法
C. 增加降糖药剂量
D. 皮下注射胰岛素
E. 做血酮和尿酮监测

89. 第 2 问：自我保健措施错误的是
A. 保持情绪稳定
B. 低脂饮食以饱和脂肪酸为主
C. 低碳水化合物饮食，多吃纤维食物
D. 定时测血糖
E. 每天温水洗脚

（90~91 题共用题干）

男，8 个月。足月顺产，母乳喂养，近半个月烦躁、多汗、易惊、睡眠不安，诊断为维生素 D 缺乏性佝偻病。

90. 第 1 问：按临床分期该患儿为
A. 前驱期
B. 初期
C. 激期
D. 恢复期
E. 后遗症期

91. 第 2 问：查体时应特别注意的体征是
A. 胸围大小
B. 前囟张力
C. 颅骨软化
D. 头颅畸形
E. 下肢畸形

（92~93 题共用题干）

女，22 岁。5 天前出现高热、寒战，咳嗽，有少量黏液痰，痰中带血，胸痛，呼吸困难，伴有恶心、呕吐，水样腹泻。查体：双肺散在干、湿啰音，心率 98 次 / 分；实验室检查：白细胞 13×10^9/L，胸部 X 线检查示右肺下叶斑片状浸润阴影。

92. 第 1 问：该患者最可能的诊断是
A. 军团菌肺炎
B. 肺炎支原体肺炎
C. 结核性胸膜炎
D. 急性肠炎
E. 金黄色葡萄球菌肺炎

93. 第 2 问：应首选的治疗药物为
A. 青霉素
B. 头孢曲松
C. 克林霉素
D. 阿米卡星
E. 红霉素

（94~95 题共用题干）

女，28 岁。周围静脉营养支持，先后给予 10% 葡萄糖、 5% 葡萄糖盐水、 20% 脂肪乳等，在滴入 18 种氨基酸（滴速 60 滴 / 分）15 分钟后，患者突发恶心、呕吐，面色潮红，胸背及四肢有皮疹。

94. 第 1 问：此病情变化判断为
A. 氨基酸过敏
B. 脂肪乳延迟过敏
C. 吸入性过敏
D. 输液微粒反应
E. 发热反应

95. 第 2 问：护士应首先采取的措施是
A. 滴入抗组胺药物
B. 静脉滴注血管收缩药
C. 停止输注氨基酸，暂时观察
D. 持续低流量吸氧
E. 平卧位监测生命体征

（96~98 题共用题干）

女，30 岁。确诊为绒毛膜癌。

96. 第 1 问：首选的治疗方法是
A．化疗
B．放疗
C．手术
D．手术＋放疗
E．生物治疗

97. 第 2 问：计算化疗药物剂量最主要的依据是
A．身高
B．体重
C．体表面积
D．年龄
E．疾病类型

98. 第 3 问：出院后随访最重要的内容是
A．血常规
B．尿常规
C．大便常规
D．心电图
E．hCG

（99~100 题共用题干）

女，55 岁。3 年来咳嗽、咳痰，冬重夏轻，3 天前咳嗽加重，咳黄痰。查体：双肺干、湿啰音，心脏正常。胸部 X 线检查示：肺纹理增多。实验室检查：白细胞 11×10^9/L。

99. 第 1 问：此患者诊断应考虑为
A．急性肺脓肿
B．支气管哮喘急性发作期
C．支气管扩张症继发感染
D．革兰阴性杆菌肺炎
E．慢性支气管炎急性发作期

100. 第 2 问：该患者目前最主要的治疗措施是
A．雾化吸入
B．解痉平喘
C．控制感染
D．祛痰镇咳
E．低流量吸氧

强化试卷五

一、单选题（每题 1 个得分点）：以下每道试题有 5 个备选答案，请从中选择 1 个最佳答案。提示：本部分在答题过程中可以回退（对已作答试题可以返回检查或修改答案）。

1. 男，60 岁。近 6 个月出现排尿射程短，尿后滴沥，排尿不尽。最可能的诊断是
   A．慢性膀胱炎
   B．前列腺炎
   C．良性前列腺增生
   D．前列腺癌
   E．神经源性膀胱

2. 白血病患者全身散在出血点，伴高热，护理措施错误的是
   A．冷盐水灌肠
   B．输液
   C．头部置冰袋
   D．乙醇或温水拭浴
   E．多饮水

3. 成人心脏骤停，行单人心肺复苏时胸外按压与人工呼吸之比为
   A．7∶1
   B．10∶1
   C．30∶2
   D．15∶2
   E．5∶1

4. 初孕妇，31 岁。妊娠 24 周前来复诊，诉近来饮食、睡眠均正常，但常发生下肢肌肉抽搐，尤其是夜间静卧腿伸直时更为剧烈，且小腿疼痛。采取的首要护理措施是
   A．嘱孕妇俯卧休息
   B．嘱尽可能采取左侧卧位
   C．伸腿时要把足尖伸向前
   D．遵医嘱口服钙片
   E．走路时足跟后着地

5. 单纯性肥胖患儿的治疗方法是
   A．心理疗法
   B．运动疗法
   C．药物疗法
   D．外科手术治疗
   E．基因疗法

6. 第一产程的临床表现不包括
   A．规律宫缩
   B．胎膜破裂
   C．宫口扩张
   D．胎头下降
   E．胎头拨露

7. 对肝硬化患者的饮食护理指导，正确的是
   A．血氨增高者应选用高效价蛋白质
   B．腹水者钠摄入量≤ 1200mg/d
   C．腹水者饮水量< 1000ml/d
   D．血氨正常者也应低蛋白饮食
   E．不必戒烟

8. 对流行性脑脊髓膜炎患者的隔离类型为
   A．消化道隔离
   B．呼吸道隔离
   C．严密隔离
   D．昆虫隔离
   E．接触隔离

9. 对流行性乙型脑炎的患者应进行
   A．消化道隔离
   B．呼吸道隔离
   C．接触隔离
   D．昆虫隔离
   E．严密隔离

10. 系统性红斑狼疮患者的护理措施不包括
   A．避免日晒
   B．合理饮食
   C．避免过劳
   D．肥皂洗脸
   E．避免受凉

11. 儿童急性白血病的主要治疗方法为
A. 化疗
B. 造血干细胞移植
C. 免疫治疗
D. 支持治疗
E. 对症治疗

12. 放疗局部皮肤一度反应不包括
A. 红斑
B. 烧灼痛
C. 充血
D. 颜色变暗红
E. 脱屑

13. 男，50 岁。因左肾结石行体外冲击波碎石，排出草酸钙和磷酸钙结石。预防结石复发的护理措施错误的是
A. 控制尿路感染
B. 碱化尿液
C. 多饮水
D. 少食马铃薯、蛋黄类食物
E. 口服维生素 B_6 或氧化镁

14. 肝动脉插管化疗措施不正确的是
A. 妥善固定和维护导管
B. 注意观察生命体征和腹部体征
C. 用肝素稀释液 50U/ml 冲洗导管
D. 拔管后需要卧床休息 24 小时
E. 拔管后压迫穿刺点 15 分钟

15. 关于腹膜炎术后取半坐卧位的目的不包括
A. 减轻切口张力
B. 有利于脓肿局限于盆腔
C. 防止膈下感染
D. 利于肠蠕动恢复
E. 减轻疼痛

16. 关于甲状腺功能亢进症患者的饮食护理，不妥的是
A. 多食含碘饮食
B. 高热量、高蛋白饮食
C. 注意补充水分
D. 忌饮浓茶、咖啡
E. 禁食刺激性食物

17. 关于静脉补钾的护理，不正确的是
A. 尿量达到 20ml/h 时方可补钾
B. 每天补钾总量不宜超过 6g
C. 成人静脉滴入速度不超过 60 滴 / 分
D. 氯化钾浓度一般不超过 0.3%
E. 禁止静脉推注

18. 关于卵巢的描述，正确的是
A. 卵巢皮质层中含大量血管、神经
B. 卵巢的大小与月经周期无关
C. 卵巢的髓质层内含大量卵泡
D. 卵巢从青春期开始排卵
E. 卵巢表面有腹膜覆盖

19. 关于胎膜早破的治疗原则，正确的是
A. 卧床休息，抬高床头
B. 胎膜破裂后 48 小时给予抗生素预防感染
C. 若妊娠超过 37 周，在破膜 12 小时后应终止妊娠
D. 定时做阴道检查或肛门检查，了解有无脐带脱垂
E. 破膜发生在 35 周以前，可给予静脉滴注维生素 C 促胎肺成熟

20. 关于胎先露的描述，错误的是
A. 纵产式有头先露、臀先露
B. 头先露可分为枕先露、面先露、前囟先露、额先露
C. 不同的头先露取决于胎头屈伸的程度
D. 复合先露是指两个胎儿的头或臀同时入盆
E. 臀先露分为混合臀先露、单臀先露、单足或双足先露

21. 化脓性脑膜炎患儿最危险的临床表现是
A. 高热
B. 惊厥
C. 意识障碍
D. 脑疝
E. 脑水肿

22. 急性胰腺炎患者禁食时每天的补液量为
A. 500ml
B. 1000ml
C. 1500ml
D. 1800ml
E. 3000ml

23. 加快石膏硬化、干固的方法不包括
A. 提高室温
B. 灯泡烘烤
C. 棉被包裹
D. 加强通风
E. 红外线照射

24. 男，25 岁。右胫腓骨骨折，行石膏固定。10 小时后右足趾明显肿胀、青紫、活动差、感觉麻痹、剧烈疼痛，去除石膏，见右小腿肿胀明显，皮温高，有水疱。此时应警惕患者出现了
A. 腓总神经损伤
B. 胫动脉损伤
C. 骨折断端移位
D. 骨筋膜隔室综合征
E. 石膏管型综合征

25. 颅内压增高患者床头抬高 15°~30° 的主要目的是
A. 有利于改善心脏功能
B. 有利于改善呼吸功能
C. 有利于颅内静脉回流
D. 有利于脑室引流
E. 防止呕吐物误入呼吸道

26. 某孕妇，28 岁。G_1P_0。常规产前检查时，护士教其监测胎动，并告知胎动正常值，其正确的胎动次数为
A. 1~2 次 / 小时
B. 3~5 次 / 小时
C. 10 次 / 小时
D. 3~5 次 /12 小时
E. ＜ 10 次 /12 小时

27. 引起侵袭性肠炎的致病菌不包括
A. 痢疾志贺菌
B. 空肠弯曲菌
C. 鼠伤寒沙门菌肠炎
D. 侵袭性大肠埃希菌
E. 产毒性大肠埃希菌

28. 男，33 岁。因饮酒后出现恶心、呕吐，伴腹部持续性绞痛 6 小时就诊，疑为急性胰腺炎，经治疗后腹痛、呕吐症状消失。恢复进食时，护士应指导患者进食
A. 无渣半流质饮食
B. 无脂、低蛋白流质饮食
C. 高脂、高蛋白流质饮食
D. 高脂、低蛋白流质饮食
E. 低脂、高蛋白流质饮食

29. 男，75 岁。患慢性肺源性心脏病，近期出现腹水、下肢水肿、尿少。其饮食护理正确的是
A. 钠盐摄入＜ 3g/d
B. 水分摄入＜ 2500ml/d
C. 低纤维素、易消化饮食
D. 摄入足够热量，以碳水化合物为主
E. 可摄入高碳水化合物食物

30. 男，出生后 5 天。出生时产程较长，有窒息史，出生后第 4 天突然呼吸不规则，时有暂停，四肢抽动，哭声尖锐，前囟饱满。最可能的诊断是
A. 新生儿窒息
B. 新生儿颅内出血
C. 癫痫
D. 新生儿低血糖
E. 新生儿破伤风

31. 需要按甲类传染病预防的疾病不包括
A. 严重急性呼吸综合征（SARS）
B. 猩红热
C. 肺炭疽
D. 霍乱
E. 鼠疫

32. 女，28 岁。停经 9 周，尿 hCG 阳性，准备终止妊娠。最适宜的处理措施是
A. 钳刮术
B. 负压吸引术
C. 药物流产
D. 水囊引产
E. 依沙吖啶引产

33. 某新生儿 Apgar 评分为 3 分，皮肤苍白，有喘息样呼吸，心率 80 次 / 分，对外界刺激无反应。诊断正确的是
A. 急性胎儿窘迫
B. 慢性胎儿窘迫
C. 轻度新生儿窒息
D. 青紫型新生儿窒息
E. 重度新生儿窒息

34. 女，38 岁。行右侧乳腺癌根治术后，给予的护理措施正确的是
A. 右上肢输液，左上肢测量血压
B. 需要他人扶持时只能扶患侧
C. 活动时右侧肢体放松下垂，避免牵拉
D. 半坐卧位时屈肘 90° 放于胸腹部
E. 平卧时患肢下方垫枕抬高 30°~45°，肘关节屈曲

35. 女，40 岁。外伤性肱骨髁上骨折，骨折线从前下方斜向后上方。此患者最易发生的并发症是
A. 尺神经损伤
B. 桡神经损伤
C. 肌皮神经损伤
D. 骨化性肌炎
E. 肱动脉损伤

36. 女，46 岁。糖尿病 2 年，服用磺酰脲类降糖药 3 天，主诉心悸、乏力、出冷汗，有饥饿感，应考虑发生了
A. 过敏性休克
B. 心血管意外
C. 低血糖反应
D. 乳酸酸中毒
E. 糖尿病酮症酸中毒

37. 对于轻度营养不良的患儿，开始每天可以供给能量
A. 100~130kJ/kg
B. 150~230kJ/kg
C. 250~330kJ/kg
D. 350~430kJ/kg
E. 450~530kJ/kg

38. 有关小儿泌尿系统解剖特点的叙述，正确的是
A. 小儿肾脏相对小
B. 婴儿期肾脏位置偏高
C. 输尿管长而弯曲，易受压及扭曲
D. 膀胱位置偏低，不易触及
E. 男婴尿道长，不易发生逆行感染

39. 女性生殖系统炎症病原体中，不属于细菌的是
A. 白假丝酵母菌
B. 大肠埃希菌
C. 链球菌
D. 淋病奈瑟菌
E. 厌氧菌

40. 治疗急性感染性喉炎时，为减轻症状，除控制感染外，还应使用的药物是
A. 镇静药
B. 甘露醇
C. 镇咳药
D. 呋塞米
E. 糖皮质激素

41. 判定患者营养摄入充分与否和分解代谢演变的指标是
A. 肱三头肌皮褶厚度
B. 上臂中部周长
C. 肌酐身高指数
D. 血清转铁蛋白
E. 氮平衡

42. 破伤风患者的环境要求不包括
A. 单人房间
B. 保持安静
C. 适宜的温、湿度
D. 各项操作在镇静药使用后 1 小时内进行
E. 急救药品和物品齐全

43. 青紫型先天性心脏病患儿缺氧发作时，应采取的体位是
A. 半坐卧位
B. 端坐位
C. 仰卧位
D. 膝胸卧位
E. 头低足高位

44. 人工肛门的护理措施不包括
A. 取左侧卧位
B. 术后 1 天开放结肠造口
C. 护理结肠造口周围皮肤
D. 结肠造口覆盖凡士林纱布
E. 教会患者使用人工造口袋

45. 妊娠合并重型肝炎患者，围生期的护理措施，不正确的是
A. 生理盐水灌肠以保持肠道清洁
B. 严密观察性格改变与行为异常

C．产前及产后 24 小时内遵医嘱使用肝素
D．临产时加用维生素 K
E．严密监测生命体征并记录尿量

46．容易引起急性肾损伤的外伤是
A．挫伤
B．冲击伤
C．切割伤
D．挤压伤
E．腹部穿透伤

47．肾结核患者手术后的用药指导，不正确的是
A．术后继续服用抗结核药 1 个月
B．不可随意减药、减量
C．定期复查肾功能，测听力和视力
D．出现恶心、呕吐、听力下降者随时就诊
E．勿用或慎用对肾功能有害的药物

48．使用利尿药时，正确的是
A．长期使用呋塞米（速尿）会引起高血糖、高钾血症、高尿酸血症
B．口服补钾时，应在餐后或与果汁同服
C．静脉补钾时，500ml 液体氯化钾含量不超过 2.0g
D．氨苯蝶啶长期使用会引起低钾血症和胃肠道反应
E．肾功能不全和低钾血症患者禁用螺内酯（安体舒通）

49．手术人员刷手的范围是
A．从指尖至腕关节
B．从指尖至肘关节
C．从指尖至肘上 6cm
D．从指尖至肘上 10cm
E．从指尖至肩关节

50．唐氏综合征患儿的护理措施不包括
A．限制活动
B．加强生活护理
C．培养自理能力
D．保持皮肤清洁干燥
E．定期随访遗传咨询

51．危重病患者出现进行性呼吸困难、心率增快、血压偏低、尿量 10ml/h 持续 3 小时，提示
A．必须严密监测
B．病情加重
C．诊断不明确
D．治疗效果欠佳
E．可能出现多器官功能障碍综合征

52．胃大部切除术的术后护理不包括
A．血压平稳后取半坐卧位
B．术后禁食，待肠功能恢复后改为普通饮食
C．遵医嘱补液，纠正水、电解质失衡
D．鼓励患者早期下床活动
E．持续胃肠减压

53．小儿断奶方法正确的是
A．断奶应果断，一次完成
B．断奶最迟不晚于 3 岁
C．一般在出生后 10~12 个月断奶
D．断奶最好在夏季进行
E．10 个月后逐渐添加辅食

54．小儿肺炎的护理，错误的是
A．保持室温 18~22℃，湿度 60%
B．经常更换体位，叩背协助排痰
C．鼻导管给氧时，氧流量 4L/min，氧浓度 60%
D．高热者给予物理降温
E．应给予流质、半流质饮食

55．小儿急性上呼吸道感染与成人最重要的不同点是
A．有发热
B．鼻塞较重
C．咽充血明显
D．并发症较多
E．颌下淋巴结肿大明显

56．新生儿败血症的护理措施不包括
A．注意保护性隔离
B．发热时喂服退热药
C．严密观察病情变化
D．脐部清创处理
E．细心喂养，保证营养供给

57．某幼儿园发现流行性腮腺炎患儿，与其接触者应观察
A．1 周
B．2 周
C．3 周

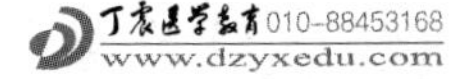

D．4 周
E．5 周

58. 硬膜外阻滞中出现全脊椎麻醉的原因是
A．麻醉药过量
B．麻醉药过敏
C．麻醉药注入过快
D．穿刺针损伤脊髓
E．麻醉药进入蛛网膜下腔

59. 由于胎儿、胎盘因素导致早产的常见原因不包括
A．前置胎盘
B．胎儿畸形
C．胎膜早破
D．羊水过少
E．多胎妊娠

60. 有关第一产程护理措施的说法，错误的是
A．不灌肠
B．临产后鼓励产妇每 2~4 小时排尿 1 次
C．破膜后应立即听胎心并记录破膜时间
D．鼓励产妇摄取高热量、易消化食物
E．规律宫缩开始即行人工破膜

二、共用题干单选题（每个提问 1 个得分点）：以下每道试题有 2~6 个提问，每个提问有 5 个备选答案，请选择 1 个最佳答案。提示：进入此部分试题后，您不能返回前面部分查看试题或修改答案；本部分在答题过程中不能回退（对已作答试题不能返回检查或修改答案）。您是否进入共用题干单选题部分?

（61~63 题共用题干）

男，58 岁。心前区压榨性疼痛 4 小时余，伴冷汗、恐惧入院，诊断为急性广泛前壁心肌梗死。

61. 第 1 问：该患者最可能发生的心律失常是
A．房室传导阻滞
B．束支传导阻滞
C．室性期前收缩
D．室上性心动过速
E．心室颤动

62. 第 2 问：该患者的护理措施，错误的是
A．绝对卧床休息
B．吸氧
C．低脂、低胆固醇饮食
D．可以在病房内活动
E．心电监护

63. 第 3 问：判断急性心肌梗死患者溶栓治疗成功的指标不包括
A．胸痛 6 小时内基本消失
B．2 小时内出现再灌注性心律失常
C．血清 CK-MB 峰值提前出现（14 小时以内）
D．冠状动脉造影显示血管再通
E．心电图抬高的 ST 段于 2 小时内回降＞ 50%

（64~66 题共用题干）

男，57 岁。近 3 个月腹胀、水肿，近 1 周加重伴腹痛。查体：可见肝掌及蜘蛛痣，蛙状腹，肝未触及，脾肋下 4cm，全腹压痛，无明显反跳痛，移动性浊音阳性。

64. 第 1 问：对该患者的饮食护理中不恰当的是
A．高蛋白饮食
B．高热量饮食
C．低盐饮食
D．适量限制饮水量
E．多食用粗纤维食物

65. 第 2 问：该患者的护理诊断不正确的是
A．体液过多
B．活动无耐力
C．有皮肤完整性受损的危险
D．组织灌注量改变
E．营养失调：低于机体需要量

66. 第 3 问：对该患者腹水护理错误的是
A．大量腹水者宜取平卧位，增加肝、肾血流量
B．限制水、钠摄入，进水量＜ 1000ml/d
C．准确记录每天出入量，定期测量腹围和体重
D．腹腔穿刺前排空膀胱，穿刺后缚紧腹带
E．使用利尿药剂量不宜过大，每天体重下降不超过 0.5kg

（67~68 题共用题干）

男，68 岁。风湿性心脏瓣膜病、二尖瓣狭窄 10 余年。3 天前受凉后出现咳嗽，咳黄色黏痰，伴发热，体温最高为 38.3℃，伴胸闷、心悸、气短，上 5 层楼梯需中间休息 5 分钟。自服药物后未见改善，以“风湿性心脏瓣膜病、心力衰竭、肺部感染”收入院。

67. 第 1 问：该患者治疗用药口服了螺内酯，应特别注意
A．低钾血症
B．高钾血症
C．高尿酸血症
D．高血糖
E．蛋白尿

68. 第 2 问：护士给患者发放地高辛之前，应先测量心率。须暂停给药的心率是
A．100 次 / 分
B．90 次 / 分
C．80 次 / 分
D．70 次 / 分
E．60 次 / 分

（69~70 题共用题干）

男，72 岁。患慢性支气管炎、慢性阻塞性肺疾病 12 年，曾因呼吸衰竭抢救 2 次，目前活动后气促，不吸氧时动脉血气分析 PaO_2 50mmHg、$PaCO_2$ 52mmHg。正在医生指导下接受呼吸康复治疗。

69. 第 1 问：指导患者腹式呼吸锻炼，不正确的方法是
A．吸气与呼气时间比为 2∶1 或 3∶1
B．呼气时腹部内陷，尽量将气呼出
C．取站位，吸气时尽力挺腹，胸部不动
D．用鼻吸气，用口呼气，要求深吸缓呼，不可用力
E．每天锻炼 2 次，10~20 分钟 / 次

70. 第 2 问：长期家庭氧疗的方法不包括
A．吸氧＞15h/d
B．连续吸氧 1 个月
C．氧流量 1~2L/min
D．氧浓度不小于 40%
E．每天给氧不少于 15 小时，尤其夜间不可间断

（71~73 题共用题干）

某产妇，30 岁。自然分娩后 8 小时突然阴道大量流血，会阴垫上有暗红色血液及凝血块，称重出血量共 800g。产妇面色苍白，脉搏 118 次 / 分，呼吸 30 次 / 分，主诉口渴；分娩前血常规示：血小板 280×10^9/L。

71. 第 1 问：该产妇出血的原因最可能是
A．子宫收缩乏力
B．胎盘部分残留
C．凝血功能障碍
D．软产道裂伤
E．胎盘植入

72. 第 2 问：应该对该产妇最先采取的措施是
A．给产妇喝红糖水
B．立即静脉滴注缩宫素
C．继续观察，无须处理
D．立即给予鼻导管吸氧
E．按摩子宫压出积血

73. 第 3 问：该产妇若进一步失血，导致休克，时间过长可能引起
A．库欣综合征
B．希恩综合征
C．唐氏综合征
D．阿 - 斯综合征
E．梅尼埃病

（74~75 题共用题干）

男，35 岁。不明原因发热 1 周。查体：显著贫血貌，无其他特殊阳性体征。实验室检查：血象全血细胞减少，网织红细胞明显减少；骨髓象提示骨髓增生低下。

74. 第 1 问：该患者最可能的诊断是
A．急性白血病
B．再生障碍性贫血
C．缺铁性贫血
D．脾功能亢进症
E．巨幼细胞贫血

75. 第 2 问：入院第 2 天，患者体温高达 39.5℃，该患者最适宜的降温措施是
A．静脉输液
B．乙醇或温水拭浴
C．口服退热药
D．肌内注射退热药
E．冰袋置头部及大血管处

（76~77 题共用题干）

男，37 岁。腹部外伤 5 小时，腹痛，恶心，呕吐，腹胀。查体：腹部有压痛、反跳痛，腹肌紧张。腹腔穿刺抽出物浑浊，有臭味。

76. 第 1 问：若患者出现心率 143 次 / 分，血压 69/43mmHg，应考虑患者出现了
A．失血性休克
B．创伤性休克
C．神经源性休克
D．心源性休克
E．感染性休克

77. 第 2 问：护理措施错误的是
A．取半坐卧位
B．禁食
C．遵医嘱补液
D．胃肠减压
E．合理应用抗生素

（78~79 题共用题干）

男，48 岁。患肺结核 10 年。今晨起剧烈干咳后突然反复多次咯血，累计约 350ml，伴呼吸困难、发绀来院急诊。查体：左侧肺有干、湿啰音；胸部 X 线检查：左肺有一厚壁空洞，右肺呈代偿性肺气肿。

78. 第 1 问：咯血时，护士应指导患者采取的体位是
A．仰卧位
B．俯卧位
C．端坐位
D．左侧卧位
E．右侧卧位

79. 第 2 问：对此患者的病情观察，尤其要密切注意
A．意识变化
B．体温变化
C．窒息先兆
D．肺功能
E．休克早期表现

（80~82 题共用题干）

男，5 岁。全身重度凹陷性水肿 2 周，水肿随体位变化。以颜面、下肢及阴囊最为明显。近 2 天 24 小时尿量在 100ml 左右，水肿加重，两眼不能睁开。呼吸困难，喜平卧位。查体：双肺中下野呼吸音减弱，叩诊呈浊音，语颤消失，移动性浊音（+）。实验室检查：尿蛋白（++++）。

80. 第 1 问：该患儿目前最严重的情况是
A．肾病综合征并发肺炎
B．肾病综合征有胸腔和腹腔积液
C．肾病综合征并发心力衰竭
D．肾病综合征并发腹膜炎
E．单纯肾病综合征

81. 第 2 问：目前主要的护理问题是
A．焦虑
B．营养失调
C．活动无耐力
D．体液过多
E．有皮肤完整性受损的危险

82. 第 3 问：在饮食护理中，摄入蛋白量应控制在
A．1g/（kg · d）
B．2g/（kg · d）
C．3g/（kg · d）
D．4g/（kg · d）
E．5g/（kg · d）

（83~84 题共用题干）

男，65 岁。以往进食时偶发哽噎感，胸骨后刺痛，餐后症状消失，近来自觉吞咽困难，明显消瘦、乏力。

83. 第 1 问：首先考虑的诊断为
A．胃癌
B．食管炎
C．食管癌
D．食管息肉
E．胃十二指肠溃疡

84. 第 2 问：患者出现呛咳的原因可能为
A．主动脉受累
B．食管气管瘘
C．肋间神经受累
D．喉返神经受累
E．胸腔积液引起

（85~89 题共用题干）

男，8 岁。因食欲减退、疲乏就诊。结核菌素试验为强阳性，胸部 X 线检查显示为典型的原发型肺结核。诊断为原发型肺结核。

85. 第 1 问：患儿胸部 X 线检查的特征是
A．薄壁空洞
B．片状阴影
C．肺纹理增粗
D．“哑铃状”双极影
E．均匀分布的“粟粒状”阴影

86. 第 2 问：在抗结核治疗的过程中，患儿出现视力减退，视野缺损，引起此不良反应的药物是
A. 异烟肼
B. 利福平
C. 链霉素
D. 乙胺丁醇
E. 吡嗪酰胺

87. 第 3 问：患儿出现药物不良反应时，护理人员正确的做法是
A. 停用药物
B. 调换药物
C. 减少药物剂量
D. 缩短用药时间
E. 及时报告医生

88. 第 4 问：患儿抗结核治疗的疗程是
A. 1~2 个月
B. 3~4 个月
C. 5~6 个月
D. 7~8 个月
E. 9~12 个月

89. 第 5 问：患儿的饮食应是
A. 高热量、高蛋白、高脂肪、高维生素
B. 高热量、高蛋白、高脂肪、高纤维素
C. 低热量、高蛋白、高脂肪、高纤维素
D. 低热量、高蛋白、高维生素、富含钙质
E. 高热量、高蛋白、高维生素、富含钙质

（90~91 题共用题干）

女，16 岁。突发性右下腹部疼痛，伴恶心、呕吐 8 小时，发热 2 小时。妇科检查：子宫前位，正常大小，右附件区触及 6cm×5cm×4cm 大小的囊实性包块，边界清楚，压痛明显。

90. 第 1 问：最可能的诊断是
A. 卵巢黄体破裂
B. 异位妊娠破裂
C. 卵巢肿瘤蒂扭转
D. 浆膜下子宫肌瘤
E. 急性阑尾炎

91. 第 2 问：该患者最重要的处理是
A. 开腹探查
B. 抗炎
C. 镇痛
D. 镇静
E. 止血

（92~94 题共用题干）

女，50 岁。2 小时前打麻将时突然剧烈头痛，并呕吐，继之倒地，呼之不应。急送医院就诊。查体：神志清楚，痛苦表情，对答切题，眼底正常，感觉正常，颈强直，Kernig 征阳性。

92. 第 1 问：最可能的诊断是
A. 脑栓塞
B. 脑血栓形成
C. 脑叶出血
D. 基底神经节区出血
E. 蛛网膜下腔出血

93. 第 2 问：要求绝对卧床的时间为
A. 1~2 周
B. 2~4 周
C. 4~6 周
D. 6~8 周
E. 8~10 周

94. 第 3 问：应密切监测病情，防止再发，尤其在
A. 1~2 周
B. 3~4 周
C. 5~6 周
D. 7~8 周
E. 9~10 周

（95~96 题共用题干）

女，50 岁。既往有胃病史，近 1 个月常感上腹部不适，1 小时前突发上腹部剧烈疼痛，伴恶心、呕吐。查体：腹肌强直，有明显压痛和反跳痛，肝浊音区消失。

95. 第 1 问：根据现有资料，首先考虑
A. 急性阑尾炎穿孔
B. 胆囊炎穿孔
C. 消化性溃疡穿孔
D. 上消化道大出血
E. 急性胰腺炎

96. 第 2 问：该患者首选的治疗方法是
A. 内科保守治疗
B. 手术治疗

C．指导缓解疼痛的方法
D．服用抑酸药
E．给予胃黏膜保护药

（97~98 题共用题干）

女，6 个月。因患维生素 D 缺乏性佝偻病收治入院。入院后第 2 天出现频繁惊厥。

97．第 1 问：对该患儿的急救处理第 1 步为
A．应用镇静药
B．应用钙剂
C．应用维生素 D
D．气管插管
E．给氧

98．第 2 问：为该患儿静脉注射葡萄糖酸钙应注意
A．选用 20% 的葡萄糖酸钙
B．缓慢静脉推注 10 分钟以上
C．原液直接静脉推注
D．用量为 3ml/kg
E．稀释 5 倍后静脉推注

（99~100 题共用题干）

女，72 岁。糖尿病病史 7 年，无心悸、胸痛史。早餐后 1 小时突然烦躁，出现面色苍白、出汗，伴恐惧感、胸闷，无胸痛。查体：心率 100 次 / 分，血压 86/70mmHg。

99．第 1 问：应首先考虑为
A．低血糖反应
B．心脏神经症
C．急性心肌梗死
D．糖尿病酮症酸中毒
E．变异型心绞痛

100．第 2 问：此时应首选的检查是
A．血糖、血酮体
B．血清心肌坏死标志物
C．超声心动图
D．心电图
E．冠状动脉造影

强化试卷六

一、单选题（每题 1 个得分点）：以下每道试题有 5 个备选答案，请从中选择 1 个最佳答案。提示：本部分在答题过程中可以回退（对已作答试题可以返回检查或修改答案）。

1. 3 岁健康小儿的身高应为
   A. 75cm
   B. 84cm
   C. 91cm
   D. 96cm
   E. 105cm

2. 产后乳汁分泌量主要取决于
   A. 乳房发育情况
   B. 产妇健康情况
   C. 产后营养状况
   D. 新生儿吸吮刺激
   E. 子宫复旧状况

3. 初孕妇，妊娠 36 周，急诊入院。入院时孕妇主诉弯腰拾物时突感有较多液体自阴道流出，咳嗽时，阴道流液增多。肛门检查：触不到前羊膜囊，上推胎先露部可见流液量增多，用 pH 试纸测定阴道口流出液，试纸变成蓝色。诊断为
   A. 早产
   B. 胎膜早破
   C. 前置胎盘
   D. 胎盘早剥
   E. 临产

4. 胆石病的患者出现胆绞痛时应禁用
   A. 阿托品
   B. 哌替啶
   C. 吗啡
   D. 山莨菪碱（654-2）
   E. 安腹痛

5. 当低渗性脱水患者出现神经精神症状，抽搐、昏迷、休克时，其血钠的水平处于
   A. 135~145mmol/L
   B. 130~135mmol/L
   C. 125~130mmol/L
   D. 120~125mmol/L
   E. ＜ 120mmol/L

6. 对急性心肌梗死患者进行溶栓治疗，判断溶栓成功指标的是不包括
   A. 胸痛 2 小时内基本消失
   B. 心电图抬高的 ST 段于 2 小时内回降＞ 50%
   C. 2 小时内出现再灌注性心律失常
   D. 血清 CK-MB 峰值提前出现（14 小时以内）
   E. 24 小时的心电图 Q 波消失

7. 对无症状的艾滋病病毒携带者应采取的管理措施不包括
   A. 血液隔离
   B. 保护性隔离
   C. 体液隔离
   D. 严禁其献血、献器官
   E. 嘱其定期到医院检查

8. 对消化性溃疡患者的用药指导，正确的是
   A. 雷尼替丁应餐中或餐后即刻嚼服
   B. 氢氧化铝凝胶应餐前 0.5~1.0 小时嚼服
   C. 胶体铋剂应餐后半小时服用
   D. 硫糖铝应餐后 1 小时服用
   E. 胶体铋剂需要长期服用

9. 复苏时，首选的给药途径是
   A. 心腔内注射
   B. 气管内给药
   C. 静脉给药
   D. 肌内注射
   E. 皮下注射

10. 男，60 岁。近 6 个月出现排尿射程短，尿后滴沥，排尿不尽。最可能的诊断是
   A. 神经源性膀胱
   B. 前列腺炎
   C. 前列腺癌
   D. 慢性膀胱炎
   E. 良性前列腺增生

11. 骨科患者术前准备中重要的是
A. 灌肠
B. 禁食、禁饮
C. 皮肤准备
D. 心理准备
E. 功能锻炼

12. 骨盆带牵引适用于
A. 颈椎间盘突出症
B. 颈椎骨折、脱位
C. 腰椎管狭窄症
D. 腰椎间盘突出症
E. 骨盆骨折

13. 关于急性肾小球肾炎，描述正确的临床表现是
A. 多见于 1~3 岁的小儿
B. 发病前 3 天常有感染史
C. 典型表现为水肿、血尿及高血压
D. 发病 4 周后尿量增多
E. 血清补体 C3 增高

14. 护士观察到原发性肝癌患者突然出现剧烈腹痛，弥漫全腹，腹肌紧张。应首先考虑其最可能发生
A. 上消化道出血
B. 继发肠道感染
C. 癌结节破裂出血
D. 肿瘤转移
E. 胃肠道穿孔

15. 患者麻醉前肌内注射阿托品的目的是
A. 镇静
B. 催眠
C. 减少呼吸道分泌物
D. 镇痛
E. 强心

16. 急性一氧化碳中毒患者首选的吸氧方式是
A. 间断吸氧
B. 高压氧舱
C. 低流量吸氧
D. 高浓度吸氧
E. 持续低流量吸氧

17. 甲状腺功能亢进症浸润性突眼的护理措施不妥的是
A. 眼睑不能闭合者注意保护角膜和结膜
B. 经常滴眼药水，防止干燥、外伤和感染
C. 外出戴墨镜或眼罩避免强光
D. 睡前涂抗生素眼膏，并覆盖纱布或眼罩
E. 眼睛经常向上凝视，以免加剧眼球突出

18. 可减轻肺炎患者胸痛的体位是
A. 半坐卧位
B. 仰卧位
C. 俯卧位
D. 患侧卧位
E. 健侧卧位

19. 可引起阿 - 斯综合征的心律失常是
A. 室性期前收缩
B. 一度房室传导阻滞
C. 心房颤动
D. 室性期前收缩三联律
E. 病态窦房结综合征

20. 口服避孕药物后，出现类早孕反应持续时间一般为
A. 1 周以内
B. 1~3 周
C. 3~6 周
D. 6~8 周
E. 8 周以上

21. 口服铁剂治疗缺铁性贫血可饮用
A. 橙汁
B. 咖啡
C. 纯牛奶
D. 茶
E. 液体钙

22. 临床上采用超声测量判断胎儿大小的径线是
A. 枕额径
B. 双顶径
C. 枕下前囟径
D. 枕颌径
E. 大斜径

23. 硫酸镁应用错误的是
A. 能较好地预防和控制子痫的发作
B. 24 小时用量不得超过 10g

C．尿量< 25ml/h 停用
D．膝腱反射消失时禁用
E．发现中毒现象，用葡萄糖酸钙缓慢静脉推注

24. 某产妇，妊娠 38 周。双胎，第 1 胎为臀位，行臀位牵引娩出；第 2 胎为头位娩出，产后 20 分钟突然阴道流血 200ml，胎盘尚无剥离迹象。此时正确的处理措施是
A．静脉输液，静脉注射麦角新碱
B．牵引脐带，挤压宫底，迫使胎盘娩出
C．徒手剥离胎盘预防产后出血
D．使用阴道拉钩检查宫颈是否撕裂
E．观察胎盘剥离迹象，协助胎盘娩出

25. 颅底骨折发生脑脊液耳漏时的处理原则是
A．立即堵塞外耳道
B．给予镇静、镇痛药
C．卧床休息，头低位
D．头颅 X 线检查寻找骨折线
E．清洁外耳道，不阻塞外耳道

26. 麻疹患儿皮疹出现的时间是发热后
A．1~2 天
B．3~4 天
C．5~6 天
D．7~8 天
E．9~10 天

27. 某产妇，经会阴后 - 侧切开术顺产，现产后 22 小时。护理评估结果异常的是
A．体温 37.8℃
B．脉搏 64 次 / 分
C．宫底脐上 2 横指
D．红色恶露，量中
E．会阴切口轻度水肿

28. 某孕妇，妊娠 30 周，出现不明原因阴道少量流血。为明确诊断，最安全的检查方法是
A．阴道检查
B．肛门检查
C．腹部检查
D．B 超检查
E．X 线检查

29. 男，26 岁。因发热伴尿频、尿急、尿痛 3 天入院。查体：体温 38.6℃，脉搏 90 次 / 分，呼吸 20 次 / 分，血压 126/75mmHg；双下肢无水肿。最可能的诊断是
A．急性肾盂肾炎
B．急性肾小球肾炎
C．慢性肾小球肾炎
D．肾病综合征
E．肾衰竭

30. 男，35 岁。车祸 2 小时入院，诊断为骨盆骨折、左股骨干开放性骨折。患者早期容易出现的并发症是
A．休克
B．尿路感染
C．创口感染
D．坠积性肺炎
E．神经损伤

31. 男，37 岁。因尿频、尿急、尿痛，发热入院，体温 38.9℃。实验室检查：尿红细胞 5~10 个 /HPF，白细胞满视野。护士健康教育内容不妥的是
A．避免劳累、感冒
B．保持外阴清洁
C．不穿紧身裤
D．不宜多饮水
E．少憋尿

32. 男，39 岁。急性坏疽性阑尾炎伴发阑尾穿孔，行阑尾切除术后第 6 天，体温 39℃，大便次数增多，伴里急后重。直肠指诊：直肠前壁有触痛，并有波动感。目前最主要的处理是
A．应用大剂量抗生素
B．物理降温
C．脓肿切开引流
D．温水坐浴
E．温盐水保留灌肠

33. 男，54 岁。外伤性肠穿孔修补术后第 2 天，腹胀明显，肠蠕动未恢复。最重要的处理措施是
A．半坐卧位
B．禁食、输液
C．肛管排气
D．胃肠减压
E．针刺穴位

34. 男，7 岁。在学校注射麻疹减毒活疫苗，注射过

程中出现头晕、心悸、面色苍白、头部出冷汗，心率 120 次 / 分，考虑为
A．过敏反应
B．全身反应
C．局部反应
D．晕针
E．全身感染

35．脑梗死患者常见的护理问题<u>不包括</u>
A．疼痛
B．吞咽困难
C．躯体活动障碍
D．语言沟通障碍
E．有失用症的危险

36．内痔的大便特点为
A．黏液血便
B．便后滴血
C．果酱样大便
D．白陶土色大便
E．柏油样大便

37．女，27 岁。因车祸致腹部开放性损伤，伴部分肠管脱出。最佳的处理方法是
A．敞开伤口，急诊手术
B．用消毒棉垫加压包扎
C．尽快将肠管回纳
D．用凡士林纱布覆盖，腹带包扎
E．消毒碗覆盖脱出物

38．女，28 岁。结婚 4 年未孕，女性激素测定 LH/FSH ＞ 3。其不孕的因素为
A．卵巢因素
B．输卵管因素
C．子宫因素
D．宫颈因素
E．阴道因素

39．女，30 岁。右下肢胫腓骨骨折，行石膏绷带固定术后 3 周。此时功能锻炼的重点内容是
A．右下肢肌肉的收缩锻炼
B．右下肢肌肉的舒张锻炼
C．全身肌肉的舒缩锻炼
D．右下肢髋关节运动
E．以膝关节为主的全身运动

40．女，36 岁。急性肾损伤少尿期第 2 天，尿量不足 100ml。患者的饮食要求为
A．高脂
B．高蛋白
C．低蛋白
D．低碳水化合物
E．低脂

41．女，3 个月。面色略苍白，精神反应尚可，睑结膜略苍白，心肺（－），肝肋下 1cm，脾未触及。血常规：血红蛋白 110g/L，红细胞 3.1×10^{12}/L，网织红细胞分类 0.005，白细胞及血小板正常。该患儿最可能的诊断是
A．营养性巨幼细胞贫血
B．营养性缺铁性贫血
C．营养性混合性贫血
D．生理性贫血
E．红细胞葡萄糖 -6- 磷酸脱氢酶缺乏症

42．女，42 岁。因不规则阴道流血及白带增多 2 个月就诊。妇科检查：阴道壁光滑，阴道内见血性分泌物；宫颈呈菜花状，直径约 3cm，其边缘达右侧阴道穹隆；子宫中位，如妊娠 6 周大；两侧附件软。最可能的诊断是
A．宫颈癌
B．子宫内膜癌
C．卵巢肿瘤
D．宫颈糜烂
E．子宫肌瘤

43．女，55 岁。近来常感腹痛、腹胀、呕吐、停止排便排气，此患者应采用的营养支持方式为
A．口服安素
B．匀浆鼻饲
C．半流质饮食
D．肠外营养
E．口服葡萄糖

44．女性的性腺是
A．阴道
B．卵巢
C．巴氏腺
D．输卵管
E．子宫

45．破伤风患者致死的主要原因是

A．脱水
B．代谢性酸中毒
C．肺炎、肺不张
D．惊厥
E．呼吸困难、窒息

46. 浅Ⅱ度和深Ⅱ度烧伤的共同特点是
A．有瘢痕增生
B．有疼痛和水疱
C．有血管栓塞
D．在 2 周左右愈合
E．基底潮红，均匀，潮湿

47. 食管癌典型的临床表现是
A．呕血
B．胸前区烧灼感
C．进食时呛咳
D．进行性吞咽困难
E．营养不良

48. 乳腺癌根治术后，预防皮下积液的主要措施是
A．半坐卧位
B．患肢制动
C．胸带加压包扎
D．切口用沙袋压迫
E．皮瓣下置管引流

49. 重度子痫前期 24 小时尿蛋白
A．≥ 1g
B．≥ 2g
C．≥ 3g
D．≥ 4g
E．≥ 5g

50. 胎盘早剥的病因不包括
A．妊娠期高血压疾病
B．营养不良
C．机械性因素
D．子宫静脉压突然升高
E．先天性心脏病

51. 关于胎儿附属物，说法正确的是
A．胎盘有防御感染的功能，乙型肝炎病毒不能通过胎盘
B．胎盘有合成雌激素、孕激素的功能
C．妊娠期羊水量稳定，约 500ml
D．脐带中有 2 条脐静脉和 1 条脐动脉
E．母儿之间的气体交换，主要通过胎膜

52. 胎膜早破发生在妊娠 35 周以前，为促肺成熟应用的药物是
A．地塞米松
B．维生素 C
C．维生素 K_1
D．葡萄糖酸钙
E．氢化可的松

53. 糖尿病饮食护理不正确的是
A．三餐分配为 1/5、 2/5、 2/5
B．不可饮酒
C．提倡用粗制米面和杂粮
D．补充维生素 B 和维生素 C
E．禁食任何水果

54. 小儿缺铁性贫血最可能的原因是
A．先天性储铁不足
B．铁摄入不足
C．生长发育快
D．铁丢失过多
E．铁利用障碍

55. 常见的右向左分流型先天性心脏病有
A．室间隔缺损
B．房间隔缺损
C．动脉导管未闭
D．肺动脉狭窄
E．法洛四联症

56. 小儿肺炎合并心力衰竭的临床表现不包括
A．意识障碍
B．心率＞ 180 次 / 分
C．肝迅速增大
D．呼吸＞ 60 次 / 分
E．极度烦躁不安、面色青紫

57. 新生儿颅内出血伴有发热时宜采用的降温措施是
A．松开包被
B．热水热敷
C．冰袋冷敷
D．洗热水澡
E．乙醇拭浴

58. 猩红热患儿的护理措施不包括
A. 急性期患儿卧床休息
B. 高热时给予乙醇拭浴
C. 提供充足水分
D. 及早使用青霉素
E. 复方硼砂溶液漱口

59. 小儿发生惊厥时首选的处理措施是
A. 补充维生素 D
B. 应用脱水药
C. 氧气吸入
D. 应用呼吸兴奋药
E. 保持呼吸道通畅、止惊

60. 高危孕妇三联筛查的项目包括
A. AFP ＋ FT_3 ＋ β-hCG
B. AFP ＋ FE_3 ＋ β-hCG
C. ALP ＋ FE_3 ＋ β-hCG
D. ALT ＋ FT_3 ＋ β-hCG
E. ASO ＋ FE_3 ＋ β-hCG

二、共用题干单选题（每个提问 1 个得分点）：以下每道试题有 2~6 个提问，每个提问有 5 个备选答案，请选择 1 个最佳答案。提示：进入此部分试题后，您不能返回前面部分查看试题或修改答案；本部分在答题过程中不能回退（对已作答试题不能返回检查或修改答案）。您是否进入共用题干单选题部分？

（61~63 题共用题干）

男，25 岁。淋雨后出现寒战、高热、咳嗽，咳铁锈色痰，入院后测体温 39.7℃。血常规示白细胞 $15×10^9/L$，中性粒细胞分类 0.80。X 线检查示肺叶出现淡薄、均匀阴影。

61. 第 1 问：该患者最可能的诊断是
A. 肺炎支原体肺炎
B. 军团菌肺炎
C. 肺炎链球菌肺炎
D. 肺炎克雷伯菌肺炎
E. 葡萄球菌肺炎

62. 第 2 问：治疗应首选的药物是
A. 红霉素
B. 青霉素
C. 万古霉素
D. 庆大霉素
E. 头孢菌素

63. 第 3 问：对症护理中，护理措施不正确的是
A. 高热者尽量使用药物退热
B. 胸痛剧烈者取患侧卧位
C. 进行健康教育，以防复发
D. 气促、发绀者鼻导管吸氧
E. 腹胀者做局部热敷或肛管排气

（64~66 题共用题干）

女，32 岁。近 2 天无明显诱因出现高热，查体除显著贫血貌外，无特殊阳性体征。实验室检查：血象全血细胞减少，网织红细胞明显减少；骨髓象提示骨髓增生低下。

64. 第 1 问：该患者最可能的诊断是
A. 急性白血病
B. 再生障碍性贫血
C. 缺铁性贫血
D. 脾功能亢进症
E. 巨幼细胞贫血

65. 第 2 问：该患者护理诊断不妥的是
A. 知识缺乏　缺乏再障相关防治知识
B. 活动无耐力　与贫血有关
C. 疼痛、腰背四肢酸痛　与急性溶血有关
D. 焦虑　与持续乏力不愈有关
E. 有损伤的风险　与血小板减少有关

66. 第 3 问：首选的治疗药物是
A. 长春新碱
B. 阿糖胞苷
C. 叶酸
D. 雄激素
E. 环磷酰胺

（67~68 题共用题干）

男，22 岁。头晕、乏力、恶心、呕吐，血钠 128mmol/L，血钾 4.9mmol/L，尿比重 1.010。

67. 第 1 问：考虑患者出现的电解质紊乱为
A. 低渗性脱水
B. 等渗性脱水
C. 低钾血症
D. 高渗性脱水
E. 高钾血症

68. 第 2 问：该患者的补液原则中错误的是

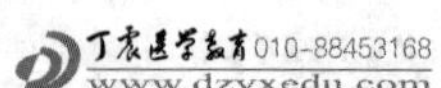

A．先糖后盐
B．先盐后糖
C．先晶后胶
D．见尿补钾
E．先快后慢

（69~70 题共用题干）

男，48 岁。外伤后出现急性肾损伤。

69．第 1 问：可引起肾前性急性肾损伤的是
A．急进性肾炎
B．肾结石
C．双侧肾盂输尿管梗阻
D．缺水、血容量减少
E．盆腔手术误扎双侧输尿管

70．第 2 问：患者少尿期第 2 天，饮食要求为
A．高脂
B．高蛋白
C．低蛋白
D．低碳水化合物
E．低脂

（71~73 题共用题干）

男，40 岁。不慎被铁钉刺伤足底，6 天后出现头痛、咀嚼肌紧张、打哈欠，继之出现咀嚼不便、牙关紧闭、苦笑面容、角弓反张等表现，患者出现阵发性的强烈痉挛，呼吸急促。

71．第 1 问：患者目前最主要的护理问题是
A．有体液不足的危险
B．有窒息的危险
C．尿潴留
D．营养失调：低于机体需要量
E．有受伤的危险

72．第 2 问：针对最主要的护理问题，应采取的处理措施不包括
A．详细记录痉挛发作的症状、次数和间隔时间
B．必要时给予气管切开
C．痉挛发作控制时，及时翻身、叩背，以利于排痰
D．注意痉挛发作的前兆，以便及时调整药量
E．频繁痉挛发作时，应经胃管进食

73．第 3 问：破伤风发作时控制并解除肌痉挛的措施不包括
A．新生儿破伤风时酌情使用洛贝林、尼可刹米
B．痉挛发作频繁且不易控制者，可用 2.5% 硫喷妥钠缓慢静脉注射
C．伴有低血压者应给予冬眠 1 号合剂缓慢静脉滴注
D．根据病情交替使用镇静、解痉药物
E．肌松药在气管插管、切开时应用比较安全

（74~75 题共用题干）

男，65 岁。有咳嗽、咳痰史 5 年，每年持续 3 个月以上，活动后气促 2 年，3 天前因受凉后咳嗽、呼吸困难加重入院，咳黄痰。查体：桶状胸，呼吸运动减弱，双肺叩诊过清音，听诊双肺干、湿啰音。胸部 X 线检查示双肺纹理增粗，透亮度增加。

74．第 1 问：该患者最可能的诊断是
A．单纯型慢性支气管炎急性发作期
B．喘息型慢性支气管炎急性发作期
C．喘息型慢性支气管炎、肺气肿
D．单纯型慢性支气管炎、肺气肿
E．支气管哮喘、肺气肿

75．第 2 问：该患者的主要治疗目的是
A．镇咳、平喘
B．控制感染
C．消除病因
D．防止发生慢性肺源性心脏病
E．改善呼吸功能

（76~78 题共用题干）

男，6 个月。发热 5 天，伴频繁咳嗽、喘憋。查体：体温 38.4℃，嗜睡，面色发灰，呼吸 80 次 / 分，心率 188 次 / 分，心音低钝，肝达肋下 3cm。胸部 X 线检查：双下肺大小不等片状阴影。

76．第 1 问：患儿的护理措施不包括
A．经常翻身和叩背
B．详细记录出入量
C．卧床休息，抬高床头
D．密切观察生命体征
E．输液速度宜慢，不超过 5ml/（kg · h）

77．第 2 问：患儿用强心苷类药物时护理措施不妥的是
A．不与其他药物混合注射

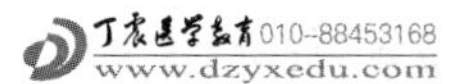

B. 多给患儿补充钙剂
C. 多给患儿补充含钾食物
D. 抽取药液时用 1ml 注射器
E. 每次注射前测患儿脉搏 1 分钟

78. 第 3 问：对患儿家长给予健康指导时，错误的是
A. 说明患儿须长期服用强心苷药物
B. 示范日常护理操作
C. 向家长说明心力衰竭的常见诱因
D. 介绍本病的病因和预防再发的常识
E. 出院时针对原发病进行健康指导

（79~80 题共用题干）

男，6 个月。诊断为法洛四联症，在一次哭闹后出现呼吸困难，随即晕厥、抽搐。

79. 第 1 问：产生此现象的最可能原因是
A. 呼吸衰竭
B. 心力衰竭
C. 缺氧发作
D. 脑血栓
E. 低钙惊厥

80. 第 2 问：对该患儿的急救措施错误的是
A. 及时吸氧
B. 给予碳酸氢钠
C. 给予普萘洛尔
D. 给予吗啡皮下注射
E. 患儿平卧，头偏向一侧

（81~83 题共用题干）

女，1 岁。发热、咳嗽、流涕 3 天入院，入院后体温达 40℃左右，持续不降，呕吐、嗜睡、抽搐 2 次。查体：胸、腹部及四肢皮肤有瘀斑，前囟隆起，双肺呼吸音粗糙，可闻及少量干、湿啰音，腹软，脑脊液外观浑浊。

81. 第 1 问：最可能的诊断是
A. 脓毒症
B. 热性惊厥
C. 支气管肺炎
D. 上呼吸道感染
E. 化脓性脑膜炎

82. 第 2 问：为明确病原菌，应首先进行的检查是
A. 血常规
B. 头颅 CT
C. 胸部 X 线
D. 脑电图
E. 皮肤瘀斑涂片找细菌

83. 第 3 问：此时的护理重点是
A. 皮肤护理
B. 降温护理
C. 饮食护理
D. 心理护理
E. 口腔护理

（84~85 题共用题干）

女，1 岁。因支气管肺炎入院。3 天后突然出现烦躁不安、面色苍白，呼吸 60 次 / 分，心率 180 次 / 分，肝肋下 3cm。

84. 第 1 问：该患儿最可能合并
A. 脓胸
B. 气胸
C. 心力衰竭
D. 肺不张
E. 支气管异物

85. 第 2 问：该患儿首先应考虑的护理诊断是
A. 心排血量减少
B. 有体液不足的危险
C. 清理呼吸道无效
D. 活动无耐力
E. 有皮肤完整性受损的危险

（86~87 题共用题干）

女，39 岁。近半年腹泻与便秘交替发生，近 2 个月腹部隐痛，近 2 天解鲜血便，腹部触诊和直肠指诊未发现肿块，腹部 X 线钡剂灌肠检查示降结肠肠壁僵硬，可见充盈缺损。

86. 第 1 问：最可能的诊断是
A. 肠结核
B. 肠扭转
C. 乙状结肠癌
D. 溃疡性结肠炎
E. 降结肠癌

87. 第 2 问：术后护理正确的是
A. 生命体征平稳后取平卧位
B. 禁食期间做好口腔护理

C. 保持胃肠减压通畅，24 小时拔出胃管
D. 术后第 2 天可给予半流质饮食
E. 48 小时拔出腹腔引流管

（88~91 题共用题干）

女，40 岁。以怕热、心慌、易饥饿就诊。查体：甲状腺肿大，双手震颤，突眼，心率 120 次 / 分，基础代谢率测定为＋ 45%。诊断为甲状腺功能亢进症，拟手术治疗。

88. 第 1 问：患者术前准备中最重要的环节是
A. B 超检查
B. X 线检查
C. 基础代谢率测定
D. 心电图检查
E. 喉镜检查

89. 第 2 问：患者术前服用复方碘剂的正确方法是
A. 3 滴 / 次，3 次 / 天，逐天增加 1 滴 / 次，至 16 滴 / 次，维持 2 周
B. 5 滴 / 次，3 次 / 天，逐天增加 1 滴 / 次，至 10 滴 / 次，维持 2 周
C. 5 滴 / 次，3 次 / 天，逐天增加 1 滴 / 次，至 15 滴 / 次，维持 2 周
D. 3 滴 / 次，3 次 / 天，逐天增加 1 滴 / 次，至 18 滴 / 次，维持 2 周
E. 3 滴 / 次，3 次 / 天，逐天增加 1 滴 / 次，至 20 滴 / 次，维持 2 周

90. 第 3 问：术后须在床旁准备
A. 吸痰器
B. 舌钳
C. 口咽管
D. 简易呼吸器
E. 拆线缝合包和气管切开包

91. 第 4 问：甲状腺危象多发生于术后
A. 第 1~4 小时
B. 第 4~8 小时
C. 第 8~12 小时
D. 第 12~36 小时
E. 第 36~48 小时

（92~93 题共用题干）

女，45 岁。阴道流血 15 天，流血量明显多于月经量，出现头晕、乏力的症状，来院就诊。宫腔内放置宫内节育器 15 年。

92. 第 1 问：最恰当的处理方式是
A. 取出宫内节育器加药物流产
B. 取出宫内节育器加服雌激素止血
C. 取出宫内节育器加服孕激素止血
D. 取出宫内节育器加诊断性刮宫
E. 取出宫内节育器加服雄激素止血

93. 第 2 问：若诊断为异常子宫出血，首选的避孕方式是
A. 短效口服避孕药
B. 避孕套
C. 注射避孕针
D. 安全期避孕
E. 长效口服避孕药

（94~96 题共用题干）

女，47 岁。近 3 个月双手出现晨僵，持续 1~2 小时，第 3、 4 指间关节，第 2 掌指关节及双膝关节肿痛，伴乏力、低热、食欲减退、体重下降。查体：脾轻度大。实验室检查：白细胞 3×10^9/L，血红蛋白 78g/L，血小板 90×10^9/L，血沉增快。

94. 第 1 问：该患者的诊断是
A. 结核性关节炎
B. 风湿性关节炎
C. 强直性关节炎
D. 类风湿关节炎
E. 骨关节炎

95. 第 2 问：考虑使用的药物不包括
A. 糖皮质激素
B. 阿司匹林
C. 甲氨蝶呤
D. 雷公藤
E. 青霉素

96. 第 3 问：护理措施错误的是
A. 嘱患者卧床休息
B. 鼓励患者尽量多活动受累关节
C. 指导患者晚上睡眠时使用弹力手套保暖
D. 指导患者晨起时用热水浸泡僵硬的关节
E. 指导患者保持关节于功能位

（97~98 题共用题干）

女，60 岁。不慎跌倒右肩部着地，感局部疼痛，不能活动，即送骨科急诊。查体：右肩畸形呈方肩，右手不能搭于对侧肩部。

97. 第 1 问：最可能的诊断是
A. 肩关节脱位
B. 肱骨髁上骨折
C. 肩关节半脱位
D. 肩峰骨折
E. 肩关节韧带损伤

98. 第 2 问：不伴有骨折的肩关节前脱位处理应是
A. 三角巾固定 3 周
B. 贴胸石膏固定 3 周
C. 手法复位，三角巾固定 3 周
D. 可在局麻下施行手法复位，石膏固定 2 周
E. 可在臂丛麻醉下施行手法复位，贴胸石膏固定 3 周

（99~100 题共用题干）

女，69 岁。心前区疼痛 6 小时，心电图示急性广泛前壁心肌梗死伴室性期前收缩。查体：气促，不能平卧，血压 130/80mmHg，心率 120 次 / 分，期前收缩 10 次 / 分，并有奔马律。双肺散在细湿啰音，伴少许哮鸣音。肝颈静脉反流征阴性。

99. 第 1 问：对该患者护理措施中不正确的是
A. 绝对卧床休息
B. 观察疼痛缓解的情况
C. 保持室内环境安静
D. 给予营养丰富的高蛋白饮食
E. 观察生命体征变化

100. 第 2 问：患者需要静脉滴注硝普钠，正确的用法是
A. 静脉滴注时先快后慢
B. 30 分钟检测血药浓度
C. 72 小时检测血药浓度
D. 避光静脉滴注
E. 可静脉推注

强化试卷七

一、单选题（每题 1 个得分点）：以下每道试题有 5 个备选答案，请从中选择 1 个最佳答案。提示：本部分在答题过程中可以回退（对已作答试题可以返回检查或修改答案）。

1. 2 型糖尿病患者每天摄入的总热量应依据具体情况而调整，其依据因素不包括
A．工作性质
B．身高
C．体重
D．体表面积
E．劳动强度

2. 男，27 岁。因胸部被刀刺伤 2 小时，创口与胸腔相通，出现极度呼吸困难。首选的急救措施是
A．迅速封闭伤口
B．立即行胸膜腔闭式引流
C．立即输血、补液
D．立即手术治疗
E．大剂量应用抗生素

3. 有机磷农药中毒的预防措施不包括
A．喷洒农药规范操作
B．农药盛具专用
C．生产设备定期检修
D．员工定期体检
E．注意个人卫生

4. 产后会阴护理错误的是
A．会阴护理 2 次 / 天
B．会阴切口于产后 3~5 天拆线
C．会阴切口疼痛者可服用镇痛药
D．会阴切口红肿者可采用热水坐浴
E．会阴水肿者，用 50% 的硫酸镁湿热敷

5. 成人麻醉前禁食、禁饮的时间为
A．禁食、禁饮 12 小时
B．禁食、禁饮 8 小时
C．禁食 12 小时、禁饮 8 小时
D．禁食 12 小时、禁饮 4 小时
E．禁食 4 小时、禁饮 4 小时

6. 初产妇，29 岁。宫口扩张 6cm，胎心 136 次 / 分。护理措施中正确的是
A．左侧卧位
B．绝对卧床休息
C．温肥皂水灌肠
D．每 4~6 小时排尿 1 次
E．每 30 分钟检查 1 次宫口扩张和胎头下降情况

7. 肿瘤化疗护理不包括
A．药液必须新鲜配制
B．药液适当稀释
C．若出现药液外渗，应立即热敷
D．每周检查白细胞和血小板
E．用完的注射器和空药瓶应单独处理

8. 初孕妇，妊娠 39 周。突发阵发性剧烈腹痛 4 小时，2 小时前呈持续性腹痛，伴少量阴道流血。孕妇烦躁不安，面色苍白，脉搏 120 次 / 分，血压 170/110mmHg，水肿。产科检查：宫底剑突下 1 横指，持续性宫缩，右侧明显压痛，胎心音未闻及。最可能的诊断是
A．先兆子宫破裂
B．前置胎盘
C．子痫
D．胎盘早剥
E．不协调性子宫收缩过强

9. 慢性肺源性心脏病患者发生心力衰竭时，主要的治疗措施是
A．应用强心药
B．应用利尿药
C．应用血管扩张药
D．控制心律失常
E．控制感染，改善呼吸功能

10. 单纯型肾病与肾炎型肾病的区别是
A．尿蛋白量是否减少
B．血浆蛋白高低
C．水肿程度
D．血沉是否增快
E．有无高血压、血尿

11. 胆总管结石继发感染的患者，在非手术治疗期间应重点观察的是
A. 体温、瞳孔
B. 呼吸、脉搏
C. 黄疸、腹痛
D. 意识、血压
E. 压痛、腹胀

12. 癫痫大发作时护理措施错误的是
A. 扶持患者卧倒
B. 解开患者的衣领、衣扣和腰带
C. 在患者上下臼齿间放压舌板
D. 将患者的头部侧向一边
E. 按压抽搐肢体

13. 对抗肝素过量使用鱼精蛋白治疗时，推注速度过快引起的反应不包括
A. 血压下降
B. 面部潮红
C. 心动过缓
D. 心动过速
E. 呼吸困难

14. 法洛四联症 X 线检查可见
A. 肺动脉段突出
B. 心影呈靴形
C. 肺门血管影增粗
D. 肺纹理增多
E. 双肺透亮度减弱

15. 腹股沟斜疝患者行传统疝修补术后的护理不包括
A. 取平卧位，膝下垫一软枕
B. 术后 6 小时无恶心、呕吐可进流质饮食
C. 用丁字带将阴囊托起
D. 指导患者咳嗽时保护切口
E. 鼓励患者早期离床活动

16. 肝癌患者疼痛护理错误的是
A. 减少各种不良刺激因素和心理压力
B. 教会患者放松的技巧
C. 观察患者疼痛性质、部位及伴随症状
D. 为避免并发症，尽可能不使用镇痛药
E. 自控镇痛泵可以自控间歇性给予镇痛药

17. 骨折患者现场急救程序正确的是
A. 妥善固定、包扎伤口、初步检查、平稳运送
B. 包扎伤口、妥善固定、初步检查、平稳运送
C. 平稳运送、包扎伤口、妥善固定、初步检查
D. 初步检查、包扎伤口、妥善固定、平稳运送
E. 妥善固定、初步检查、包扎伤口、平稳运送

18. 胺碘酮最严重的不良反应是
A. 氨基转移酶升高
B. 甲状腺功能亢进或减退
C. 胃肠道反应
D. 肺纤维化
E. 心律失常

19. 关于病理性黄疸的叙述，错误的是
A. 黄疸在出生后 24 小时内出现
B. 黄疸程度重
C. 早产儿黄疸持续时间超过 4 周
D. 黄疸退而复现
E. 血清结合胆红素＞ 15mg/dl

20. 关于伤寒患者的饮食护理，错误的是
A. 给予易消化、少纤维、营养丰富饮食
B. 发热期间给予富含维生素的清淡流质饮食
C. 热退 1 周后可吃少渣半流质或软饭
D. 发热期间尽量少吃易在肠腔内产气的食物
E. 疾病恢复期患者常有饥饿感，不宜限制饮食量

21. 关于消化性溃疡的饮食护理，错误的是
A. 宜选用营养丰富、清淡、易消化饮食
B. 急性期应少食多餐
C. 急性期以牛奶、面条等偏碱性食物为宜
D. 忌食辛辣刺激食物
E. 可食用生冷、油炸食物以促进食欲

22. 急性支气管炎的肺部啰音特点不包括
A. 可为干啰音
B. 粗湿啰音
C. 啰音可随体位变动而改变
D. 啰音可于咳嗽后改变
E. 啰音固定

23. 甲状腺大部切除术后最危急的并发症是
A. 饮水呛咳
B. 声音嘶哑
C. 手足抽搐
D. 甲状腺危象
E. 呼吸困难和窒息

24. 甲状腺危象的主要表现是
A. 乏力、失眠、木僵、昏迷
B. 易激动、失眠、高血压
C. 心悸、胸闷、气促
D. 高热、心率增快、呕吐、意识障碍
E. 头痛、烦躁、心悸、呕吐

25. 健康小儿能抬头，能随听到的声音转动视线，不能伸手取物，其月龄是
A. 1 个月
B. 2 个月
C. 3 个月
D. 4 个月
E. 5 个月

26. 可行经腹输卵管绝育术的是
A. 腹部皮肤感染
B. 子宫内膜炎
C. 产后出血
D. 心力衰竭
E. 慢性肝炎

27. 流行性腮腺炎的并发症不包括
A. 睾丸炎
B. 胰腺炎
C. 卵巢炎
D. 胃肠炎
E. 脑膜脑炎

28. 硫酸镁中毒时首先表现为
A. 尿量减少
B. 呼吸抑制
C. 心率增快
D. 全身肌张力降低
E. 膝腱反射减弱或消失

29. 卵巢良性生殖细胞肿瘤中，最常见的是
A. 皮样囊肿
B. 巧克力囊肿
C. 纤维瘤
D. 黄体囊肿
E. 多囊卵巢

30. 门静脉高压症患者行脾切除术后 2 周内，应重点观察
A. 生命体征
B. 腹部体征
C. 肝、肾功能
D. 凝血时间
E. 血小板计数

31. 某妊娠合并心脏病的产妇，心功能Ⅲ级，现产后 12 小时，护理措施错误的是
A. 取半坐卧位休息
B. 严密监测心功能
C. 遵医嘱应用抗生素
D. 按需哺乳
E. 预防便秘

32. 糖尿病并发周围神经病变的表现是
A. 四肢感觉异常
B. 胃蠕动减弱
C. 直立性低血压
D. 便秘
E. 视物模糊

33. 创伤性休克患者使用抗生素预防感染的最佳时机是
A. 抢救开始时
B. 手术前半小时
C. 手术中
D. 手术结束时
E. 手术结束半小时后

34. 母乳中钙磷比例为
A. 1∶2
B. 1∶3
C. 2∶1
D. 1∶0.2
E. 3∶1

35. 男，24 岁。因右肾结石行右肾实质切开取石术，其术后绝对卧床时间是
A. 1 周
B. 2 周
C. 3 周
D. 4 周
E. 5 周

36. 男，2 岁。咳嗽、流涕 1 天，来院途中突然抽搐，

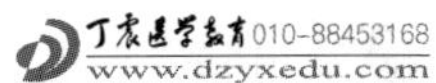

呈全身性，持续约半分钟。查体：体温 39.8℃，脉搏 120 次 / 分，呼吸 30 次 / 分，神志清楚，咽充血，其他无异常。首先考虑的诊断是
A．上呼吸道感染并发热性惊厥
B．化脓性脑膜炎
C．病毒性脑膜炎
D．中毒性脑病
E．低钙惊厥

37. 男，36 岁。诉 6 天前畏寒、发热、乏力、厌油腻、恶心、呕吐。查体：巩膜、皮肤黄染，触诊肝大、质软、有轻压痛及叩击痛。实验室检查：血清胆红素、转氨酶升高，尿胆红素阳性。最可能的诊断是
A．甲型肝炎
B．急性黄疸型肝炎
C．急性无黄疸型肝炎
D．重型肝炎
E．丙型肝炎

38. 男，39 岁。吸烟 10 年。行走中左下肢间断疼痛 1 月余。查体：左足趾色泽苍白，温度稍低，足背动脉搏动减弱。针对此患者，护理措施<u>不恰当</u>的是
A．置热水袋于足底保暖
B．下肢保暖
C．遵医嘱给予镇痛药
D．每天数次伯格运动
E．戒烟

39. 胆石病患者出现胆绞痛时<u>禁用</u>
A．654-2
B．吗啡
C．阿托品
D．东莨菪碱
E．哌替啶

40. 脑卒中偏瘫患者平卧时肢体功能位正确的是
A．拇指内收
B．上肢各关节屈曲
C．前臂旋前
D．患腿股外侧垫枕头
E．患髋内收

41. 尿毒症患者护理措施<u>错误</u>的是
A．饮食清淡，易消化，选取优质低蛋白
B．准确记录 24 小时出入液量
C．给予心理支持，增强治疗信心
D．皮肤瘙痒时用乙醇擦洗
E．避免劳累，预防感染

42. 女，27 岁，已婚。平素月经周期是 29 天，本次停经 33 天自测尿妊娠试验阴性。之后每天肌内注射黄体酮 20mg，连用 5 天。停药 7 天后仍未出现阴道流血。最有可能的诊断是
A．早期妊娠
B．月经不调
C．原发性闭经
D．垂体性闭经
E．卵巢性闭经

43. 女，28 岁。两次月经分别为 2019 年 8 月 16~22 日和 2019 年 9 月 13~16 日，其月经周期是
A．22 天
B．24 天
C．26 天
D．28 天
E．30 天

44. 女，35 岁。因乏力、腰部疼痛、水肿就诊。尿液检查：尿蛋白（++），红细胞 5~10 个 /HPF，白细胞 2~3 个 /HPF，颗粒管型 0~2 个 /HPF。查体时最可能发现水肿的部位是
A．眼睑和颜面部
B．足背和踝部
C．臀部和阴部
D．手背和腕部
E．胸壁和腹壁

45. 女，45 岁。因患胰腺癌入院，经中心静脉导管接受胃肠外营养支持。护士的导管护理措施中正确的是
A．每周 1 次消毒穿刺部位
B．可经中心静脉导管给予抗生素
C．可经中心静脉导管输血
D．可经中心静脉导管穿刺
E．输液结束后要用肝素稀释液封管

46. 女，50 岁。行毕Ⅱ式胃大部切除术后 2 天，突发右上腹剧痛，伴有腹膜刺激征，应考虑

A. 十二指肠残端破裂
B. 术后胃出血
C. 吻合口梗阻
D. 输入袢梗阻
E. 输出袢梗阻

47. 女，61 岁。宫颈脱出阴道口，宫体仍在阴道内，子宫脱垂分度为
A. Ⅰ度轻型
B. Ⅰ度重型
C. Ⅱ度轻型
D. Ⅱ度重型
E. Ⅲ度

48. 女，64 岁。高血压、冠心病病史 8 年，近 1 个月因双下肢水肿、食欲减退入院，给予地高辛治疗。患者口服地高辛的目的是
A. 增强心肌收缩力
B. 减弱心肌收缩力
C. 增加心肌供氧
D. 减少心肌供氧
E. 增加心率

49. 判断甲状腺功能亢进症病情和治疗效果的重要指标是
A. 情绪变化
B. 食欲变化
C. 体重变化
D. 心率变化
E. 脉率和脉压变化

50. 泡沫样白带常见于
A. 外阴阴道假丝酵母菌病
B. 滴虫阴道炎
C. 细菌性阴道病
D. 萎缩性阴道炎
E. 婴幼儿外阴阴道炎

51. 破伤风患者清洗伤口时使用的冲洗溶液是
A. 3% 过氧化氢溶液
B. 1% 碳酸氢钠溶液
C. 10% 水合氯醛溶液
D. 1% 有效氯溶液
E. 10% 过氧乙酸溶液

52. 脑血管疾病的三级预防中最关键的环节是
A. 早期诊断
B. 早期治疗
C. 积极治疗相关疾病
D. 防治并发症
E. 降低致残率

53. 缺铁性贫血患儿服用铁剂不正确的是
A. 服用液体铁剂时用吸管，以防牙齿受损
B. 从小剂量开始逐渐增加用量
C. 忌与牛奶、钙片同时服用
D. 血红蛋白恢复正常后 2 个月停服
E. 血红蛋白恢复正常后 1 个月停服

54. 缺铁性贫血患者用铁剂治疗早期，判断疗效主要应观察的是
A. 口唇及面色
B. 血红蛋白量
C. 红细胞计数
D. 网织红细胞数
E. 血清总铁结合力

55. 食管癌进展期主要的临床表现是
A. 进行性吞咽困难
B. 进行性消瘦
C. 进食后呕吐
D. 进食后胸骨后疼痛
E. 进食后呛咳

56. 使用电复律治疗室性心动过速的指征不包括
A. 心率≤ 150 次 / 分
B. 单形性室性心动过速
C. 多形性室性心动过速
D. 洋地黄中毒引起的室性心动过速
E. 心肌疾病伴室性心动过速

57. 患者外出聚餐回家后突然发生上腹部持续剧烈疼痛，拟诊为“急性胰腺炎”入院。对确诊病情最有意义的是
A. 血淀粉酶测定
B. 血脂肪酶测定
C. 血肌酸激酶测定
D. 血乳酸脱氢酶测定
E. 血蛋白酶测定

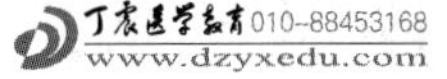

58. 术后早期活动的主要目的是防止
A. 心力衰竭
B. 肺部并发症
C. 切口裂开
D. 压疮发生
E. 切口感染

59. 唐氏综合征的临床表现不包括
A. 智能低下
B. 愚笨面容
C. 身体发育迟缓
D. 先天性心脏病
E. 尿液、汗液有鼠尿味

60. 提示直肠癌术后复发的实验室检查是
A. 甲胎蛋白测定
B. 鱼精蛋白副凝固试验
C. 血脂肪酶测定
D. 癌胚抗原测定
E. 尿淀粉酶测定

二、共用题干单选题（每个提问 1 个得分点）：以下每道试题有 2~6 个提问，每个提问有 5 个备选答案，请选择 1 个最佳答案。提示：进入此部分试题后，您不能返回前面部分查看试题或修改答案；本部分在答题过程中不能回退（对已作答试题不能返回检查或修改答案）。您是否进入共用题干单选题部分?

（61~63 题共用题干）

男，49 岁。肝硬化病史 8 年，近来自觉全身乏力，食欲减退，黄染及皮肤瘙痒明显。

61. 第 1 问：我国肝硬化最常见的原因是
A. 乙醇中毒
B. 胆汁淤积
C. 循环障碍
D. 病毒性肝炎
E. 长期接触工业毒物

62. 第 2 问：关于该患者的饮食护理指导，正确的是
A. 血氨增高者应选用高效价蛋白质
B. 腹水者钠摄入量≤ 1200mg/d
C. 腹水者饮水量＜ 1000ml/d
D. 血氨正常者也应低蛋白饮食
E. 不必戒烟

63. 第 3 问：近 1 个月患者出现肝区胀痛、进行性消瘦，经检查诊断为肝癌。肝区胀痛的最常见原因是
A. 肝癌结节刺激腹膜
B. 肝癌生长迅速，牵拉肝包膜
C. 肝癌结节破裂出血局限于肝包膜下
D. 肝癌结节破裂，坏死组织流入腹腔
E. 肝癌侵犯膈肌

（64~66 题共用题干）

男，26 岁，全身明显水肿，血压正常，尿蛋白（＋＋＋），血肌酐正常，血白蛋白 20g/L。

64. 第 1 问：该患者应考虑诊断为
A. 肾病综合征
B. 急性肾小球肾炎
C. 慢性肾小球肾炎
D. 急性肾盂肾炎
E. 心力衰竭

65. 第 2 问：该患者的饮食要求不包括
A. 无氮质血症者正常量优质蛋白饮食
B. 明显水肿、高血压者限制水、钠摄入
C. 多食富含饱和脂肪酸的食物
D. 多食富含可溶性纤维的食物
E. 补充各种维生素和微量元素

66. 第 3 问：该患者做尿蛋白定量检查，须在标本内加入
A. 甲醛
B. 乙醛
C. 甲苯
D. 稀盐酸
E. 浓盐酸

（67~68 题共用题干）

男，37 岁。因外伤造成失血性休克，出现尿少（10ml/h），尿比重为 1.013。

67. 第 1 问：关于患者的治疗和护理，错误的是
A. 严禁进食含钾食物
B. 禁用含钾药物
C. 避免输入库存血
D. 摄入高蛋白食物
E. 观察有无心律失常

68. 第 2 问：应特别警惕的情况是
　A. 高镁血症
　B. 高钾血症
　C. 高磷血症
　D. 低钠血症
　E. 低钙血症

（69~70 题共用题干）

男，73 岁。有冠心病史 10 年，在病房行走时突然摔倒，呼吸、心跳停止，颈动脉搏动消失。护士紧急给予胸外按压。

69. 第 1 问：胸外按压的部位是
　A. 胸骨上段
　B. 胸骨中段
　C. 胸骨下段
　D. 心尖搏动处
　E. 剑突处

70. 第 2 问：复苏时，首选的给药途径是
　A. 肌内注射
　B. 心腔内注射
　C. 静脉给药
　D. 皮下注射
　E. 气管内给药

（71~72 题共用题干）

某孕妇，36 岁。妊娠 24 周，今晨有少量阴道流血，急诊入院保胎治疗。现阴道流血多于月经量，腹痛加剧，胎膜破裂，宫口开大 2cm，胎心 120 次 / 分。

71. 第 1 问：该患者目前的诊断是
　A. 先兆流产
　B. 难免流产
　C. 不全流产
　D. 完全流产
　E. 先兆早产

72. 第 2 问：对该患者最佳的处理方法是
　A. 药物保胎治疗
　B. 给予抗生素预防感染
　C. 卧床休息
　D. 迅速建立静脉通道
　E. 及时终止妊娠

（73~76 题共用题干）

男，10 个月。腹泻、呕吐 3 天，大便每天 20 余次，水样便，呕吐 1~2 次 / 天，无尿。查体：精神萎靡，深大呼吸，前囟、眼窝凹陷明显，皮肤弹性极差，体温 37.6℃。实验室检查：血钠 128mmol/L，HCO_3^- ＜ 10.6mmol/L。

73. 第 1 问：该患儿最可能的诊断是
　A. 中度等渗性脱水
　B. 重度低渗性脱水
　C. 中度低渗性脱水
　D. 轻度等渗性脱水
　E. 轻度低渗性脱水

74. 第 2 问：该患儿应用首批液体是 2∶1 液，20ml/kg，补充血容量、纠正酸中毒，静脉滴入的时间应控制在
　A. 25 分钟内
　B. 30~60 分钟
　C. 1.5~2 小时
　D. 8~12 小时
　E. 13~16 小时

75. 第 3 问：开始补液后，对该患儿的病情观察最为重要的是
　A. 体温变化
　B. 有无口渴
　C. 大便情况
　D. 第 1 次排尿时间、尿量
　E. 肠鸣音

76. 第 4 问：静脉补液后出现低钾血症，需要静脉补钾，每天补钾总量输入的时间应是
　A. 1 小时内
　B. 2~3 小时
　C. 4~5 小时
　D. 6~8 小时
　E. 9 小时

（77~78 题共用题干）

男，31 岁。突发上腹部疼痛，蔓延至全腹 7 小时，腹痛呈持续性。查体：全腹有明显的压痛、反跳痛，呈舟状腹。血常规：白细胞 $19\times10^9/L$，中性粒细胞分类 0.86。腹部立位 X 线检查有游离气体。诊断消化性溃疡穿孔、急性化脓性腹膜炎。

77. 第 1 问：对消化性溃疡穿孔的处理不包括
   A. 饱餐后穿孔宜手术治疗
   B. 凡是溃疡穿孔者均采取手术治疗
   C. 无休克者宜取半坐卧位，以便炎症在盆腔局限、吸收或引流
   D. 积极抗感染，补充血容量
   E. 胃肠道穿孔患者必须绝对禁食

78. 第 2 问：急性继发性腹膜炎的临床特点不包括
   A. 疼痛是最主要的临床表现
   B. 疼痛持续、剧烈，常不能忍受
   C. 腹压增高或变换体位时疼痛加剧
   D. 发病后体温急剧上升
   E. 常伴恶心、呕吐

（79~80 题共用题干）

男，3 岁。接种乙肝疫苗 5 分钟后突然出现烦躁不安，面色苍白，口周发青，四肢湿冷，呼吸困难，脉搏细速。

79. 第 1 问：对该患儿应立即给予
   A. 皮下注射异丙嗪
   B. 平卧并喂糖水
   C. 皮下注射 1∶1000 肾上腺素
   D. 局部封闭
   E. 局部热敷

80. 第 2 问：此时应考虑该小儿出现接种后
   A. 全身反应
   B. 过敏性休克
   C. 局部反应
   D. 全身感染
   E. 偶合症

（81~84 题共用题干）

男，53 岁。肝癌术后 2 小时。查体：体温 37.5 ℃，脉搏 128 次 / 分，呼吸 30 次 / 分，血压 86/62mmHg，中心静脉压 4cmH₂O，尿量 25ml。烦躁不安，面色苍白，肢体冰凉。上腹部膨隆，叩诊浊音（+）。实验室检查：红细胞 3.2×10^{12}/L，血红蛋白 73g/L，白细胞 9×10^{12}/L。

81. 第 1 问：此时正确的处理措施是
   A. 应用强心药及血管扩张药
   B. 快速大量补充液体
   C. 应用血管扩张药
   D. 应用血管收缩药
   E. 限制输液量和速度

82. 第 2 问：目前引起患者血压下降的原因是
   A. 失血过多
   B. 失液过多
   C. 血管扩张
   D. 心力衰竭
   E. 容量负荷过重

83. 第 3 问：此时首要的处理措施是
   A. 立即手术止血
   B. 应用强心药
   C. 应用血管收缩药
   D. 快速大量输液
   E. 控制输液量和速度

84. 第 4 问：患者出现心悸、胸闷，血压 78/56mmHg，脉搏 132 次 / 分，中心静脉压 18cmH₂O，则提示患者出现
   A. 心力衰竭
   B. 血容量严重不足
   C. 容量血管过度扩张
   D. 容量血管过度收缩
   E. 血容量相对过多或心力衰竭

（85~87 题共用题干）

男，60 岁。因反复咳嗽、咳痰 10 年，加重 1 天入院。患者症状通常冬春季加剧，夜晚加重，每年发病持续 3 个月，剧咳时气喘不能平卧，痰液黏稠。查体：双肺底散在干、湿啰音。呼气延长，伴哮鸣音。胸部 X 线检查示肺纹理增多、紊乱。

85. 第 1 问：最可能的诊断是
   A. 支气管哮喘
   B. 支气管扩张症
   C. 慢性肺源性心脏病
   D. 慢性支气管炎
   E. 慢性阻塞性肺疾病合并感染

86. 第 2 问：最主要的护理问题是
   A. 潜在并发症：电解质紊乱
   B. 清理呼吸道无效
   C. 活动无耐力
   D. 营养失调
   E. 知识缺乏

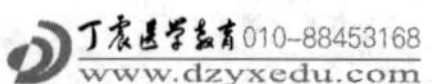

87. 第 3 问：该病最常见的并发症是
A. 肺纤维化
B. 支气管扩张症
C. 慢性阻塞性肺疾病
D. 慢性肺源性心脏病
E. 呼吸衰竭

（88~91 题共用题干）

男，65 岁。诊断为急性前壁心肌梗死，入院后立即安置在 CCU 病房，嘱患者绝对卧床休息，给予吸氧、心电监护、吗啡肌内注射及其他对症处理。

88. 第 1 问：患者最可能发生的心律失常是
A. 房室传导阻滞
B. 束支传导阻滞
C. 室性期前收缩
D. 室上性心动过速
E. 心室颤动

89. 第 2 问：患者入院 4 小时后，给予溶栓治疗，继之对治疗效果进行观察。溶栓再通的指标<u>不包括</u>
A. 胸痛 2 小时内基本消失
B. 心电图抬高的 ST 段于 2 小时内回降＞ 50%
C. 2 小时内出现再灌注性心律失常
D. 血清 CK-MB 峰值提前出现（14 小时以内）
E. 始终无病理性 Q 波出现

90. 第 3 问：经 6 周治疗后，若患者病情趋于稳定，开始逐渐增加活动量、持续时间和次数。应鼓励患者进入高一阶段训练的情况是
A. 运动时心率增加＜ 10 次 / 分
B. 运动后出现胸痛
C. 收缩压下降＞ 15mmHg
D. 出现心律失常
E. 心电图 ST 段压低＞ 0.1mV

91. 第 4 问：应告知患者<u>不必</u>退回到前一运动水平的情况是
A. 运动时心率增加 10~20 次 / 分
B. 收缩压下降＞ 15mmHg
C. 出现心律失常
D. 心电图 ST 段压低＞ 0.1mV
E. 心电图 ST 段上抬 0.2mV

（92~93 题共用题干）

女，12 岁。因咽喉疼痛、流涕 2 天，第 3 天突发高热、头痛、频繁呕吐、烦躁不安而急诊入院。查体时发现患儿神志淡漠、皮肤出现大小不一的瘀点。

92. 第 1 问：查体时应重点检查的是
A. 意识水平
B. 脑膜刺激征
C. 呼吸节律
D. 瞳孔大小
E. 基本生命体征

93. 第 2 问：快速确诊本病最敏感的辅助检查是
A. 影像学检查
B. 脑脊液检查
C. 鼻拭子培养
D. 皮肤瘀点涂片检查
E. 抗原检测

（94~96 题共用题干）

女，25 岁。2 周来发热，四肢关节酸痛。胸部 X 线检查示两侧胸腔积液。查体：体温 39.8℃，脉搏 110 次 / 分，呼吸 24 次 / 分；两下肺叩诊浊音，呼吸音减弱；肝、脾未触及；两手指关节轻度肿胀，指端有雷诺现象。实验室检查：血红蛋白 100g/L，白细胞 3×10^9/L，血小板 5×10^9/L，尿蛋白 1g/L，抗核抗体阳性 1∶640，C3 降低，抗双链 DNA 抗体阳性。

94. 第 1 问：该患者的诊断是
A. 风湿性关节炎
B. 支气管肺炎
C. 再生障碍性贫血
D. 肾病综合征
E. 系统性红斑狼疮

95. 第 2 问：应采取的活动方式是
A. 卧床休息
B. 多在床旁活动
C. 多在室内活动
D. 多进行户外活动
E. 活动不受限制

96. 第 3 问：首优护理问题是
A. 皮肤完整性受损
B. 口腔黏膜受损
C. 体温过高
D. 知识缺乏
E. 焦虑

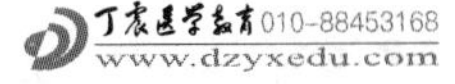

（97~98 题共用题干）

女，50 岁。糖尿病 10 年，反复咳嗽半年。3 天前出现发热，咳痰，痰少、带血丝，盗汗，体重下降，昨天突然大量咯血。胸部 X 线检查：右肺上叶斑片状影，内有空洞一个。

97. 第 1 问：该患者应考虑诊断为
  A. 肺结核
  B. 肺囊肿
  C. 原发性支气管肺癌
  D. 慢性肺脓肿
  E. 支气管扩张症继发感染

98. 第 2 问：如果患者再次发生大咯血，最重要的护理措施是
  A. 监测血压
  B. 吸氧
  C. 患侧卧位
  D. 保持呼吸道通畅
  E. 静脉推注垂体后叶素

（99~100 题共用题干）

女，68 岁。身高 155cm，体重 70kg。因宫颈癌行广泛性子宫切除术＋盆腔淋巴结切除术，术后述口渴。

99. 第 1 问：术后护理措施错误的是
  A. 预防性应用低分子肝素
  B. 保持尿量不少于 15ml/h
  C. 观察切口有无渗血、渗液
  D. 观察有无淋巴囊肿发生
  E. 注意膀胱功能恢复情况

100. 第 2 问：为防止泌尿系统并发症的发生，护理措施错误的是
  A. 鼓励患者多饮水
  B. 会阴擦洗，2 次 / 天
  C. 保持导尿管通畅
  D. 观察尿量变化
  E. 一般术后留置导尿管 3 天

强化试卷八

一、单选题（每题 1 个得分点）：以下每道试题有 5 个备选答案，请从中选择 1 个最佳答案。提示：本部分在答题过程中可以回退（对已作答试题可以返回检查或修改答案）。

1. 重度新生儿硬肿病复温时，方法错误的是
   A．先将患儿置于比体温高 1~2℃的暖箱中
   B．每 2 小时测腋温、肛温 1 次
   C．每小时升高箱温 1~1.5℃
   D．暖箱最高温度可达 36℃
   E．使体温在 12~24 小时恢复正常

2. 产后、手术后生殖器官炎症及伤口感染常见的病原体是
   A．真菌
   B．链球菌
   C．葡萄球菌
   D．变形杆菌
   E．大肠埃希菌

3. 凝乳状白带多见于
   A．外阴炎
   B．滴虫阴道炎
   C．慢性子宫颈炎
   D．前庭大腺炎
   E．外阴阴道假丝酵母菌病

4. 关于第二产程的叙述，正确的是
   A．宫缩持续 30 秒以上，间歇 5 分钟
   B．胎盘娩出
   C．宫缩间歇时胎头回缩
   D．胎头颅骨最低点在坐骨棘水平
   E．初产妇需要 2~4 小时

5. 典型唐氏综合征患儿首要的护理问题是
   A．自理缺陷　与智能低下有关
   B．潜在并发症：感染
   C．焦虑（家长）　与患儿智力低下有关
   D．体温过高　与染色体异常导致感染有关
   E．知识缺乏　与家长缺乏对本病的认识有关

6. 对高钾血症引起的心律失常，须采取的紧急抢救措施是
   A．50% 葡萄糖注射液 60ml，静脉注射
   B．0.9% 氯化钠注射液 20ml，静脉注射
   C．10% 葡萄糖酸钙注射液 20ml，稀释后静脉注射
   D．低分子右旋糖酐溶液 500ml，静脉滴注
   E．碳酸氢钠溶液 50~100ml，静脉滴注

7. 对甲状腺功能亢进症患者护理错误的是
   A．给予高热量、高蛋白、高维生素饮食
   B．药物治疗应定期查血常规
   C．加强眼部护理
   D．手术前应做充分准备
   E．复方碘化钠溶液是抗甲状腺药物

8. 对于预防急性胰腺炎有重要意义的措施是
   A．注意饮食卫生
   B．经常应用抗生素
   C．经常服用消化酶类药物
   D．控制糖尿病
   E．防治胆道疾病

9. 放疗患者口腔出现假膜时，应选用的漱口水是
   A．呋喃西林溶液
   B．生理盐水
   C．过氧化氢溶液
   D．纯净水
   E．温开水

10. 女，50 岁。因接触性出血半年就诊。妇科检查：子宫正常大小。宫颈脱落细胞学检查：巴氏分级Ⅲ级。确诊的最佳检查是
   A．诊断性刮宫
   B．宫颈活组织检查
   C．阴道涂片
   D．宫颈刮片细胞学检查
   E．宫颈锥切术

11. 关于卵泡期的排卵机制，正确的是
   A．卵泡外膜细胞是产生雌激素的确切部位

B. 月经周期中雌激素只在排卵前出现一次高峰
C. 当卵泡成熟时，尿中孕二醇值明显增高
D. 成熟卵泡受大量 LH 与足量 FSH 协同作用而排卵
E. 卵巢合成和分泌少量的雄激素促进了排卵

12. 宫颈内口松弛者，为预防胎膜早破行宫颈环扎术的时间为妊娠
A. 10~12 周
B. 12~14 周
C. 14~16 周
D. 16~18 周
E. 18~20 周

13. 行下肢骨牵引时，抬高床尾 15~30cm 的主要目的是
A. 减轻疼痛
B. 对抗牵引力
C. 增强牵引效果
D. 减轻牵引重量
E. 防止牵引过度

14. 检查已婚妇女的子宫及附件情况常选用
A. 外阴视诊
B. 阴道镜检查
C. 双合诊
D. 三合诊
E. 直肠 - 腹部诊

15. 患者有多年的消化性溃疡病史，近来清晨呕吐大量酸臭的胃内容物，最可能的诊断是
A. 十二指肠淤滞症
B. 十二指肠肿瘤
C. 十二指肠球部溃疡
D. 胃窦癌
E. 幽门梗阻

16. 急性白血病化疗缓解后巩固维持治疗的目的是
A. 防治并发症
B. 达到完全缓解
C. 使血象恢复正常
D. 使骨髓象恢复正常
E. 消灭残存的白血病细胞

17. 急性心肌梗死患者避免用力排便的原因是
A. 用力过度易引起虚脱
B. 腹压增加可导致呕吐加剧
C. 血压骤升可导致脑出血
D. 心肌耗氧量增加可致梗死面积扩大
E. 血流加速可致脑栓塞

18. 受卵巢激素影响可发生周期性变化的不包括
A. 前庭大腺
B. 阴道黏膜
C. 宫颈黏液
D. 子宫内膜
E. 输卵管黏膜

19. 可抑制胰液分泌的药物是
A. 吗啡
B. 阿托品
C. 哌替啶
D. 地西泮
E. 地塞米松

20. 肋骨骨折引起开放性气胸合并休克时，处理的顺序应是
A. 骨折固定、抗休克、封闭胸壁伤口
B. 骨折固定、封闭胸壁伤口、抗休克
C. 抗休克、封闭胸壁伤口、骨折固定
D. 抗休克、骨折固定、封闭胸壁伤口
E. 封闭胸壁伤口、抗休克、骨折固定

21. 临床上根据心电图表现，将心室停搏、心室颤动、心脏电 - 机械分离统称为心脏骤停。其根本原因为
A. 心脏停止活动
B. 心脏停止供血
C. 心肌细胞发生不可逆损害
D. 心肌细胞发生可逆性损害
E. 心电图表现相同

22. 尿路结石患者每天适宜的饮水量是
A. 1500ml
B. 3000ml
C. 1800ml
D. 2000ml
E. 1000ml

23. 流行性腮腺炎患儿的护理措施正确的是
A. 鼓励患儿多饮果汁

B. 腮腺局部冷敷以减轻疼痛
C. 患儿隔离到体温正常为止
D. 可多吃水果以增加维生素 C
E. 多进食固体食物以锻炼咀嚼能力

24. 麻醉医师协会 ASA 分级，有严重系统疾病，日常生活受限属于
A. Ⅰ级
B. Ⅱ级
C. Ⅲ级
D. Ⅳ级
E. Ⅴ级

25. 某产妇，27 岁。G_1P_1，自然分娩一女婴。产妇产后 6 小时尚未排尿，护理人员应首先协助其采取的措施是
A. 协助其坐起或下床排尿
B. 用温开水冲洗外阴
C. 听流水声诱导排尿反射
D. 针刺三阴交、关元、气海等穴位
E. 导尿

26. 引起足下垂的原因是
A. 腓总神经损伤
B. 胫神经损伤
C. 阴部神经损伤
D. 股神经损伤
E. 跟腱断裂

27. 正常脐带中血管分布为
A. 1 条脐动脉，1 条脐静脉
B. 2 条脐动脉，1 条脐静脉
C. 1 条脐动脉，2 条脐静脉
D. 2 条脐动脉，2 条脐静脉
E. 只有 2 条脐动脉

28. 男，18 岁。患 1 型糖尿病多年，近来因血糖控制不理想，胰岛素用量每餐增加 2U。患者自述注射胰岛素后 4~5 小时，有心悸、出汗、软弱无力感。该患者的表现是
A. 过敏反应
B. 低血糖反应
C. 自主神经功能紊乱
D. 心律失常
E. 虚脱

29. 男，1 岁。体重 7.5kg，营养发育差，近来出现面部水肿。该患儿辅助检查最有可能发现
A. 血胆固醇增高
B. 血白蛋白降低
C. 血尿素氮增高
D. 血钠离子降低
E. 尿蛋白阳性

30. 男，42 岁。门静脉高压症行脾切除术，术后措施正确的是
A. 复查血小板
B. 应用维生素 K
C. 高蛋白饮食
D. 便秘时给予肥皂水灌肠
E. 巴比妥类药物镇静

31. 男，45 岁，以升结肠癌收入院。拟行手术切除，术前 2~3 天肠道准备的措施是
A. 流质饮食，口服肠道抗生素和泻药
B. 禁食，输液，口服肠道抗生素
C. 不限饮食，口服肠道抗生素和泻药
D. 不限饮食，术前 1 天禁食
E. 不限饮食，术前 1 天禁食和灌肠

32. 男，56 岁。家属代述 2 天前患者出现低热、咽痛、咳嗽，伴全身不适。昨天突发寒战、高热，体温 40℃，诉头痛、精神萎靡、关节疼痛、食欲减退、呕吐，今天头痛加剧、喷射性呕吐、烦躁不安、畏光、颈后部及全身疼痛。查体：脑膜刺激征阳性。实验室检查：血常规白细胞计数显著升高。脑脊液检查：压力明显升高，外观呈米汤样，蛋白含量增多，糖和氯化物明显减少。最可能的诊断是
A. 脑膜炎
B. 流行性乙型脑炎
C. 流行性脑脊髓膜炎
D. 结核性脑膜炎
E. 中枢神经系统感染

33. 男，68 岁。有吸烟史 30 余年，出现慢性咳嗽、咳痰已 20 多年，近 5 年明显加剧，伴有喘息和呼吸困难，以冬春季更甚。3 天前因受凉感冒，发热，剧咳、咳大量黄脓痰，气促、发绀，今晨起出现神志模糊、躁动不安，送医院急诊。血气分析：PaO_2 55mmHg，$PaCO_2$ 60mmHg。此患者目前最确切的诊断是

A．肺炎
B．慢性支气管炎
C．慢性阻塞性肺疾病合并呼吸衰竭
D．上呼吸道感染
E．支气管哮喘

34．男，8 个月。因肺炎合并心力衰竭入院，今晨突然呼吸困难加重，叹气样呼吸，心音低钝，随之呼吸心脏骤停。急救措施不包括
A．迅速清除口咽腔和气管内分泌物
B．口对口人工呼吸
C．胸外按压
D．由静脉或气管内注射复苏药物
E．记录出入量

35．女，25 岁。婚后 2 年未孕，有正常性生活。B 超提示宫体肌壁间有一个较大肌瘤，患者自述经量近半年明显增多。诊断为子宫肌壁间肌瘤。对此患者，最恰当的处理应是
A．随访观察
B．雄激素小剂量治疗
C．肌瘤切除术
D．次全子宫切除术
E．全子宫切除术

36．女，27 岁。已婚，停经 50 天，无明显早孕反应。妇科检查：宫颈呈紫蓝色，宫体稍大。为快速准确诊断是否为早期妊娠，首选的、准确的辅助检查是
A．B 超检查
B．尿妊娠试验
C．孕激素试验
D．宫颈黏液检查
E．基础体温测定（BBT）测定

37．女，29 岁。G_1P_0，妊娠 32 周。上午坐车时腹部受撞击，出现剧烈、持续性腹痛，无阴道流血，送入急诊。查体：子宫硬如板状，有压痛，胎方位不清，胎心音听不到。其诊断和处理原则是
A．胎盘早剥；纠正休克，终止妊娠
B．前置胎盘；纠正休克，终止妊娠
C．胎盘早剥；立即阴道分娩
D．前置胎盘；立即阴道分娩
E．胎盘早剥；纠正休克，阴道分娩

38．女，2 岁。体重 10kg。因先天性心脏病导致心力衰竭入院治疗。为其输液时，每小时输入的液量应小于
A．50ml
B．60ml
C．70ml
D．80ml
E．90ml

39．女，35 岁。已婚。因性生活后阴道少量流血就诊。妇科检查：阴道通畅，分泌物少，宫颈呈红色，表面呈糜烂样改变。为明确诊断，首先做的检查应是
A．激光治疗
B．阴道镜活组织检查
C．宫颈刮片细胞学检查
D．微波治疗
E．宫颈锥形切除术

40．女，35 岁。因再生障碍性贫血收住入院。为预防继发感染，护理人员需要重点观察的部位是
A．肺部
B．口腔
C．泌尿系统
D．皮肤
E．关节

41．女，3 个月。生长发育正常，出生后一直母乳喂养。现其母患乳腺脓肿，该患儿须改为人工喂养，首选的食品是
A．牛奶
B．羊奶
C．豆浆
D．配方奶粉
E．全脂奶粉

42．女，42 岁。反复尿频、尿急、尿痛 8 年，清洁中段尿培养菌落数＞100 000 个 /ml，经系统抗炎治疗效果不明显。最有价值的诊治措施是
A．久病体弱，应大力给予支持治疗，以提高抗病能力
B．可能与休息不充分有关，应卧床休息
C．中西医结合治疗以加强疗效
D．寻找并去除导致发病的易感因素，尤其是解除尿路梗阻
E．可能合并肾结核，应同时行试验性抗结核治疗

43. 女，50 岁。饱餐后突然感觉右上腹剧烈疼痛 2 小时，迅速蔓延至全腹，呕吐 2 次，为胃内容物。消化性溃疡病史 10 年。查体：体温 37.8℃，脉搏 124 次 / 分，呼吸 20 次 / 分，血压 105/70mmHg。被动体位；腹式呼吸消失，腹肌紧张，全腹明显压痛、反跳痛；移动性浊音阳性，肝浊音界缩小。腹部 X 线检查有少量游离气体。处理措施不包括
A．禁食，胃肠减压
B．腹痛消失后进食流质饮食，少食多餐
C．应用抗生素
D．做好紧急手术的准备
E．输液，纠正水、电解质失衡

44. 女，57 岁。肝硬化病史 5 年。近 1 周出现腹胀，尿量减少。查体：神情、精神尚好，心肺（—），腹部饱满，移动性浊音阳性，双下肢水肿。该患者目前最主要的护理诊断为
A．体液过多
B．潜在并发症
C．焦虑
D．活动无耐力
E．有感染的危险

45. 女，60 岁。因胸闷、气短、下肢水肿 1 周余入院。输液时患者将滴速调至最大，之后突感腹胀，呼吸困难加重，咳嗽、咳泡沫样痰。护士应协助患者采取的体位是
A．端坐位，双腿下垂
B．左侧卧位并头低足高位
C．右侧卧位并头低足高位
D．半坐卧位
E．俯卧位

46. 女性晚婚年龄为
A．19 周岁
B．20 周岁
C．21 周岁
D．22 周岁
E．23 周岁

47. 破伤风患者的呼吸道管理不包括
A．保持呼吸道通畅
B．协助患者翻身、叩背
C．雾化吸入
D．避免呛咳、误吸
E．减少气管切开率

48. 来自胃肠道的卵巢转移性肿瘤最多的是
A．肝癌
B．胃癌
C．胆囊癌
D．胰头癌
E．结肠癌

49. 前囟的正确测量方法是
A．对角连线
B．对边中点连线
C．邻边中点连线
D．邻角连线
E．测周径长度

50. 妊娠合并心脏病产妇分娩时处理正确的是
A．禁用地西泮镇静
B．除有产科指征外无须行剖宫产
C．肌内注射麦角新碱预防产后出血
D．无感染征象者无须使用抗生素
E．胎儿娩出后，腹部立即放置沙袋 24 小时

51. 乳腺癌手术中可能损伤胸膜的术式是
A．乳腺癌根治术
B．乳腺癌扩大根治术
C．乳腺癌改良根治术
D．全乳房切除术
E．保留乳房的乳腺癌切除术

52. 手术人员穿好无菌手术衣，戴好无菌手套后，双手应
A．高举过头
B．交叉放在腋下
C．放在胸前
D．放在腰部
E．放在身体两侧

53. 属于感染患者全身治疗内容的是
A．患部制动
B．物理治疗
C．手术治疗
D．支持治疗
E．局部用药

54. 糖尿病病情观察的重要指标是

A. 尿糖
B. 血糖
C. 体重
D. 症状
E. 并发症

55. 为婴儿接种麻疹疫苗，措施错误的是
A. 认真核对小儿的姓名和年龄
B. 检查生物制品的批号、有效期
C. 选择上臂外侧皮下注射
D. 用 2% 碘酊消毒注射部位
E. 做好记录和预约工作

56. 为预防或减轻症状，易感儿接触水痘患儿后，给予水痘 - 带状疱疹免疫球蛋白的有效注射时间是
A. 3 天内
B. 5 天内
C. 7 天内
D. 10 天内
E. 14 天内

57. 握持反射正常消失的时间是
A. 1~2 个月
B. 3~4 个月
C. 5~6 个月
D. 7~8 个月
E. 10~12 个月

58. 下尿路感染的主要症状是
A. 全身症状和肾绞痛
B. 尿路刺激征
C. 直肠刺激症状
D. 血尿和脓尿
E. 会阴部疼痛

59. 新生儿，出生后 8 天。近 3 天反应差，不哭，吃奶少，体温 35.2℃，全身皮肤黄染，脐部有脓性分泌物，诊断为新生儿败血症。护理措施中错误的是
A. 保暖，维持正常体温
B. 必要时管饲喂养
C. 清洁脐部，并用过氧化氢和碘伏涂搽
D. 脐部敷以无菌纱布
E. 观察病情变化

60. 休克患者应采取的体位是
A. 半坐卧位
B. 侧卧位
C. 头低足高位
D. 头高足低位
E. 中凹卧位

二、共用题干单选题（每个提问 1 个得分点）：以下每道试题有 2~6 个提问，每个提问有 5 个备选答案，请选择 1 个最佳答案。提示：进入此部分试题后，您不能返回前面部分查看试题或修改答案；本部分在答题过程中不能回退（对已作答试题不能返回检查或修改答案）。您是否进入共用题干单选题部分?

（61~64 题共用题干）

男，40 岁。朋友聚会饮大量白酒，餐后上腹剧烈疼痛，恶心、呕吐，拟诊为急性胰腺炎。

61. 第 1 问：对确诊病情最有意义的是
A. 血淀粉酶测定
B. 血脂肪酶测定
C. 血肌酸激酶测定
D. 血乳酸脱氢酶测定
E. 血蛋白酶测定

62. 第 2 问：对该患者的护理措施正确的是
A. 剧烈腹痛时可肌内注射吗啡
B. 腹痛时协助患者取平卧位，以缓解疼痛
C. 吗啡不引起 Oddi 括约肌痉挛
D. 因哌替啶无成瘾性，可反复使用
E. 剧烈腹痛时可肌内注射哌替啶

63. 第 3 问：经治疗后腹痛、呕吐症状消失。恢复进食时，护士应指导患者进食
A. 无渣半流饮食
B. 无脂、低蛋白流质饮食
C. 高脂、高蛋白流质饮食
D. 高脂、低蛋白流质饮食
E. 低脂、高蛋白流质饮食

64. 第 4 问：对于预防疾病复发有重要意义的措施是
A. 注意饮食卫生
B. 经常应用抗生素
C. 经常服用消化酶类药物
D. 控制糖尿病
E. 防治胆道疾病

（65~67 题共用题干）

女，26 岁。近 3 天发热，体温 38.4℃，腰痛，伴尿急、尿痛。尿沉渣镜检：白细胞增多，20 个 /HPF。

65. 第 1 问：最可能的诊断为
   A．急性肾盂肾炎
   B．急性肾小球肾炎
   C．慢性肾小球肾炎
   D．肾病综合征
   E．肾衰竭

66. 第 2 问：该疾病最常见的感染途径是
   A．血行感染
   B．直接感染
   C．淋巴道感染
   D．上行感染
   E．下行感染

67. 第 3 问：该患者每天饮水量应达到
   A．2500ml
   B．1500ml
   C．1000ml
   D．750ml
   E．500ml

（68~70 题共用题干）

男，68 岁。吸烟史 30 年，慢性咳嗽、咳痰 20 年，近 5 年明显加剧，已常年不断，伴有喘息和呼吸困难，且以冬、春季更甚。3 天前因受凉感冒而致发热、剧咳、咳大量黄脓痰、气促。

68. 第 1 问：患者应考虑诊断为
   A．急性肺脓肿
   B．支气管哮喘急性发作期
   C．支气管扩张症继发感染
   D．革兰阴性杆菌肺炎
   E．慢性支气管炎急性发作期

69. 第 2 问：患者最主要的护理问题是
   A．潜在并发症：电解质紊乱
   B．清理呼吸道无效
   C．活动无耐力
   D．营养失调
   E．知识缺乏

70. 第 3 问：该患者目前最主要的治疗措施是
   A．雾化吸入
   B．解痉平喘
   C．控制感染
   D．祛痰镇咳
   E．低流量吸氧

（71~72 题共用题干）

某产妇，26 岁。G_3P_1，于 10 天前因第二产程延长行产钳助产术，娩出一女婴，3300g，切口如期拆线后出院。今排尿后，突然阴道大量流血，来院就诊。查体：体温 37.2℃，脉搏 108 次 / 分，血压 90/60mmHg，收入院。

71. 第 1 问：白细胞 9.5×10^9/L，血小板 153×10^9/L。B 超检查示子宫中位 15.1cm×10.2cm×9.6cm，宫腔内可探及 3.2cm×4.6cm×1.2cm 不均质低回声，其内未见血流信号，可能的出血原因是
   A．感染
   B．血小板减少
   C．胎盘、胎膜残留
   D．缝合技术不当
   E．子宫胎盘附着部位复旧不全

72. 第 2 问：首优的护理诊断为
   A．焦虑
   B．潜在并发症
   C．活动无耐力
   D．有感染的危险
   E．自理能力缺陷

（73~76 题共用题干）

男，33 岁。发热，体温呈阶梯形上升 10 天，食欲减退，并有散在淡红色斑丘疹。查体：体温 39℃，脉搏 85 次 / 分，肝肋下 2 指，脾可触及。实验室检查：白细胞和中性粒细胞数略低于正常。临床诊断为伤寒。

73. 第 1 问：查体时需要特别注意的体征是
   A．巩膜有无黄染
   B．心率、心律
   C．右下腹压痛
   D．肠鸣音
   E．肺部啰音

74. 第 2 问：本病最严重的并发症是
   A．肠痉挛
   B．肠麻痹

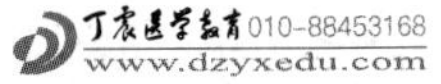

C. 肠穿孔
D. 肠坏死
E. 肠出血

75. 第 3 问：若患者出现腹胀，处置措施应禁用
A. 氯化钾
B. 开塞露
C. 肛管排气
D. 新斯的明
E. 低压灌肠

76. 第 4 问：为确诊，最有价值的辅助检查是
A. 骨髓培养
B. 大便培养
C. 尿培养
D. 血培养
E. 血清凝集反应

（77~79 题共用题干）

男，35 岁。因发热 1 周入院。查体：体温 39.2 ℃，脉搏 126 次 / 分，呼吸 20 次 / 分，血压 140/70mmHg。慢性消耗性病容，营养差，神志清楚，双下颌淋巴结大。实验室检查：HIV 抗体阳性。入院后出现口腔真菌感染。

77. 第 1 问：对该患者的隔离措施主要是
A. 消化道隔离
B. 呼吸道隔离
C. 血液 - 体液隔离
D. 接触隔离
E. 严密隔离

78. 第 2 问：对该患者适宜的饮食是
A. 高热量、高蛋白、高维生素
B. 低热量、高蛋白、高维生素
C. 低热量、低蛋白、高维生素
D. 低盐、低蛋白、低嘌呤
E. 低盐、低脂、低蛋白

79. 第 3 问：如果该患者治疗中使用齐多夫定，应定期检查
A. 心电图
B. 血常规
C. 电解质
D. 血脂
E. 血糖

（80~83 题共用题干）

男，60 岁。高血压病史 15 年，因情绪激动而突然晕倒，伴呕吐，来院查体：患者右侧上、下肢肌力为 1 级，伴痛觉、温觉减退，巴宾斯基征阳性。

80. 第 1 问：最可能的诊断是
A. 脑血栓形成
B. 脑栓塞
C. 蛛网膜下腔出血
D. 脑出血
E. 动静脉畸形

81. 第 2 问：患者为右利手，临床还可能出现的症状是
A. 眼球震颤
B. 失语
C. 吞咽困难
D. 定向障碍
E. 共济失调

82. 第 3 问：潜在的并发症不包括
A. 脑疝
B. 压疮
C. 感染
D. 上消化道出血
E. 意识模糊

83. 第 4 问：如果患者突然出现剧烈头痛、意识模糊、瞳孔大小不等、对光反射减弱，则可能发生
A. 脑疝
B. 脑水肿
C. 再次脑出血
D. 颅内压升高
E. 脑梗死

（84~85 题共用题干）

男，70 岁。饮酒后 8 小时未排尿，下腹憋胀难忍。既往有“良性前列腺增生”病史 5 年。查体：体温 36.6℃，耻骨上膨隆，按压尿意感强，叩诊呈实音。

84. 第 1 问：良性前列腺增生最早出现的临床表现为
A. 排尿疼痛
B. 尿频
C. 排尿困难
D. 尿急
E. 尿潴留

85. 第 2 问：该患者行经尿道前列腺切除术，术后护理措施错误的是
A. 生理盐水持续膀胱冲洗
B. 根据引流液的颜色调节冲洗速度
C. 膀胱引流不畅时应及时处理
D. 停止膀胱冲洗后嘱患者多饮水
E. 术后绝对卧床 1 周

（86~88 题共用题干）

男，7 个月。腹泻 2 天，每天 10 余次黄色稀水便，体重 6kg，精神萎靡，皮肤弹性极差，前囟及眼窝明显凹陷，肢冷，血压偏低，口渴不明显，尿量极少。实验室检查：血钠 125mmol/L。

86. 第 1 问：患儿脱水的性质和程度为
A. 中度等渗性脱水
B. 中度低渗性脱水
C. 重度等渗性脱水
D. 重度低渗性脱水
E. 重度高渗性脱水

87. 第 2 问：该患儿第 1 天补液首选的液体种类及补液量为
A. 2/3 张含钠液 125~150ml/kg
B. 2∶1 等张含钠液 20ml/kg
C. 2∶1 等张含钠液 180ml/kg
D. 2/3 张含钠液 20ml/kg
E. 1/2 张含钠液 120~150ml/kg

88. 第 3 问：护理措施错误的是
A. 记录排便次数、量及性状
B. 记录 24 小时出入液量
C. 记录第 1 次排尿时间
D. 补液速度为每小时 5~8ml/kg
E. 观察尿量及脱水是否纠正

（89~90 题共用题干）

男，8 个月。接种麻疹疫苗后 18 小时出现体温升高，最高为 38.4℃，呼吸平稳，伴有轻度腹泻。

89. 第 1 问：此时患儿的反应最可能的是
A. 接种后的超敏反应
B. 接种后的局部反应
C. 接种后的全身反应
D. 全身感染
E. 腹泻病

90. 第 2 问：对该患儿应做的处理是
A. 适当休息，多饮水
B. 立即使用退热药
C. 使用抗生素
D. 皮下注射肾上腺素
E. 接种处给予热敷

（91~93 题共用题干）

女，1 岁。发热、流涕、咳嗽 3 天，咽部充血，颌下淋巴结肿大，触痛。体温 39℃，心率 110 次 / 分，呼吸 30 次 / 分，肺部听诊无异常。诊断为急性上呼吸道感染。

91. 第 1 问：该患儿当前首优的护理问题是
A. 疼痛
B. 体温过高
C. 心排血量减少
D. 活动无耐力
E. 潜在并发症：热性惊厥

92. 第 2 问：目前可采用的最佳降温措施是
A. 冰袋头部冷敷
B. 70% 乙醇拭浴
C. 口服阿司匹林
D. 冰袋足部冷敷
E. 冰囊冷敷于大腿根部

93. 第 3 问：对该患儿家长给予健康指导错误的是
A. 居室内保持空气清新，温度、湿度适宜
B. 保证充足的营养和睡眠
C. 发病期间暂停母乳喂养
D. 保证营养与水分的摄入
E. 症状消失可按时预防接种

（94~95 题共用题干）

女，38 岁。在硬膜外阻滞下行子宫肌瘤切除术，术后返回病室。

94. 第 1 问：返回病室时应采取的体位是
A. 侧卧位
B. 半坐卧位
C. 平卧位
D. 俯卧位
E. 平卧屈膝外展位

95. 第 2 问：术后第 2 天早晨建议其采取的体位是

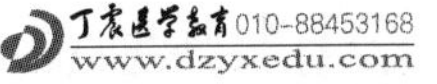

A. 侧卧位
B. 半坐卧位
C. 平卧位
D. 俯卧位
E. 端坐位

（96~98 题共用题干）

女，40 岁。诊断甲状腺功能亢进症，行甲状腺切除术，术后 12 小时出现高热 39.2℃，心率 140 次 / 分，伴烦躁不安及呕吐等。

96. 第 1 问：考虑该患者发生了
A. 甲状腺危象
B. 术后感染
C. 术后大出血
D. 甲状旁腺损伤
E. 休克

97. 第 2 问：发生该种情况的主要原因是
A. 切口感染
B. 腺体切除不足
C. 术前甲状腺功能亢进症未得到控制
D. 术后碘剂服用不足
E. 术后引流不畅

98. 第 3 问：抢救处理措施不正确的是
A. 给氧
B. 降温
C. 肌内注射苯巴比妥钠 100mg
D. 静脉输注大量葡萄糖
E. 肌内注射肾上腺素 1mg

（99~100 题共用题干）

女，已婚，21 岁。患精神分裂症 3 个月，病后月经未来潮。妇科检查：子宫前位大小大致正常，尿妊娠试验（—）。

99. 第 1 问：闭经的主要原因是
A. GnRH 分泌不足，失去节律性
B. 无 LH 高峰
C. B 超检查未见成熟卵泡及排卵
D. 子宫内膜呈增生早期
E. 大脑皮质功能紊乱

100. 第 2 问：为了解其子宫内膜周期性变化，最可靠的方法是
A. 宫颈黏液镜检
B. 基础体温测定
C. 测定雌激素在体内的含量
D. 诊断性刮宫做病理检查
E. 阴道脱落细胞涂片检查

强化试卷九

一、单选题（每题 1 个得分点）：以下每道试题有 5 个备选答案，请从中选择 1 个最佳答案。提示：本部分在答题过程中可以回退（对已作答试题可以返回检查或修改答案）。

1. 2 岁半儿童的正常心率是
   A. 120~130 次 / 分
   B. 110~130 次 / 分
   C. 100~120 次 / 分
   D. 80~100 次 / 分
   E. 70~90 次 / 分

2. 改善血栓闭塞性脉管炎患者肢体血液循环的措施不包括
   A. 肢体保暖
   B. 适度锻炼
   C. 使用血管扩张药
   D. 禁忌吸烟
   E. 肌内注射吗啡

3. 产后出血患者的护理措施不包括
   A. 子宫收缩乏力所致出血者，立即按摩子宫
   B. 失血过多，积极查找出血原因，针对病因止血
   C. 胎盘部分残留，需要徒手剥离取出
   D. 产后出血高危者，做好输血准备
   E. 软产道裂伤造成的出血，及时做好缝合准备

4. 男，52 岁。20 年前患过肺结核，平素健康，近 3 个月刺激性咳嗽，痰中偶有血丝，有时发热。胸部 X 线检查示右肺上叶 2.0cm×2.5cm 的块状阴影，边缘不规整，呈分叶状。查痰脱落细胞 3 次均为阴性。诊断首先考虑
   A. 肺结核
   B. 肺囊肿
   C. 肺脓肿
   D. 肺癌
   E. 肺良性肿瘤

5. 典型麻疹皮疹的特点是
   A. 皮肤普遍充血，有鲜红粟米粒疹
   B. 小斑丘疹，疹退后无色素沉着
   C. 针尖大小斑丘疹，疹间无正常皮肤
   D. 红色斑丘疹，疹退后有色素沉着及细小脱屑
   E. 红色出血性斑丘疹，疹退后无色素沉着

6. 典型查科（Charcot）三联征是指
   A. 腹痛、发热、呕吐
   B. 突发上腹部束带状剧痛、轻度黄疸、低血压
   C. 突发上腹阵发性绞痛、呕吐、畏寒发热
   D. 肝区持续性闷胀痛、寒战高热、低血压
   E. 突发剑突下偏右阵发性绞痛、寒战高热、黄疸

7. 对艾滋病患者进行健康教育的内容不包括
   A. 性道德教育
   B. 预防机会性感染
   C. 严禁献血
   D. 育龄女性避免妊娠
   E. 无症状携带者至少每个月做 1 次检查

8. 对于帕金森病患者，预防并发症促进康复的措施不包括
   A. 做关节的全范围运动
   B. 以舒展的步伐行走
   C. 高枕卧位
   D. 温水浴
   E. 按摩

9. 原发性肝癌最常用且经济的定位诊断是
   A. AFP 测定
   B. B 超检查
   C. CT 检查
   D. MRI 检查
   E. 肝扫描

10. 关于骨牵引的护理，叙述错误的是
    A. 床尾或床头抬高 15~30cm
    B. 牵引针不可左右移动
    C. 及时去除牵引针孔的血痂
    D. 维持肢体在复位或固定的位置
    E. 鼓励患者功能锻炼

11. 分娩的主要产力是

A．腹肌收缩力
B．膈肌收缩力
C．肛提肌收缩力
D．子宫收缩力
E．腹肌收缩力＋肛提肌收缩力

12. 腹部多发刀割伤合并肠管脱出患者，现场急救措施错误的是
A．迅速建立静脉通道
B．腹部伤口止血
C．观察有无呕吐物造成窒息的危险
D．迅速将肠管回纳入腹腔
E．迅速插入胃肠减压管引流

13. 腹腔手术后预防膈下脓肿的有效护理措施是
A．腹腔引流通畅
B．应用抗生素
C．及早进食
D．胃肠减压
E．半坐卧位

14. 肝癌伴门静脉高压时不会出现
A．脾大
B．脾功能亢进
C．腹水
D．侧支循环建立和开放
E．肝颈静脉反流征阳性

15. 高龄初产妇，妊娠期骨盆测量在正常范围，已行剖宫产，胎儿 3800g。术后护理不正确的是
A．指导产妇咳嗽，翻身时轻按腹部两侧
B．切口疼痛剧烈时给予镇痛药
C．术后第 3 天取半坐卧位
D．肛门未排气时避免进食牛奶
E．腹部系腹带

16. 护理颅内压增高患者，容易诱发脑疝形成的措施是
A．保持呼吸道通畅
B．避免剧烈咳嗽
C．限制输液速度
D．躁动者强制约束
E．便秘者使用缓泻药

17. 月经来潮后，子宫内膜再生来自
A．肌层
B．功能层
C．致密层
D．海绵层
E．基底层

18. 关于急性肾损伤少尿期的治疗和护理，错误的是
A．严禁进食含钾食物
B．禁用含钾药物
C．避免输入库存血
D．摄入高蛋白食物
E．观察有无心律失常

19. 最容易导致动脉栓塞症的心律失常是
A．三度房室传导阻滞
B．心房颤动
C．病态窦房结综合征
D．频发室性期前收缩
E．短阵室上性心动过速

20. 护理颅内出血的新生儿，不妥的是
A．保持安静，避免惊扰
B．护理操作要轻
C．抱起喂乳，以防窒息
D．注意保暖，必要时吸氧
E．遵医嘱给予地西泮

21. 急性阑尾炎术后最常见的并发症是
A．出血
B．切口感染
C．粪瘘
D．肺部感染
E．粘连性肠梗阻

22. 急性盆腔炎的护理措施不正确的是
A．使用抗生素治疗
B．高热患者及时给予物理降温
C．定时妇科检查了解炎症扩散程度
D．取半坐卧位，以利于脓液引流
E．给予高热量、高蛋白、高维生素半流质饮食

23. 急性上呼吸道感染最重要的预防措施是
A．母乳喂养
B．加强保护性隔离
C．加强体格锻炼
D．防治各种慢性疾病
E．注意保暖，避免着凉

24. 甲状腺功能亢进症患者在严重精神刺激、感染、创伤后，护理的重点是
A. 加强心理护理
B. 遵医嘱给予镇静药
C. 禁食刺激性食物
D. 观察甲状腺危象的先兆表现
E. 准备好急救用品

25. 检查胸膜腔闭式引流管是否通畅最简单的方法是
A. 检查引流管有无扭曲
B. 检查引流管内有无液体
C. 观察水封瓶中长管内水柱的波动
D. 观察患者呼吸音是否正常
E. 观察水封瓶内有无胸腔引流液

26. 颅底骨折患者禁忌腰穿是为了防止
A. 颅内出血
B. 颅内压降低
C. 脑疝
D. 颅内感染
E. 头痛

27. 慢性白血病患者化疗期间预防尿酸性肾病的护理不妥的是
A. 每天饮水量在 2000ml 内
B. 定时检查血、尿中尿酸的含量
C. 记录 24 小时出入量，注意观察有无腰痛、血尿
D. 遵医嘱口服别嘌醇，抑制尿酸合成
E. 化疗给药前后的一段时间里遵医嘱给予利尿药

28. 门静脉高压致上消化道急性出血的护理措施，错误的是
A. 禁食、补液、输血治疗
B. 大量呕血时应取半坐卧位
C. 及时清理呕吐物和血迹
D. 做好心理护理，减轻恐惧
E. 用冰盐水或冰盐水加血管收缩药灌洗

29. 某孕妇，28 岁。G_5P_0，妊娠 34^{+4} 周，因阴道流血 3 天，出血量少于月经量入院。产科检查：宫高 31cm，胎心 145 次 / 分，无宫缩，头先露。最可能的诊断是
A. 胎盘早剥
B. 前置胎盘
C. 子宫破裂
D. 宫颈息肉
E. 宫颈癌

30. 男，17 岁。1 型糖尿病史多年，平时饮食控制，普通胰岛素皮下注射。2 天前感冒，发热、食欲减退、恶心、呕吐。实验室检查：血糖 30mmol/L，尿酮（++），给予补液和小剂量短效胰岛素持续静脉滴注。补液治疗措施错误的是
A. 补液总量可按原体重的 10% 估计
B. 首先补充生理盐水
C. 当血糖降至 13.9mmol/L 时改输 5% 葡萄糖盐水或葡萄糖溶液
D. 患者清醒，鼓励饮水
E. 为纠正酸中毒，尽快静脉滴注碳酸氢钠

31. 会阴的特点不包括
A. 会阴体厚 5~6cm
B. 包括皮肤、肌肉和筋膜
C. 由外向内逐渐变窄
D. 内层为会阴中心腱
E. 妊娠期会阴组织变软

32. 男，32 岁。突然意识丧失，全身肌肉抽搐，口吐白沫并伴有尿失禁，护士发现后应首先考虑
A. 癔症
B. 脑出血
C. 脑血栓
D. 癫痫大发作
E. 药物中毒

33. 男，71 岁。膀胱肿瘤。体重 50kg。患病以来食欲减退，术前检查空腹血糖 6.9mmol/L，血白蛋白 28g/L，血压 155/95mmHg。患者首先需要
A. 调整血压
B. 缓解焦虑
C. 纠正低白蛋白血症
D. 调整睡眠
E. 调整血糖

34. 男，7 岁。复种麻疹疫苗，2 分钟后突然出现烦躁不安，面色苍白，口周青紫，四肢湿冷，呼吸困难，脉搏细速，应考虑是
A. 晕针
B. 全身感染

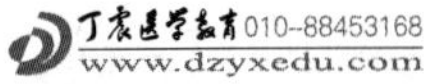

C. 接种后全身反应
D. 接种后强局部反应
E. 接种后过敏性休克

35. 脑血栓形成患者溶栓的最佳时机是
A. 6 小时内
B. 8 小时内
C. 10 小时内
D. 12 小时内
E. 24 小时内

36. 尿道外伤后，预防尿道狭窄的有效措施是
A. 用大号导尿管
B. 延迟拔导尿管的时间
C. 拔导尿管后嘱患者多饮水
D. 拔导尿管后定期行尿道扩张术
E. 拔导尿管后指导患者行肛门括约肌舒缩练习

37. 女，28 岁。妊娠 39 周，家中急产后 6 天，出现乏力、头痛、烦躁不安、打哈欠。诊断为破伤风。患者痉挛发作时，最先出现的症状是
A. 苦笑面容
B. 颈强直
C. 角弓反张
D. 上肢屈曲，下肢伸直
E. 牙关紧闭，张口困难

38. 女，40 岁。外伤性截瘫。为建立膀胱反射，留置导尿管开放时间应间隔
A. 1~2 小时
B. 2~4 小时
C. 4~6 小时
D. 6~8 小时
E. 8~10 小时

39. 全子宫切除术后患者恢复正常性生活时间应在术后
A. 2 周后
B. 3 周后
C. 1 个月后
D. 2 个月后
E. 3 个月后

40. 缺铁性贫血患者注射铁剂时的方法不包括
A. 准确计算注射铁的总量
B. 为达药量首剂加倍
C. 深部肌内注射
D. 注射部位交替
E. 不在皮肤暴露部位注射

41. 妊娠晚期羊水主要来自
A. 胎儿尿液
B. 胎儿皮肤的透析液
C. 脐带表面的透析液
D. 胎儿呼吸道黏膜的透析液
E. 母体血清经羊膜的透析液

42. 乳腺癌的术后护理措施不包括
A. 在健侧上肢测血压
B. 患侧上肢垫枕抬高 10°~15°
C. 患侧肢体肘关节屈曲
D. 术后 24 小时内指导患者活动肩关节
E. 患者肢体肿胀时可戴弹力袖

43. 肾盂肾炎最常见的感染途径是
A. 血行感染
B. 直接感染
C. 淋巴道感染
D. 上行感染
E. 下行感染

44. 生殖器炎性病变不包括
A. 输卵管积水
B. 输卵管卵巢囊肿
C. 卵巢巧克力囊肿
D. 慢性盆腔结缔组织炎
E. 慢性输卵管、卵巢炎

45. 石膏固定后，最重要的观察内容是
A. 石膏干固状态
B. 石膏形状
C. 局部血液循环
D. 石膏是否松脱
E. 骨折是否移位

46. 经会阴后 - 侧切开术阴道分娩的产妇，产后 6 小时排尿困难，应采取的措施不包括
A. 热水坐浴
B. 按摩膀胱
C. 针刺三阴交穴

D. 肌内注射新斯的明
E. 诱导排尿措施无效则导尿

47. 损伤患者必须立即处理的危急病情不包括
A. 心脏骤停
B. 窒息
C. 大出血
D. 开放性气胸
E. 开放性骨折

48. 胎方位是枕左前时，在孕妇腹壁上听诊胎心音最清楚的部位在脐
A. 左上方
B. 右上方
C. 左下方
D. 右下方
E. 正下方

49. 糖尿病饮食护理不妥的是
A. 三餐要定时、定量进餐
B. 碳水化合物摄入量占总热量的百分比不超过50%
C. 三餐总热量按标准体重定
D. 胰岛素治疗与饮食治疗要配合
E. 运动时随身携带甜点心

50. 为患儿静脉推注地西泮时，护士要重点观察
A. 体温
B. 心率
C. 呼吸
D. 血压
E. 尿量

51. 为早期发现肺炎患者是否发生感染性休克，应特别注意观察的是
A. 体温变化
B. 心率变化
C. 血压变化
D. 肺部体征变化
E. 血象变化

52. 正常产程进展的标志是
A. 胎方位
B. 宫缩强度
C. 产妇一般情况
D. 子宫收缩持续时间
E. 胎头下降、宫口扩张程度

53. 消化性溃疡最主要的临床表现是
A. 消化道出血
B. 上腹部疼痛
C. 营养不良
D. 嗳气、反酸
E. 缺铁性贫血

54. 心绞痛发作的典型部位是
A. 心前区
B. 心尖区
C. 胸骨后
D. 剑突下
E. 胸骨左前方

55. 心脏骤停患者若心电监护显示心室颤动，应立即给予
A. 胸骨中下段捶击
B. 胸外按压
C. 心腔内注射肾上腺素
D. 静脉注射利多卡因
E. 非同步电除颤

56. 新生儿硬肿病硬肿最先出现的部位为
A. 上肢
B. 躯干部
C. 小腿外侧
D. 臀部
E. 面颊部

57. 新生儿化脓性脑膜炎的临床特点，正确的是
A. 病原菌以脑膜炎球菌多见
B. 嗜睡和前囟紧张膨隆
C. 脑膜刺激征明显
D. 脑脊液检查压力正常
E. 血常规以淋巴细胞增多为主

58. 洋地黄中毒最重要的临床表现是
A. 室性期前收缩二联律
B. 出现奔马律
C. 黄视、绿视
D. 恶心、呕吐
E. 头痛、倦怠

59. 引起维生素 D 缺乏性手足搐搦症的直接原因是
    A. 血镁降低
    B. 血铁降低
    C. 血钠降低
    D. 血游离钙降低
    E. 血磷降低

60. 婴儿初次接种麻疹疫苗的月龄是
    A. 2 个月
    B. 4 个月
    C. 6 个月
    D. 8 个月
    E. 10 个月

二、共用题干单选题（每个提问 1 个得分点）：以下每道试题有 2~6 个提问，每个提问有 5 个备选答案，请选择 1 个最佳答案。提示：进入此部分试题后，您不能返回前面部分查看试题或修改答案；本部分在答题过程中不能回退（对已作答试题不能返回检查或修改答案）。您是否进入共用题干单选题部分？

（61~63 题共用题干）

女，48 岁。患类风湿关节炎 20 年，目前仍有不规则低热、关节肿痛及晨僵。

61. 第 1 问：关于该患者的护理，不正确的是
    A. 观察受累关节是否有晨僵
    B. 注意药物的不良反应
    C. 加强皮肤护理
    D. 保持关节于功能位
    E. 关节肿胀时增加活动

62. 第 2 问：在服用阿司匹林时，护士嘱其餐后服药的目的是
    A. 减少药物对消化道的刺激
    B. 减少药物对肝、肾的损害
    C. 避免尿少时析出结晶
    D. 提高药物疗效
    E. 降低药物毒性

63. 第 3 问：防止患者肢体畸形最重要的措施是
    A. 坚持服药
    B. 定期复查
    C. 卧床休息
    D. 温水浴或热水浸泡肢体和关节
    E. 正确的肢体活动和关节功能锻炼

（64~66 题共用题干）

女，27 岁。因车祸全身多处受伤出血，皮肤湿冷，面色苍白，血压 95/50mmHg，脉搏 125 次 / 分。考虑出现低血容量性休克。

64. 第 1 问：提示严重休克的休克指数是
    A. 0.5
    B. 1.0
    C. 1.0~1.5
    D. 1.5
    E. 2.5

65. 第 2 问：患者应采取的体位是
    A. 半坐卧位
    B. 头低足高位
    C. 侧卧位
    D. 头胸部抬高 20°~30°，下肢抬高 15°~20°
    E. 头高足低位

66. 第 3 问：经处理后，提示患者微循环改善的最重要指标是
    A. 神志恢复清楚
    B. 血压回升
    C. 脉搏减慢
    D. 尿量增多
    E. 肢端温度上升

（67~70 题共用题干）

男，27 岁。因受凉后突起畏寒、发热，体温 39.4℃，左侧胸痛伴咳嗽，咳少量铁锈色痰。胸部 X 线检查示左中下肺野大片淡薄阴影。

67. 第 1 问：该患者最可能的诊断是
    A. 结核性胸膜炎
    B. 肺炎链球菌肺炎
    C. 金黄色葡萄球菌肺炎
    D. 急性支气管炎
    E. 急性吸入性肺脓肿

68. 第 2 问：可减轻肺炎患者胸痛的体位是
    A. 半坐卧位
    B. 仰卧位
    C. 俯卧位
    D. 患侧卧位
    E. 健侧卧位

69. 第 3 问：为早期发现肺炎患者是否发生感染性休克，应特别注意观察的是
A．体温变化
B．心率变化
C．血压变化
D．肺部体征变化
E．血象变化

70. 第 4 问：治疗应首选的药物是
A．红霉素
B．青霉素
C．万古霉素
D．庆大霉素
E．头孢菌素

（71~73 题共用题干）

某孕妇，32 岁。妊娠 39 周，有风湿性心脏病史，无心力衰竭史。近 2 天出现胸闷、憋气、夜间不能平卧收入院。查体：体温 36.8℃，呼吸 19 次 / 分，心率 110 次 / 分，血压 110/70mmHg。听诊：心界向左侧扩大，心尖区有 2/6 级收缩期杂音。产科检查：宫高 36cm，腹围 100cm，胎位 LOA，胎心率 130 次 / 分，宫口开大 2cm，胎先露平棘，骨盆正常。

71. 第 1 问：首选的处理方式是
A．等待自然分娩
B．立即剖宫产
C．静脉滴注缩宫素引产
D．控制心力衰竭后行剖宫产
E．等待宫口开全后产钳助产

72. 第 2 问：关于该产妇的护理措施，错误的是
A．合理饮食，保证休息
B．积极防治贫血和感染
C．心功能Ⅲ级仍可哺乳
D．适当活动，劳逸结合
E．应用抗生素至产后 1 周

73. 第 3 问：该患者产后应绝对卧床休息
A．8 小时
B．12 小时
C．24 小时
D．48 小时
E．72 小时

（74~75 题共用题干）

男，29 岁。胸痛、胸闷、痰中带血 1 个月。胸部 X 线检查示肺门阴影。经支气管镜确诊为肺癌。

74. 第 1 问：患者化疗期间白细胞降至 3×10^9/L 时，应首先
A．少量输血
B．加强营养
C．减少用药量
D．改变用药方案
E．暂停用药，服用升血细胞药

75. 第 2 问：对化疗最敏感的类型是
A．鳞癌
B．腺癌
C．大细胞癌
D．小细胞癌
E．支气管肺泡癌

（76~79 题共用题干）

男，3 个月。人工喂养，因多汗、烦躁、夜间啼哭及睡眠不安就诊。查体：有枕秃，未及颅骨乒乓球样感觉。家长诉近 1 个月已给患儿维生素 D 4000U/d 口服。

76. 第 1 问：辅助检查中，可能出现的结果不包括
A．X 线检查可正常
B．血钙正常或偏低
C．血磷明显降低
D．钙磷乘积明显降低
E．碱性磷酸酶下降

77. 第 2 问：对该患儿的处理原则是
A．加强体格锻炼
B．多做户外活动
C．注意保护性隔离
D．密切观察病情
E．停用维生素 D 4000U/d

78. 第 3 问：对患儿家长进行健康教育指导，不正确的是
A．户外活动晒太阳
B．给予含维生素 D 的食物
C．适当补充钙剂
D．注意保护性隔离
E．维生素 D 改为 2000U/d 预防量

79. 第 4 问：若患儿突然发生四肢抽动，两眼上翻，并出现呼吸困难，应考虑的首优护理问题是
A. 体液过多
B. 有窒息的危险
C. 有感染的危险
D. 清理呼吸道无效
E. 营养失调：低于机体需要量

（80~82 题共用题干）

男，46 岁。上腹饱胀不适、乏力半年。查体：面部色素沉着，胸部蜘蛛痣，肝掌，肝肋下 2cm 可触及，质硬，移动性浊音阳性。经检查诊断为肝硬化。

80. 第 1 问：患者面部色素沉着的原因是
A. 肝脏的合成功能下降
B. 肝脏对醛固酮灭活功能减退
C. 肝硬化时肾上腺皮质功能减退
D. 肝脏对雌激素的灭活功能减退
E. 肝脏对血管升压素灭活功能减退

81. 第 2 问：我国肝硬化最常见的原因是
A. 乙醇中毒
B. 胆汁淤积
C. 循环障碍
D. 病毒性肝炎
E. 长期接触工业毒物

82. 第 3 问：近 2 个月患者出现肝区胀痛、进行性消瘦。经检查诊断为肝癌。肝区胀痛的最常见原因是
A. 肝癌结节刺激腹膜
B. 肝癌生长迅速，牵拉肝包膜
C. 肝癌结节破裂出血局限于肝包膜下
D. 肝癌结节破裂，坏死组织流入腹腔
E. 肝癌侵犯膈肌

（83~84 题共用题干）

男，49 岁。右半结肠切除术后 11 天，患者出现腹胀、腹痛、呕吐、停止排便排气，腹部 X 线检查有多个液平面，诊断为肠梗阻。

83. 第 1 问：处理措施<u>不包括</u>
A. 禁饮、禁食，胃肠减压
B. 静脉补液，营养支持
C. 腹痛时应用解痉药
D. 急症手术解除梗阻
E. 应用抗生素防治感染

84. 第 2 问：护理措施<u>不包括</u>
A. 禁饮、禁食，做好口腔护理
B. 胃肠减压，密切观察引流液的颜色、性状和量
C. 严密观察生命体征和腹部体征
D. 持续胃肠减压，2 天后拔除胃管
E. 患者呕吐时嘱坐起或头偏向一侧

（85~87 题共用题干）

男，56 岁。诊断为慢性肺源性心脏病，血气分析：PaO_2 50mmHg，$PaCO_2$ 60mmHg。

85. 第 1 问：该患者适当的吸氧浓度为
A. 28%
B. 32%
C. 60%
D. 80%
E. 100%

86. 第 2 问：该患者之所以要采用适当的氧浓度吸氧，其主要目的为
A. 防止氧中毒
B. 保持缺氧对外周化学感受器的刺激作用
C. 保持缺氧对呼吸中枢的刺激作用
D. 保持二氧化碳对呼吸中枢的刺激作用
E. 保持二氧化碳对外周化学感受器的刺激作用

87. 第 3 问：该患者经治疗病情好转，血气分析示 PaO_2 60mmHg，$PaCO_2$ 55mmHg。若拟近期出院，护士按患者的具体情况予以相关的家庭氧疗指导，正确的是
A. 低流量吸氧＞15h/d
B. 夜间可酌情中止吸氧以保证睡眠
C. 氧疗装置以清洁为度，无须定期更换
D. 可根据需要随时调高氧流量
E. 通常采用面罩吸氧以确保氧疗效果

（88~89 题共用题干）

男，66 岁。冠心病病史 12 年。因剧烈的心前区疼痛无法缓解而入急诊。查体：患者躁动不安，面色苍白，呼吸急促；心电图示病理性 Q 波、ST 段抬高；实验室检查：血清心肌坏死标志物异常增高。

88. 第 1 问：患者的诊断是
A. 急性左心衰
B. 急性心肌梗死

C．急性右心衰
D．心绞痛
E．急性心肌炎

89．第 2 问：该患者的护理措施，错误的是
A．绝对卧床休息
B．吸氧
C．低脂、低胆固醇饮食
D．可以在病房内活动
E．心电监护

（90~91 题共用题干）

男，68 岁。高血压病史 10 余年，昨晨排便时跌扑在地，当时意识丧失，口吐白沫，急送医院。查体：血压 190/110mmHg，脉搏 60 次 / 分，脉洪大，呼吸 14 次 / 分、深长，体温 39℃，喉头鼾声，压眶反射消失。诊断为脑出血。

90．第 1 问：目前对患者生命最具威胁的并发症为
A．消化道出血
B．肺部感染
C．脑水肿并发脑疝
D．电解质紊乱
E．下肢深静脉血栓形成

91．第 2 问：护理措施错误的是
A．观察动态生命体征
B．保持呼吸道通畅
C．绝对卧床，不能翻身
D．每天进行各关节被动运动
E．鼻饲流质饮食

（92~93 题共用题干）

男，8 个月。米糊喂养，未添加其他辅食。查体：营养差，皮肤、黏膜苍白。实验室检查：血红蛋白 60g/L，呈小细胞低色素性贫血，白细胞、血小板均正常。

92．第 1 问：此患儿发病的主要原因是
A．喂养不当
B．丢失过多
C．营养物质吸收障碍
D．生长发育过速
E．慢性感染

93．第 2 问：最适宜的治疗方案是
A．注意饮食调整
B．叶酸口服
C．铁剂与维生素 C 同服
D．维生素 B_{12} 肌内注射
E．输注少量浓缩红细胞

（94~95 题共用题干）

女，28 岁。已婚，消瘦。因不孕症行促排卵治疗，用药后第 7 天出现胸闷、恶心、腹痛、腹胀。查体：腹水。实验室检查：血细胞比容＞ 0.45，电解质紊乱。B 超检查：卵巢 10cm×8cm×5cm 大小，表面光滑，质软。

94．第 1 问：最可能的诊断是
A．结核性腹膜炎
B．卵巢过度刺激综合征
C．梅格斯综合征
D．阿谢曼综合征
E．卵巢肿瘤蒂扭转

95．第 2 问：治疗要点与护理措施错误的是
A．静脉滴注白蛋白
B．静脉滴注低分子右旋糖酐
C．口服米索前列醇
D．告知患者本病具有自限性
E．鼓励患者适量饮水，以纠正血液的高凝状态

（96~97 题共用题干）

女，35 岁。因发热、寒战、腰痛 5 天入院。右肾区叩击痛。尿常规：红细胞 5~6 个 /HPF，白细胞 20~30 个 /HPF。中段尿培养大肠埃希菌＞ 10^5/ml。经抗生素治疗 3 天后体温正常。

96．第 1 问：此时的主要治疗是
A．停用抗生素
B．青霉素巩固治疗 1 周
C．改口服抗生素，完成 2 周疗程
D．碱化尿液
E．如尿培养阴性，停用抗生素

97．第 2 问：出院时尿常规正常，尿培养阴性，无发热，肾区无叩击痛，应注意
A．定时复查尿培养
B．继续用抗生素治疗
C．长期服用碳酸氢钠
D．每晚服抗生素 1 次
E．卧床休息至腰痛消失

（98~100 题共用题干）

女，38 岁。停经 12 周，确诊为早期妊娠，行人工流产钳刮术，术后突然出现心率缓慢、心律不齐、胸闷、出汗及面色苍白等症状。

98. 第 1 问：此时孕妇最可能的诊断是
    A. 人工流产综合征
    B. 低血容量性休克
    C. 羊水栓塞
    D. 子宫穿孔
    E. 吸宫不全

99. 第 2 问：发生上述症状的原因是
    A. 妊娠周数大
    B. 受术者子宫畸形
    C. 交感神经兴奋
    D. 扩张宫颈引起损伤
    E. 宫体、宫颈受机械性刺激

100. 第 3 问：此时应采取的措施是
    A. 行负压吸引术
    B. 实施心肺复苏
    C. 准备开腹探查
    D. 静脉注射阿托品 1mg
    E. 立即吸氧，静脉输液

强化试卷十

一、单选题（每题 1 个得分点）：以下每道试题有 5 个备选答案，请从中选择 1 个最佳答案。提示：本部分在答题过程中可以回退（对已作答试题可以返回检查或修改答案）。

1. Ⅱ度子宫脱垂患者的主要症状是
   A．排尿困难
   B．下坠感
   C．阴道有肿物脱出
   D．阴道分泌物增多
   E．脓血性分泌物

2. 完全肠外营养（TPN）的护理操作注意事项不包括
   A．严格无菌操作
   B．可在营养液中添加胰岛素
   C．需要控制输液速度
   D．输注结束时用肝素稀释液封管
   E．保持管道通畅

3. T 管引流试夹管的指征，不正确的是
   A．术后 10 天
   B．患者主诉轻微腹胀
   C．体温 36.8℃
   D．引流出的胆汁量约 200ml
   E．引流出的胆汁呈黄绿色、清亮

4. 男，29 岁。突发全身抽搐、口吐白沫、大小便失禁，诊断为“癫痫”入院治疗。患者抽搐期间的护理措施，错误的是
   A．放置好床挡
   B．置小布卷于上下臼齿间
   C．将头偏向一侧
   D．解开衣领
   E．按压住抽搐的肢体

5. 采用肌内注射的疫苗是
   A．卡介苗
   B．乙肝疫苗
   C．麻疹疫苗
   D．白喉类毒素
   E．破伤风类毒素

6. 第 5 腰椎棘突下至耻骨联合上缘中点的距离是
   A．对角径
   B．髂棘间径
   C．髂嵴间径
   D．骶耻外径
   E．出口横径

7. 产妇的出院指导不包括
   A．指导避孕方法
   B．保持愉悦心情，利于泌乳
   C．与婴儿同步休息
   D．产后 56 天随访
   E．坚持母乳喂养

8. 慢性阻塞性肺疾病患者长期家庭氧疗的指征不包括
   A．PaO_2 52mmHg，$PaCO_2$ 54mmHg
   B．PaO_2 52mmHg，$PaCO_2$ 40mmHg
   C．SaO_2 90%，$PaCO_2$ 40mmHg
   D．PaO_2 58mmHg，有肺动脉高压
   E．PaO_2 58mmHg，有心力衰竭、水肿

9. 预防结核病的措施不包括
   A．建立结核病防治网
   B．定期胸部 X 线检查
   C．指导患者对痰及用物进行消毒处理
   D．易感人群接种卡介苗
   E．加强卫生宣教，介绍结核病相关知识

10. 动脉粥样硬化患者无须限制的饮食是
   A．蛋白质饮食
   B．胆固醇饮食
   C．高碳水化合物饮食
   D．脂肪饮食
   E．高钠饮食

11. 多见于儿童和青少年，属高度恶性，平均生存时间仅 12~18 个月，多为单侧，肿瘤生长迅速的卵巢肿瘤是
   A．无性细胞瘤
   B．不成熟型畸胎瘤

C．黏液性囊腺瘤
D．卵黄囊瘤
E．卵巢颗粒细胞瘤

12. 反映小儿骨骼发育最主要的指标是
A．胸围
B．体重
C．牙齿
D．身高（长）
E．囟门

13. 男，35 岁。诊断为获得性免疫缺陷综合征。此疾病的治疗原则不包括
A．并发症的治疗
B．禁食
C．支持与对症治疗
D．抗病毒治疗
E．预防性治疗

14. 一般肿瘤患者的心理特点，第一期是
A．协议期
B．接受期
C．愤怒期
D．否认期
E．抑郁期

15. 腹部空腔脏器破裂的主要临床表现是
A．腹腔内出血
B．腹膜炎
C．肠鸣音亢进
D．血、尿淀粉酶升高
E．腹腔穿刺抽出不凝血

16. 腹股沟疝修补术后的护理不包括
A．避免感冒、咳嗽
B．处理排尿困难
C．积极治疗便秘
D．术后用丁字带托起阴囊
E．术后 1 个月内避免重体力劳动

17. 高渗性脱水患者补液时宜选用的药物是
A．5% 葡萄糖溶液
B．3%~5% 氯化钠溶液
C．等渗盐水
D．10% 氯化钾溶液
E．10% 碳酸氢钠溶液

18. 治疗下肢急性蜂窝织炎应首选
A．红霉素
B．四环素
C．青霉素
D．氨苄西林
E．庆大霉素

19. 关于门静脉高压症分流术后的护理，不正确的是
A．术后 48 小时内取平卧位
B．卧床 1 周
C．术后 2 周内每天复查血小板
D．禁用肥皂水灌肠
E．给予高热量、高蛋白、高维生素、低脂饮食

20. 关于月经的叙述，正确的是
A．初潮时多有排卵性月经
B．两次月经第 1 天的间隔时间为一个月经周期
C．月经周期的长短主要取决于分泌期的长短
D．正常经量不少于 80ml
E．经血是凝固的

21. 急性腹膜炎未确诊前暂不应用
A．激素
B．抗生素
C．镇痛药
D．全血
E．营养制剂

22. 患者在甲状腺切除术后出现呼吸困难的常见原因是
A．单侧喉返神经损伤
B．双侧喉上神经内支损伤
C．切口内出血或喉头水肿
D．双侧喉上神经外支损伤
E．甲状腺危象

23. 急性肾损伤患者，少尿期或无尿期最关键的治疗措施是
A．注意补钾
B．纠正碱中毒
C．补充血容量
D．严格限制入量
E．增加胶体渗透压

24. 甲状腺功能亢进症单纯性突眼的特征不包括
A. 瞬目减少
B. 突眼度＜ 18mm
C. 常有异物感，视力减退
D. 眼球辐辏不良
E. 上眼睑挛缩，睑裂增宽

25. 结肠癌最早出现的症状是
A. 腹痛
B. 大便性状改变
C. 腹部包块
D. 肠梗阻症状
E. 消瘦、贫血

26. 经腹输卵管绝育术的禁忌证不包括
A. 心力衰竭
B. 腹部皮肤感染
C. 生殖器官炎症
D. 严重的神经衰弱综合征
E. 24 小时内 1 次测量体温达 37.5℃

27. 惊厥持续状态的描述不包括
A. 惊厥持续发作超过 30 分钟
B. 2 次发作间歇在 10 分钟内
C. 可导致脑水肿
D. 可出现颅内压增高
E. 可导致脑损伤

28. 抗甲状腺药物的主要不良反应是
A. 血小板减少
B. 粒细胞减少
C. 肝功能受损
D. 过敏反应
E. 胃肠道反应

29. 控制破伤风患者痉挛最主要的措施是
A. 保持病室安静
B. 限制探视
C. 使用镇静及解痉药
D. 应用破伤风抗毒素
E. 护理措施要集中

30. 口服铁剂治疗的患儿可同时服用
A. 维生素 C
B. 茶
C. 钙片
D. 咖啡
E. 牛奶

31. 流行性出血热典型临床表现的“三痛”是指
A. 头痛、腰痛、眼眶痛
B. 头痛、腰痛、肌肉痛
C. 咽痛、腰痛、眼眶痛
D. 头痛、腹痛、肌肉痛
E. 眼眶痛、腰痛、肌肉痛

32. 慢性肾小球肾炎的临床表现不包括
A. 水肿
B. 高血压
C. 血尿、蛋白尿
D. 尿路刺激征
E. 肾功能损害

33. 弥散性血管内凝血（DIC）患者使用肝素抗凝正确的是
A. 肝素剂量不足时凝血时间小于 18 分钟
B. 肝素过量时凝血时间大于 30 分钟
C. 肝素过量时快速输注鱼精蛋白
D. DIC 晚期单独使用肝素
E. 在 DIC 高凝期不宜使用肝素

34. 某孕妇，妊娠 34 周。因突然阴道流液 1 小时来急诊。产科检查：胎位 LOT，先露高浮，胎心率 136 次 / 分。护理措施不正确的是
A. 嘱孕妇适当下床活动
B. 定时监测胎心率变化
C. 严密观察生命体征变化
D. 会阴擦洗 2 次 / 天
E. 遵医嘱用抗生素

35. 男，23 岁。车祸伤及头部，出现意识丧失约 20 分钟，伴有面色苍白、出冷汗、呼吸浅慢。意识恢复后对当时情景不能回忆，而对往事记忆清楚。现患者头痛、头晕、恶心无呕吐，神经系统检查无阳性体征。最可能的诊断为
A. 脑震荡
B. 脑水肿
C. 颅内血肿
D. 颅骨骨折
E. 脑挫裂伤

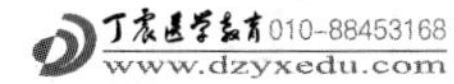

36. 男，42 岁。双手掌指关节、腕关节、膝关节对称性肿痛半年，加重伴晨僵 1 个月。手指及腕关节的 X 线检查示骨质疏松。诊断为类风湿关节炎。护理措施错误的是
A. 卧床休息
B. 可短时间制动
C. 保持关节处于功能位
D. 加强关节活动，进行功能锻炼
E. 可以用温水浴或热水浸泡僵硬的关节

37. 蛛网膜下腔阻滞术后去枕平卧的时间为
A. 1~2 小时
B. 2~4 小时
C. 4~6 小时
D. 6~8 小时
E. 8~10 小时

38. 男，48 岁。搬重物时突感腰部疼痛伴右下肢放射性疼痛 3 小时就诊。查体：腰部曲度变直，左小腿外侧皮肤痛觉减退，双下肢肌力无异常，双膝、踝反射（＋＋），右腿直腿抬高试验 40°。X 线检查无明显异常。处理措施错误的是
A. 绝对卧床休息 3 周，3 周后戴腰围下床活动
B. 理疗、推拿、按摩缓解痉挛和疼痛
C. 必要时行牵引治疗
D. 3 个月内不可弯腰
E. 立即手术治疗

39. 男，67 岁。诊断短暂性脑缺血发作，有糖尿病、高血压病史。护士对其进行健康教育，错误的是
A. 头部转动时不能太快、太猛
B. 进食低脂、高钠、高蛋白饮食
C. 多吃水果、蔬菜
D. 即使没有症状也不能独自开车
E. 积极控制糖尿病、高血压

40. 男，6 个月。眼距宽、睑裂小，鼻梁低平，舌大外伸，流涎，身材矮小，关节可过度屈伸，有通贯手。其母 35 岁，近亲结婚，G_2P_1。最可能的诊断是
A. 糖原贮积症
B. 猫叫综合征
C. 唐氏综合征
D. 苯丙酮尿症
E. 肝豆状核变性

41. 男，8 岁，以急性肾小球肾炎收入院。3 天来眼睑水肿，今天尿量 400ml、镜下血尿，高血压。护士在作入院评估时，最应仔细询问的是
A. 家中是否有类似的患者
B. 患儿的睡眠习惯
C. 患儿的日常活动
D. 患儿的症状、体征
E. 患儿的语言表达方式

42. 男，出生后 7 天。因皮肤黄染 5 天入院。查体：精神状态佳，颜面及巩膜黄染，胎粪为墨绿色，小便正常。实验室检查：血清胆红素 230μmol/L。患儿的初步诊断是
A. 新生儿缺氧缺血性脑病
B. 新生儿颅内出血
C. 新生儿败血症
D. 生理性黄疸
E. 病理性黄疸

43. 女，40 岁。诊断为十二指肠溃疡。对该患者的治疗原则不包括
A. 消除病因
B. 控制症状
C. 促进愈合
D. 预防复发
E. 尽早手术根治

44. 女，9 岁。因高热、咳嗽、出疹就诊，诊断为“麻疹”。该患儿最先出现皮疹的部位是
A. 四肢
B. 躯干
C. 颈部
D. 耳后发际
E. 手心、足底

45. 缺铁性贫血患者口服铁剂的注意事项不包括
A. 向患者说明服用铁剂可出现黑便
B. 服用铁剂前后 1 小时禁饮浓茶
C. 避免铁剂与牛奶同服
D. 服液体铁剂时要用吸管吸入
E. 症状改善后即可停药

46. 三度房室传导阻滞伴阿 - 斯综合征的治疗方法是
A. 阿托品
B. 异丙肾上腺素

C．安装人工心脏起搏器
D．麻黄碱
E．电复律

47. 烧伤包扎疗法的缺点是
A．细菌容易生长繁殖
B．适用于小面积烧伤
C．保护创面
D．利于引流
E．肢体易固定于功能位

48. 食管癌根治术后最严重的并发症是
A．乳糜胸
B．吻合口瘘
C．吻合口狭窄
D．反流性食管炎
E．胸膜腔感染

49. 手术日早晨的准备中错误的是
A．询问女患者是否月经来潮
B．如有义齿者应取下
C．嘱患者排尽尿液
D．体温升高者给予退热药
E．准备手术需要的资料和物品带入手术室

50. 术后切口裂开的处理方法不包括
A．安慰患者
B．立即将内脏还纳
C．无菌生理盐水纱布覆盖
D．用腹带包扎
E．送手术室缝合

51. 糖尿病患者使用格列齐特（达美康）治疗的主要作用是
A．刺激胰岛素分泌
B．促进外周组织利用葡萄糖
C．替代胰岛素作用
D．延缓葡萄糖在肠道吸收
E．加速无氧酵解

52. 糖尿病饮食治疗错误的是
A．三餐热量分配为1/3、1/3、1/3
B．提倡食用粗制米、面
C．以动物蛋白为主
D．少食动物脂肪
E．忌食含葡萄糖、蔗糖食品

53. 提示肺性脑病先兆的是
A．瞳孔不等大
B．呼吸节律不规则
C．呼吸深而重
D．烦躁、嗜睡
E．尿量减少

54. 维生素D缺乏性手足搐搦症发生喉痉挛时应让患儿
A．取头低足高位
B．取平卧位，头偏向一侧
C．松开衣领
D．取头前位
E．取俯卧位

55. 肾及输尿管结石的临床表现特点是
A．肾积水
B．肾绞痛
C．与活动有关的血尿和疼痛
D．尿痛
E．发热

56. 为头先露的产妇做阴道检查时，确定胎位的重要标记是囟门和
A．额缝
B．颞缝
C．冠状缝
D．人字缝
E．矢状缝

57. 心功能Ⅲ级的患儿，其休息活动计划为
A．活动如正常儿童
B．增加休息时间，在室内做轻微活动
C．限制活动，增加卧床时间
D．应绝对卧床休息
E．绝对卧床休息并吸氧

58. 猩红热患儿应隔离至
A．体温正常，咽拭子培养1次阴性后
B．皮疹完全消退，咽拭子培养2次阴性后
C．症状完全消失，咽拭子培养1次阴性后
D．症状完全消失，咽拭子培养2次阴性后
E．症状消失1周，咽拭子培养3次阴性

59. 休克指数是指
A. 脉率 / 舒张压
B. 脉率 / 收缩压
C. 舒张压 / 收缩压
D. 收缩压 / 舒张压
E. 舒张压 / 脉率

60. 血栓闭塞性脉管炎坏疽期的护理，正确的是
A. 指导患者做伯格练习
B. 鼓励患者多进行户外活动
C. 热水泡脚
D. 用吗啡或哌替啶镇痛
E. 足底放热水袋保暖

二、共用题干单选题（每个提问 1 个得分点）：以下每道试题有 2~6 个提问，每个提问有 5 个备选答案，请选择 1 个最佳答案。提示：进入此部分试题后，您不能返回前面部分查看试题或修改答案；本部分在答题过程中不能回退（对已作答试题不能返回检查或修改答案）。您是否进入共用题干单选题部分?

（61~63 题共用题干）

男，65 岁。因心悸、心前区不适入院治疗，诊断为心绞痛。

61. 第 1 问：心绞痛发作的典型部位是
A. 心前区
B. 心尖区
C. 胸骨后
D. 剑突下
E. 胸骨左前方

62. 第 2 问：心绞痛发作时疼痛持续时间一般是
A. 30 分钟
B. 1 小时
C. 3~5 分钟
D. 2 小时
E. 15~20 分钟

63. 第 3 问：该患者无须限制的饮食是
A. 蛋白质饮食
B. 胆固醇饮食
C. 高碳水化合物饮食
D. 脂肪饮食
E. 高钠饮食

（64~65 题共用题干）

女，40 岁。慢性肾小球肾炎 7 年。实验室检查：内生肌酐清除率 9ml/min，血肌酐 472μmol/L。

64. 第 1 问：该患者护理措施错误的是
A. 饮食清淡，易消化，优质低蛋白
B. 准确记录 24 小时出入液量
C. 给予心理支持，增强治疗信心
D. 皮肤瘙痒时用乙醇擦洗
E. 避免劳累，预防感染

65. 第 2 问：该患者行血液透析治疗时，注意的事项不包括
A. 无菌操作
B. 避免在内瘘肢体侧测血压
C. 严格控制透析期间体重增加
D. 穿刺部位压迫止血
E. 置管处每周换药

（66~67 题共用题干）

女，27 岁。单位年度体检查出 HBsAg（+）。入院检查后确诊为乙型肝炎。

66. 第 1 问：判断患者病毒是否复制和具有传染性的直接标志是
A. 肝功能
B. 临床表现
C. HBV DNA 定量
D. 甲胎蛋白
E. 乙肝五项

67. 第 2 问：对于该患者护理措施不正确的是
A. 注意休息，避免劳累
B. 保持乐观情绪
C. 避免感染
D. 低脂、低盐、高碳水化合物、高维生素饮食
E. 禁用损害肝脏药物，可饮药酒护肝

（68~69 题共用题干）

初孕妇，35 岁。妊娠 37 周，头痛，下肢水肿已 3 天。因突发性持续性剧烈腹痛 3 小时入院。查体：贫血貌，血压 150/100mmHg，脉搏 110 次 / 分，宫高 37cm，腹围 102cm，子宫硬如板状，胎位不清，胎心音听不到。肛门检查时发现阴道少量流血，宫颈管未消失，宫口未开。

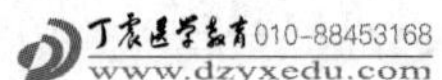

68. 第 1 问：此时首先考虑的诊断是
A. 子痫前期
B. 胎盘早剥
C. 前置胎盘
D. 子宫肌瘤红色变性
E. 先兆早产

69. 第 2 问：此诊断的病因是
A. 孕妇患重度子痫前期疾病
B. 高龄初产所致并发症
C. 孕妇长时间仰卧位
D. 子宫过大所致并发症
E. 妊娠高血压所致并发症

（70~71 题共用题干）

男，10 个月。因腹泻 4 天，大便每天 10 余次，蛋花样，时有呕吐来诊。查体：精神萎靡，皮肤弹性差，泪少，心、肺无异常。

70. 第 1 问：其病原体最可能是
A. 白假丝酵母菌
B. 致病性大肠埃希菌
C. 轮状病毒
D. 金黄色葡萄球菌
E. 痢疾杆菌

71. 第 2 问：首选的护理诊断是
A. 营养失调
B. 知识缺乏
C. 有皮肤完整性受损的危险
D. 潜在并发症：休克
E. 体液不足

（72~74 题共用题干）

男，11 岁。因发热伴双耳垂处肿痛 3 天，腹痛半天，呕吐 3 次入院，查体：体温 39℃，精神萎靡，颈软，双侧腮腺肿大，有压痛，上腹轻度压痛，无反跳痛。

72. 第 1 问：最可能的诊断是
A. 流行性腮腺炎并发睾丸炎
B. 流行性腮腺炎并发胃肠炎
C. 流行性腮腺炎并发胰腺炎
D. 流行性腮腺炎并发脑膜脑炎
E. 化脓性腮腺炎

73. 第 2 问：为进一步确诊，应做的检查是
A. 血、尿和大便常规
B. 氨基转移酶测定
C. 血脂肪酶测定
D. 腮腺 B 超检查
E. 脑脊液检查

74. 第 3 问：护理措施不妥的是
A. 物理降温
B. 暂禁食
C. 注射阿托品
D. 应用抗病毒药
E. 热敷肿胀的腮腺以减轻疼痛

（75~78 题共用题干）

男，31 岁。咳嗽、咳痰，咯血 6 天，伴低热 3 天。今晨突然大咯血就诊。胸部 X 线检查示右肺上叶病变，伴空洞形成。入院后给患者做结核菌素试验。

75. 第 1 问：判断结核菌素（PPD）试验结果，时间应在皮试后
A. 20~30 分钟
B. 2~4 小时
C. 12~24 小时
D. 24~48 小时
E. 48~72 小时

76. 第 2 问：PPD 试验硬结直径为 23mm，结果判断为
A. 弱阳性
B. 阴性
C. 中度阳性
D. 阳性
E. 强阳性

77. 第 3 问：如临床诊断为肺结核，应采取的最主要隔离措施是
A. 呼吸道隔离
B. 接触隔离
C. 血液 - 体液隔离
D. 严密隔离
E. 消化道隔离

78. 第 4 问：对其痰液最简单的灭菌方法是
A. 曝晒 2 小时
B. 70% 乙醇浸泡 2 分钟

C．紫外线照射 20 分钟
D．用卫生纸包好焚烧
E．煮沸 1 分钟

（79~80 题共用题干）

男，35 岁。因急性有机磷农药中毒被他人送来急诊。

79．第 1 问：对该患者的急救措施，错误的是
A．早期足量使用阿托品
B．眼部污染者用 2% 碳酸氢钠连续冲洗
C．喷洒农药时中毒患者应马上脱去污染衣物
D．对受污染的皮肤和头发用大量热水擦洗
E．口服中毒者用清水反复洗胃

80．第 2 问：经积极处理后，症状缓解，但第 3 天突然出现极度烦躁不安、高热。此时最可能的原因是
A．脑缺氧
B．洗胃不彻底
C．未采用导泻法
D．阿托品中毒
E．解磷定用量不足

（81~82 题共用题干）

男，40 岁。无任何诱因出现腰痛和左下肢痛，疼痛沿大腿后侧向下放射到小腿外侧、足背外侧，经休息后明显减轻。

81．第 1 问：该患者最可能的诊断是
A．腰椎骨关节炎
B．强直性脊柱炎
C．腰椎结核
D．腰椎间盘突出症
E．马尾部肿瘤

82．第 2 问：确诊此病最有价值的辅助检查是
A．B 超检查
B．X 线检查
C．MRI 检查
D．神经电生理检查
E．血管造影检查

（83~84 题共用题干）

男，50 岁。肝癌，行肝动脉栓塞化疗术。术后出现腹痛、发热、恶心、呕吐，实验室检查：氨基转移酶升高，血白蛋白降低。

83．第 1 问：应考虑发生了
A．副癌综合征
B．肝癌结节破裂
C．栓塞后综合征
D．肝癌转移征
E．肝动脉破裂

84．第 2 问：患者术后 1 周，应特别注意补充的是
A．白蛋白
B．维生素
C．电解质
D．脂肪乳
E．水分

（85~86 题共用题干）

男，60 岁。排便时突然晕倒在地、呼之不应，并吐咖啡样胃内容物。既往有高血压病史 10 余年。查体：一侧上下肢瘫痪。

85．第 1 问：为明确诊断，首选的辅助检查是
A．脑电图
B．头颅 CT
C．腰椎穿刺
D．经颅多普勒超声（TCD）
E．脑血管造影

86．第 2 问：最可能的诊断是
A．短暂性脑缺血发作
B．脑血栓形成
C．脑出血
D．蛛网膜下腔出血
E．癫痫持续状态

（87~88 题共用题干）

男，60 岁。无痛性血尿 2 周。B 超检查发现膀胱左侧壁有 1.5cm×1.5cm 肿块，膀胱镜确诊为膀胱移行细胞癌 I 级。

87．第 1 问：该患者首选的治疗方法是
A．经尿道膀胱肿瘤电切术
B．开放膀胱电切术
C．膀胱部分切除术
D．膀胱部分切除术＋输尿管膀胱吻合术
E．膀胱全切除术＋尿流改道术

88．第 2 问：该患者的健康教育不包括

A. 加强营养
B. 禁止吸烟
C. 术后无须化疗
D. 定期复查
E. 教会患者有关集尿袋的护理

（89~90 题共用题干）

女，29 岁。经阴道自然分娩后 6 个月，未哺乳，放置宫内节育器避孕。

89. 第 1 问：放置宫内节育器后健康教育错误的是
A. 休息 3 天
B. 1 周内避免重体力劳动
C. 1 个月内禁止性生活和盆浴
D. 3 个月内排便时和月经期注意节育器有无脱落
E. 1、 3、 6 和 12 个月随访，以后随访 1 次 / 年

90. 第 2 问：放置宫内节育器后半年，B 超检查显示宫内节育器异位，宫内妊娠 48 天。适宜的终止妊娠措施是
A. 负压吸引术
B. 药物流产
C. 取出宫内节育器
D. 取出宫内节育器＋负压吸引术
E. 取出宫内节育器＋药物流产

（91~92 题共用题干）

女，31 岁。G_3P_1，患慢性肝炎，现停经 62 天，经检查确定为早期妊娠。

91. 第 1 问：此时应采取的终止妊娠的方法是
A. 药物流产
B. 水囊引产
C. 依沙吖啶引产
D. 钳刮术
E. 负压吸引术

92. 第 2 问：手术后健康指导内容，错误的是
A. 休息 3 周
B. 持续阴道流血和腹痛应及时就诊
C. 注意观察阴道流血情况
D. 禁止性生活及盆浴 1 个月
E. 术后在观察室观察 1 小时

（93~94 题共用题干）

女，32 岁。宫腔镜检查术后 2 周，主诉下腹持续性疼痛，活动后加重 2 天。查体：体温 38.6℃，脉搏 94 次 / 分，呼吸 21 次 / 分，血压 112/78mmHg。妇科检查：阴道黏膜充血，少许脓性分泌物自宫口流出，宫体略大、压痛，输卵管增粗、有压痛。

93. 第 1 问：其最可能的诊断是
A. 急性子宫颈炎
B. 急性盆腔炎
C. 急性腹膜炎
D. 急性阑尾炎
E. 急性肠梗阻

94. 第 2 问：建议其采取的卧位是
A. 平卧位
B. 半坐卧位
C. 侧卧位
D. 膝胸卧位
E. 截石位

（95~96 题共用题干）

女，38 岁。阵发性腹痛 3 天，伴恶心，未吐，12 小时未排便、排气，4 年前因克罗恩病行末段回肠切除术，曾有切口感染，术后 1 年开始多次腹痛发作，情况与本次相似。查体：皮肤弹性差，腹稍胀，可见肠型及蠕动波，肠鸣音活跃，偶闻及气过水声。

95. 第 1 问：最可能的诊断是
A. 急性胃肠炎
B. 急性完全性肠梗阻
C. 粘连性肠梗阻
D. 克罗恩病
E. 克罗恩病癌变

96. 第 2 问：目前需要进行的处理是
A. 给予大剂量广谱抗生素及肠道菌抑制药
B. 开腹探查，病变肠段切除术
C. 开腹探查解除梗阻
D. 禁食、输液、胃肠减压
E. 饮食调节，内科治疗

（97~100 题共用题干）

女，40 岁。头痛 3 个月，多见于清晨，癫痫发作 3 次，经检查诊断为颅内占位性病变、颅内压增高，行开颅手术。

97. 第 1 问：颅内压增高的主要表现为
A. 头痛、恶心、食欲减退

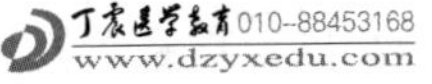

B．头痛、呕吐、感觉障碍
C．头痛、抽搐、偏瘫
D．头痛、呕吐、视神经乳头水肿
E．头痛、抽搐、血压升高

98. 第 2 问：术前患者出现便秘时，正确的处理方法<u>不包括</u>
A．使用开塞露
B．腹部按摩
C．使用缓泻药
D．用肥皂水灌肠
E．鼓励患者多食蔬菜、水果

99. 第 3 问：此患者开颅术后当天最危险的并发症是
A．出血
B．感染
C．中枢性高热
D．癫痫发作
E．尿崩症

100. 第 4 问：若患者出现脑脊液鼻漏，正确的护理方法是
A．取头低位
B．用无菌棉球阻塞鼻孔
C．用无菌生理盐水冲洗
D．避免用力咳嗽、打喷嚏
E．用氯霉素眼药水滴鼻

附：答案与解析

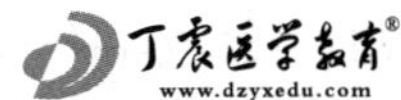

强化试卷一

1. E 与同一性伴侣连续发生3次及3次以上的自然流产为复发性流产，复发性流产大多数为早期流产，少数为晚期流产。早期复发性流产最常见的原因为胚胎染色体异常（不选C、D），其次是免疫功能异常、黄体功能不全(不选A)、甲状腺功能减退等(不选B)。晚期复发性流产常见于宫颈功能不全如宫颈内口松弛（选E）、自身免疫异常、血栓前状态、严重胎儿发育异常等。

2. D 暴露疗法是将创面暴露于空气中，使创面的渗液及坏死组织干燥成痂，以暂时保护创面。要求环境清洁、温暖、干燥，室温28~32℃。

3. E 颅内压增高的躁动者如强制约束可引起患者情绪激动，血压骤升而加重颅内压增高，诱发脑疝（选E）。为防止颅内压骤然升高，患者应卧床休息（不选A），避免强制约束导致患者情绪激动而加重病情；保持呼吸道通畅（不选B）；避免剧烈咳嗽和用力排便等增加腹内压的因素（不选C）；癫痫发作时，应及时控制，以防加重脑缺氧和脑水肿（不选D）。

4. D 足月儿通常于出生后2~3天出现生理性黄疸，4~5天达高峰，最迟不超过2周，血清胆红素＜221μmol/L（12.9mg/dl），一般情况良好（选D）。病理性黄疸多于出生后24小时内出现并迅速加重，血清胆红素＞205.2~256.5μmol/L（12~15mg/dl），一般情况较差，可见于新生儿肝炎（不选E）、新生儿败血症（不选B）、新生儿溶血病（不选C）、先天性胆道闭锁等（不选A）。

5. C 对于妇科腹部手术的患者，术前应常规给予健康教育，向患者介绍手术相关信息，指导患者在床上使用便器，掌握深呼吸、有效咳嗽、翻身、收缩和放松四肢的技巧等，便于术后实施以预防并发症。

6. D 护理评估不包括用药指导和健康教育（选D）。妇产科护理评估可以通过观察、会谈，对护理对象行身体检查、心理测试等方法获得护理对象的资料（不选A）。月经史、婚育史是妇产科评估的重要内容（不选B），身体评估常在采集健康史后进行，主要包括全身检查、腹部检查和妇科检查。妇科检查包括外阴、阴道、宫颈、宫体及双侧附件的检查(不选C)。直肠-腹部诊适用于无性生活史、阴道闭锁或其他原因不宜经阴道检查的患者（不选E）。

7. A 张力性气胸行紧急胸腔穿刺排气时，穿刺部位选择在伤侧第2肋骨间锁骨中线处。

8. B 轮状病毒肠炎多见于6个月至2岁的婴幼儿，常伴有发热和上呼吸道症状，病初1~2天即出现呕吐，大便次数增多，呈蛋花样或水样。因大便刺激臀部皮肤，易出现肛周皮肤受损，其皮肤护理措施包括避免使用不透气的塑料布或橡皮布包裹臀部（选B）；每次便后用温水清洗臀部并擦干（不选A）；局部皮肤发红处涂以40%氧化锌油并按摩片刻（不选E）；局部皮肤糜烂或溃疡者，可采用暴露法或灯光照射（不选C、D）。

9. C 肱骨中段或中、下1/3交界处骨折容易合并桡神经的损伤，导致前臂伸肌群的瘫痪，典型表现为患肢垂腕畸形。肱骨中下段粉碎性骨折体格检查时应特别注意有无伸腕功能障碍。

10. C 全身麻醉患者清醒前，患者的意识、咽反射消失，易发生反流和误吸，此时最重要的护理是保持呼吸道通畅。

11. B 宫颈内口松弛可引起胎膜早破，孕妇可于妊娠14~16周行宫颈环扎术，环扎部位应尽量靠近宫颈内口水平。

12. C 子宫脱垂的病因与分娩损伤、腹压增加、盆底组织发育不良或退行性变密切相关。预防子宫脱垂的措施包括妊娠期做好营养管理、减少巨大儿的发生（不选D）；在分娩后积极行会阴护理，并加强盆底组织锻炼（不选A）；避免产后过早参加体力劳动，减轻分娩的损伤（不选B）；积极治疗引起腹压增加的原发病，避免长期处于高腹压状态（不选E）。

13. E 大剂量环磷酰胺可引起出血性膀胱炎，可能与大量代谢物丙烯醛经尿道排泄有关（选E）。紫杉醇的不良反应为骨髓抑制、神经毒性、心脏毒性等（不选 A）。阿糖胞苷最主要的不良反应为骨髓抑制（不选 B）。平阳霉素不良反应有发热、胃肠道反应、皮疹、肺功能损伤等（不选 C）。甲氨蝶呤不良反应有骨髓抑制、消化性溃疡等（不选 D）。

14. B 癫痫发作患者有窒息的危险，与癫痫发作时意识丧失、喉痉挛、口腔和气道分泌物增多有关。

15. C 急性肺水肿患者应给予 20%~30% 乙醇湿化高流量氧气吸入，氧流量 6~8L/min，目的是使肺泡内压力增高，减少肺泡内毛细血管渗出液产生；乙醇能降低肺泡内泡沫的表面张力，使泡沫破裂消散，从而改善肺泡通气，迅速缓解缺氧症状。

16. B 再生障碍性贫血是一种可能由不同病因和机制引起的骨髓造血功能衰竭症。主要表现为骨髓造血功能低下、全血细胞减少。血小板减少，凝血功能降低，约 1/2 患者可发生颅内出血，是本病患者死亡的最主要原因（选 B）。皮肤、黏膜及肺部反复感染多合并脓毒症（不选 A、D），感染不易控制，如不经治疗，多在 6~12 个月死亡。

17. C 急性肝炎、慢性肝炎活动期患者一般在发病后 1 个月内应卧床休息，以降低机体代谢率，增加肝脏血流量，有利于肝细胞修复。待症状好转、黄疸减轻、肝功能改善后，逐渐增加活动量，以不感疲劳为度。

18. E 急性坏死性小肠结肠炎患儿应禁食、胃肠减压 5~10 天，重症可延长至 14 天或更长（不选 B）。取侧卧位或半坐卧位，减轻腹部张力，缓解疼痛（不选 C）。腹胀明显者可行肛管排气（不选 D）。一般不宜使用镇痛药（选 E）。详细记录生命体征及神志、尿量的变化，观察肢端温度及皮肤有无瘀斑（不选 A）。

19. B 化疗时应根据体重来正确计算和调整药量，一般在每个疗程的用药前及用药中各测 1 次体重，应在早上、空腹、排空大小便后测量，酌情减去衣服重量。若体重不准确，用药剂量过大，可发生中毒反应，过小则影响疗效。

20. C 结肠癌手术前 3 天口服新霉素或甲硝唑（选 C）；同时加服维生素 K，给予少渣半流质饮食，每晚口服缓泻药如液状石蜡或硫酸镁（不选 E）。术前 2 天给予无渣流质饮食，有肠梗阻者应禁食、补液。术前 1 天禁食（不选 A），以减少大便，术前 1 天晚及术晨清洁灌肠（不选 B、D）。

21. E 卡介苗接种是预防儿童结核病的有效措施，应在出生时接种。

22. D 放置宫内节育器的禁忌证包括妊娠或可疑妊娠；生殖器官炎症（不选 A）；月经过多、过频或不规则阴道流血；人工流产、分娩、剖宫产有妊娠组织残留或感染；生殖器官肿瘤（不选 C）；子宫畸形；宫口过松、重度陈旧性宫颈裂伤或子宫脱垂（不选 B、E）；严重全身性疾病；宫腔深度＜ 5.5cm 或＞ 9.0cm；对铜过敏者。

23. E B 超检查是诊断早期妊娠快速准确的方法，宫腔内探到妊娠囊回声即可确定早期妊娠（选 E）。早期妊娠妇女会出现停经、恶心（不选 C）、尿频、乳房增大、子宫增大变软（不选 A）、宫颈呈蓝紫色等现象（不选 B），但无特异性，不能用于准确诊断早期妊娠。尿妊娠试验能够辅助诊断早期妊娠，但有假阳性可能，导致误诊（不选 D）。

24. E 卵巢过度刺激综合征是指诱导排卵药物刺激卵巢后，导致多个卵泡发育、雌激素水平过高及颗粒细胞的黄素化，引起全身血流动力学改变的病理情况。轻度的症状和体征常发生于注射人绒毛膜促性腺激素后 7~10 天。

25. E 门静脉高压症患者行分流术后 48 小时内，取平卧位或低半坐卧位（不选 C）。不宜早期下床活动，一般术后需要卧床 1 周，防止血管吻合口破裂出血（选 E）。术后早期禁食，术后 24~48 小时肠蠕动恢复后可进流质饮食（不选 B），逐渐过渡到半流质饮食及软质饮食。分流术后易诱发肝性脑病，应限制蛋白质的摄入（不选 A）。脾切除术后 2 周内每天或隔天监测血小板（不选 D）。

26. E 弥散性血管内凝血（DIC）肝素抗凝时，若凝血时间短于 12 分钟，提示肝素剂量不足；若超过 30 分钟提示过量；凝血时间在 20 分钟左右表示肝素剂量合适。

27. C 阿普加（Apgar）评分是一种临床上简易评价新生儿窒息程度的方法。内容包括心率、呼吸、弹足底或插鼻管反应、肌张力和皮肤颜色 5 项，每项 0~2 分，总共 10 分，8~10 分为正常，4~7 分为轻度窒息，0~3 分为重度窒息。心率＜ 100 次 / 分为 1 分，呼吸慢而不规则为 1 分，四肢稍屈为 1 分，皮肤颜色青紫为 0 分，对刺激的反应无特殊为 2 分，总计 5 分，属轻度窒息。

28. A 第一产程指从规律宫缩开始到宫口开全（10cm），此时发生胎膜破裂，应首先听胎心（选 A），若有胎心异常，卧床休息并行阴道或肛门检查排除脐带脱垂（不选 B、D）；再观察羊水性状（不选 C），记录破膜时间（不选 E），测量体温。

29. B 出生时新生儿的平均体重为3.25kg，1~6岁时体重的计算公式为：体重（kg）= 年龄（岁）×2 + 8，则年龄 =（12 － 8）/2=2（岁）；出生时新生儿的身长平均为50cm，2岁时身长约为87cm；出生时头围相对大，为33~34cm，1岁时为46cm，2岁时约48cm；出生时胸围约32cm，1岁时胸围与头围相等，1岁至青春前期胸围 = 头围＋年龄（岁）－ 1，则年龄 =48 ＋ 1 － 47=2（岁）；牙齿的发育与骨骼发育有一定的关系，2岁以内乳牙的数目为月龄减4~6，则月龄 = 乳牙数＋（4~6）=23~25（个月）。按照小儿正常的生长发育规律，小儿最可能为2岁。

30. D 按照小儿正常的生长发育规律，1岁小儿体重为出生体重的3倍(10kg)，(10 － 7)/10×100%=30%，即该患儿体重低于正常均值的30%（不选A）。中度营养不良患儿体重低于正常均值的25%~40%，身长低于正常，消瘦明显，皮肤苍白、弹性差，肌张力明显降低、肌肉松弛（选D）。轻度营养不良患儿体重低于正常的15%~25%，身长正常（不选C）。重度营养不良患儿体重低于正常均值的40%以上（不选E）。维生素D缺乏性佝偻病主要表现为生长中的长骨干骺端和骨组织矿化不全（不选B）。

31. C 革兰阴性菌所致的脓毒症一般较严重，此类细菌的主要毒性在于内毒素，可导致“三低”现象（低体温、低白细胞、低血压），早期即可发生感染性休克。烧伤患者创面出现紫黑色出血性坏死斑，提示铜绿假单胞菌感染。

32. C 流行性腮腺炎传染源为腮腺炎患者和隐性感染者，首发症状为腮腺肿大、疼痛，肿块位于下颌骨后方和乳突之间，表面发热但多不红，触之有弹性感并有触痛；发热程度不等，可有体温正常者。

33. E 食管癌切除术后护理应加强病情观察，病情平稳后取半坐卧位(不选D)；尽量避免咳嗽(不选C)；遵医嘱给予适当镇痛药（不选B）；术后易发生呼吸困难、缺氧，应给予吸氧（不选A）。术后因食管局部血供差，吻合口愈合速度较慢，应严格禁食、禁饮3~4天；禁食期间行胃肠减压，并经静脉补充营养(选E)。

34. D 小儿4~6个月开始添加的辅食主要为泥状食物，引入的食物为含铁配方米粉、配方奶、蛋黄、菜泥、米汤、米糊、水果泥等。

35. C 卵巢妊娠破裂时患者会突感一侧下腹部撕裂样疼痛，破裂后可引起腹腔内大量出血，甚至休克，应密切观察患者的一般生命体征，并且重视患者有关腹痛、阴道流血、恶心、呕吐等主诉（选C）。阴道流血量少时可能为胚胎组织坏死、脱落过程，可继续观察，但治疗中有严重内出血征象时应及时手术治疗（不选A）。患者可适当活动，但应避免剧烈运动（不选B）。动态观察血hCG的变化对诊断异位妊娠极为重要，用药期间也需要应用B超及血hCG进行严密监测，注意患者病情变化及药物不良反应（不选D）。药物治疗过程中可能会出现恶心、呕吐等现象，饮食以清淡为主，为保证营养，以患者喜好为准保证食欲（不选E）。

36. A 胃十二指肠溃疡急性穿孔表现为突发上腹部剧痛并迅速波及全腹，伴全腹压痛、反跳痛、腹肌紧张等。当患者合并休克时，可表现为四肢冰凉、血压下降。此时应建立2条以上静脉通道，迅速补充血容量。

37. A 酸性环境（pH ＜ 5.0）可抑制阴道毛滴虫生长，滴虫阴道炎局部治疗可每晚用酸性药液如1%乳酸溶液（不选B）、0.1%~0.5%醋酸溶液（不选E），也可用1∶5000高锰酸钾溶液冲洗阴道（不选D）。阴道pH升高时（pH ＞ 6.0），特别适合阴道毛滴虫生长，因此不可使用碱性溶液(如2%~4%碳酸氢钠溶液）冲洗（选A）。

38. E 肾结核典型表现为尿频、尿急、尿痛，还可出现洗米水样脓尿、终末血尿，腰痛等症状（选E）。肾结核对普通抗炎治疗无效。肾癌典型表现为间歇无痛性肉眼血尿（不选B）。肾结石典型症状为与活动有关的疼痛和血尿（不选A）。肾小球肾炎临床表现为蛋白尿、血尿、水肿、高血压以及肾功能异常（不选D）。肾积水可出现腰痛、血尿、排尿困难和膀胱排空障碍等表现（不选C）。

39. B 人工流产综合征是指患者在术中或手术刚结束时出现恶心、呕吐、心动过缓、心律不齐、血压下降、面色苍白、头晕、胸闷、大汗淋漓，甚至出现晕厥和抽搐等迷走神经兴奋症状，与受术者情绪、身体状况及手术操作有关（选B）。子宫穿孔常表现为在手术时突然有无宫底感或手术器械进入深度超过原来测得深度（不选C）。吸宫不全表现为手术后阴道流血时间长、血量多或流血停止后再出现大量流血(不选D)。

40. D 慢性肾小球肾炎是一组以蛋白尿、血尿、高血压和水肿为临床特征的肾小球疾病。水肿加重时最主要的护理诊断是“体液过多　与肾小球滤过率下降导致水、钠潴留有关”。

41. D 唐氏综合征是人类最早被确定的染色体病，其细胞遗传学特征是21号染色体呈三体征，胚胎体细胞内存在一条额外的21号染色体。染色体核型分析是诊断染色体畸变的重要手段，可检出染色体数目和大片段结果异常，是检测唐氏综合征最具有确诊意义的辅助检查。

42. C 活动性系统性红斑狼疮患者常有血红蛋白下降、白细胞和血小板减少（不选 A、B），其中 10% 属自身免疫性贫血（不选 E），可作为系统性红斑狼疮的诊断指标；更常见的是慢性病贫血，但不具诊断特异性。少数病情活动者，可出现血栓性血小板减少性紫癜，表现为微血管病性溶血性贫血（不选 D）。类白血病样改变即外周血出现原始细胞和幼稚细胞（选 C）。

43. A 头痛为蛛网膜下腔阻滞（腰麻）术后常见并发症，表现为抬头或坐立时头痛加重，平卧后减轻或消失。腰麻后头痛为腰椎穿刺时刺破硬脊膜和蛛网膜，脑脊液流失所致，轻度头痛经卧床 2~3 天可自行消失；中度头痛治疗可采取平卧位或头低位，补液，应用小剂量镇静、镇痛药；严重头痛可采用硬膜外间隙充填疗法。

44. C 协议期患者开始接受病重或临终事实，希望奇迹能够出现；为了延长生命，做出许多承诺作为交换条件；患者求生欲望强烈，能够努力配合治疗。

45. C 慢性肺源性心脏病患者出现烦躁时慎用镇静药，以免抑制呼吸，影响咳嗽反射，诱发肺性脑病。

46. A 破伤风患者若能有效控制痉挛发作可明显减少并发症而获治愈，最重要的措施是使用镇静解痉药，解除因持续肌肉收缩导致的剧痛，减少痉挛发作频度与严重程度，并降低患者对外界刺激的敏感性，控制或减轻痉挛。

47. D 妊娠合并心脏病心功能Ⅰ～Ⅱ级的产妇可以母乳喂养，但应避免过劳；Ⅲ级或以上者，应及时退乳（选 D，不选 E）。产后 24 小时绝对卧床，在床上活动肢体，在心功能允许的情况下，鼓励下床活动，预防深静脉血栓形成（不选 A）。指导摄入清淡饮食，少食多餐，防止便秘，必要时遵医嘱给予缓泻药（不选 B）。应用抗生素预防感染直至产后 1 周（不选 C）。

48. D 发生抽搐时应首先保证呼吸道通畅（选 D）；取头低侧卧位防止舌后坠堵塞呼吸道（不选 B）；用厚纱布垫牙齿以防舌咬伤，加床挡防止患者坠落（不选 A）；保护患者头部防止撞伤。将患者置于安静、偏暗的单间以减少刺激（不选 E），密切监测患者病情并详细记录（不选 C）。

49. C 乳腺癌患者癌肿增大，癌细胞堵塞皮内或皮下淋巴管，导致局部淋巴回流障碍，出现真皮水肿，皮肤呈“橘皮样”改变（选 C）。癌肿侵入乳管使之缩短，把乳头牵向癌肿方向，可造成乳头内陷(不选 A)。癌细胞侵犯 Cooper 韧带，可使其缩短而致皮肤凹陷，引起“酒窝征”(不选 B)。

50. D 对任何手术，消毒范围原则为包括手术切口周围至少 15cm 的区域。上腹部手术的消毒范围上自乳头水平，下至耻骨联合，两侧至腋后线。

51. D 石膏固定可造成的主要并发症包括骨筋膜隔室综合征；压疮；化脓性皮炎（不选 E）；石膏管型综合征；肌肉萎缩、关节僵硬（不选 C）、骨质疏松（不选 B）等失用症的表现；如长期卧床还可出现坠积性肺炎、尿路感染、压疮等（不选 A）。接触性皮炎常发生于皮牵引（选 D）。

52. D 骨盆内测量通常在阴道分娩前或分娩时，需要确定骨产道情况时测量（选 D）。首次产前检查的时间应从确诊早期妊娠开始，主要内容为询问病史；全面体格检查包括心、肺听诊（不选 B），测量血压、体重(不选 A)；常规妇科检查(不选 C)；胎心率测定；行必要的辅助检查如血、尿常规，肝、肾功能，空腹血糖水平，筛查 HIV、HBsAg、梅毒血清抗体等（不选 E）。

53. D 术后患者如有疼痛，应遵医嘱及时为其应用镇痛药物，有助于促进器官功能恢复和提高生活质量（选 D）。对术后疼痛的健康教育包括了解患者以往疼痛的经历（不选 B），向患者介绍术后疼痛的规律、程度（不选 A、E），告知患者疼痛的评估和应对办法（不选 C），鼓励患者表达疼痛的感受等。

54. E 水痘潜伏期为 10~24 天（不选 A），一般 14~16 天，前驱期可有低热、头痛等症状，发热持续 1~2 天后出现皮疹（不选 B、C）。皮疹按红色斑疹、丘疹、疱疹、结痂的顺序连续分批出现，结痂脱落后不留瘢痕（不选 D）。水痘为自限性疾病，10 天左右自愈（选 E）。

55. A 胎膜早破者应避免刺激，尽量减少不必要的肛门检查和阴道检查，禁忌灌肠（选 A）。发生胎膜早破而胎先露未衔接者，应绝对卧床休息（不选 D），并抬高臀部（不选 E），防止脐带脱垂引起胎儿窘迫。胎膜早破者应及时应用抗生素（不选 C），预防感染，保持外阴清洁。严密监测母胎情况，评估孕妇生命体征、胎心、羊水性质及羊水量（不选 B），指导孕妇自我监测胎动情况。

56. B 肺结核的传播途径主要为呼吸道传播，患者咳嗽排出的结核分枝杆菌悬浮在飞沫核中，被人吸入后即可引起感染。此外，结核病还可通过消化道、母婴或皮肤伤口感染等传播。痰培养阳性提示患者有传染性，应行呼吸道隔离。

57. C 晚期产后出血是指分娩 24 小时后，在产褥期内发生的子宫大量出血，以产后 1~2 周最常见。

58. A 孕妇最常用又简便的监测胎儿宫内安危的方

法是胎动监测，能及时发现胎儿异常情况。妊娠20周左右孕妇可自觉胎动，胎动随妊娠进展逐渐增强；至妊娠32~34周达高峰，为3~5次/小时；妊娠28周后，胎动次数≥10次/2小时。

59. B 洋地黄类药物又称强心苷，是正性肌力药的代表，通过抑制Na^+-K^+-ATP酶，使细胞内Na^+增加，K^+减少。低钾血症容易加重洋地黄的毒性，应注意补钾。

60. A 消化性溃疡患者应规律进食，定时定量，少食多餐，5~6餐/天，细嚼慢咽，以中和胃酸（选A）。避免餐间零食，避免急食及过饱，以减少胃酸分泌(不选B)。

61. E 慢性支气管炎急性发作期是指在1周内出现脓性或黏液脓性痰，痰量明显增加，或伴有发热、白细胞计数增高等炎症表现，或1周内咳嗽、咳痰、喘息中任何一项症状明显加剧（选E）。急性肺脓肿的典型表现为高热、咳嗽和咳大量脓臭痰（不选A）。支气管哮喘的典型表现为反复发作性伴哮鸣音的呼气性呼吸困难（不选B）。支气管扩张症的典型症状是慢性咳嗽、咳大量脓痰和反复咯血（不选C）。革兰阴性杆菌肺炎常呈下叶支气管肺炎型，易形成多发性小脓腔（不选D）。

62. C 慢性支气管炎急性发作期的治疗包括病因治疗和对症治疗，最主要的治疗是病因治疗即控制感染。其次是祛痰镇咳、解痉平喘、雾化吸入等对症治疗。

63. C 急性肺水肿患者应给予20%~30%乙醇湿化高流量氧气吸入，氧流量6~8L/min，目的是使肺泡内压力增高，减少肺泡内毛细血管渗出液产生；乙醇能降低肺泡内泡沫的表面张力，使泡沫破裂消散，从而改善肺泡通气，迅速缓解缺氧症状。

64. B 硝普钠可扩张小动脉和小静脉，是高血压急症治疗的首选药，也是急性肺水肿治疗的常用药。硝普钠应现用现配，保存和应用时间不超过24小时；见光易变质，静脉滴注过程中应注意避光、用黑纸遮挡。

65. B 洋地黄类药物治疗期间，应严格遵医嘱用药，用药前先测量脉搏。静脉给药时务必稀释后缓慢静脉注射，观察患者用药后反应，同时监测心律、心率、脉搏、心电图及血压变化。当患者心律或脉搏节律由规则变为不规则，或由不规则变为规则，心率或脉搏＜60次/分时，均提示洋地黄中毒，应立即暂停用药并通知医生。

66. C 慢性肾小球肾炎治疗的主要目的是防止和延缓肾功能进行性减退（选C)，改善症状及防治严重并发症，而不以消除蛋白尿和血尿为目标（不选B）。一般不使用激素和细胞毒药物，多采取综合治疗（不选D）。

67. C 血管紧张素转换酶抑制剂主要作用于肾素-血管紧张素-醛固酮系统，抑制血管紧张素Ⅰ转化为血管紧张素Ⅱ，进而抑制血管紧张素Ⅱ收缩血管、使醛固酮释放减少，从而降血压。醛固酮可保钠、保水、排钾，其减少后须严密观察患者血钾浓度有无升高。

68. D 慢性肾小球肾炎的健康指导包括介绍疾病特点，讲解加快病情进展的因素如感染、劳累、疫苗接种、妊娠（不选B）和应用肾毒性药物如两性霉素（不选C）等，患者须加强休息以延缓肾功能减退(选D)，注意保暖避免感冒(不选A)。给予优质低蛋白、低磷、低盐、高热量饮食。介绍各类降压药的疗效、不良反应及使用时的注意事项，定期随访疾病的进展，包括肾功能、血压（不选E)、水肿等的变化。

69. A 静脉补钾时应遵循“四不宜”原则：静脉补钾不宜过早，在每小时尿量＞40ml或每天尿量＞500ml时方可补钾；速度不宜过快，成人静脉补钾的速度不宜超过60滴/分，严禁静脉推注，以防造成心脏骤停；浓度不宜过高，静脉补钾时浓度不宜超过0.3%；总量不宜过多，成人每天总量控制在3~6g。

70. C 静脉补钾时浓度不宜超过0.3%。10%葡萄糖溶液1000ml最多可加入氯化钾量=1000×0.3%=3g。

71. E 外科急腹症患者一般先有腹痛，而后才有发热等伴随症状；腹痛或压痛部位较固定，程度重；常出现腹膜刺激征，甚至休克；可伴有腹部肿块等。急性肠胃炎常表现为腹痛、腹胀、恶心、呕吐和食欲减退等，腹痛或压痛部位不固定，无明显腹肌紧张等。

72. D 急腹症患者应严格执行四禁：禁食、禁用镇痛药、禁服泻药、禁止灌肠。诊断未明确时，禁用吗啡、哌替啶等麻醉性镇痛药，以免掩盖病情，延误诊断（选D)。急腹症患者血压稳定、无休克时，取半坐卧位（不选A）。禁食、胃肠减压是治疗急腹症的重要措施（不选B、C)，手术、禁食期间给予静脉营养支持，给予静脉输液，纠正水、电解质紊乱(不选E)。

73. E 伤寒常见的严重并发症为肠出血和肠穿孔，多出现在病程第2~3周，腹胀、腹泻是其发生的先兆症状。其他并发症还包括中毒性肝炎、中毒性心肌炎、支气管炎和肺炎、急性胆囊炎、血栓性静脉炎等。

74. D 伤寒伴有腹胀的患者，缓解腹胀应调节饮食，减少或停止易产气食物的摄入，如牛奶、豆奶等（不选A）；还可用松节油腹部热敷（不选C)、肛管排气（不选E）；但禁用新斯的明，因其可引起剧烈肠蠕动，诱发肠出血或肠穿孔（选D)。

75. A 伤寒患者在发热期间须卧床休息至热退后 1 周，以减少热量和营养物质的消耗，同时减少肠蠕动，避免肠道并发症的发生，恢复期无并发症者可逐渐增加活动量。

76. D 糖尿病酮症酸中毒诱因有急性感染、胰岛素不适当减量或突然中断治疗等，其临床表现主要是乏力和“三多一少”症状加重，恶心、呕吐、嗜睡、呼吸深快有烂苹果味；后期严重失水，尿量减少、皮肤干燥、口干等；血糖一般为 16.7~33.3mmol/L。严重失水时最重要的护理问题是“体液不足　与糖尿病酮症所致脱水有关”，需要立即大量补液。

77. D 糖尿病酮症酸中毒患者可表现为血 pH＜7.3 和（或）血 HCO_3^-＜15mmol/L；其中血 pH7.1~7.2（不包括 7.2）时为中度糖尿病酮症酸中毒，一般通过大量输注生理盐水，低钠、低氯血症可纠正。糖尿病酮症酸中毒可有严重钾丢失，但血钾浓度高低不一，经胰岛素和补液治疗后可加重钾缺乏，并出现低钾血症；一般在开始胰岛素及补液治疗后，只要患者的尿量正常，血钾低于 5.5mmol/L 即可静脉补钾，同时监测血钾和血 pH，以预防低钾血症的发生。血 pH＜7.1 时，才考虑补碱，补碱过多过快可产生不利影响，包括脑脊液反常性酸中毒加重、组织缺氧加重、血钾下降和反跳性碱中毒等。

78. E 糖尿病患者经治疗后尿酮消失或呈弱阳性时，根据其尿糖、血糖及进食情况调节胰岛素剂量或停止小剂量胰岛素持续静脉滴注，改为每 4~6 小时皮下注射短效胰岛素 1 次，待病情稳定后再恢复日常的治疗措施。

79. E 肝硬化患者应给予高热量、高蛋白、高维生素、易消化饮食，禁止饮酒，适当摄入脂肪。食管胃底静脉曲张者应避免食用粗纤维多和坚硬、粗糙的食物，以免曲张静脉破裂出血。

80. D 肝硬化的护理诊断包括“体液过多　与门静脉高压、低白蛋白血症导致水、钠潴留有关”（不选 A）；“活动无耐力　与肝功能受损、能量代谢障碍有关”（不选 B）；“有皮肤完整性受损的危险　与营养不良、水肿、皮肤干燥瘙痒、长期卧床有关”（不选 C）；“营养失调：低于机体需要量　与肝硬化所致的食欲减退、消化吸收障碍有关”（不选 E）。

81. D 毒蕈碱样症状（M 样症状）由副交感神经末梢过度兴奋引起，出现最早。主要表现为腺体分泌增加，如多汗、全身湿冷、流泪和流涎；气道分泌物增多，如咳嗽、气促、呼吸困难、肺水肿等；平滑肌痉挛，如瞳孔缩小、腹痛、腹泻等；括约肌松弛，如大小便失禁。对毒蕈碱样症状和中枢神经系统症状明显的有机磷农药中毒者，首选阿托品治疗，可与乙酰胆碱争夺胆碱受体，阻断乙酰胆碱作用，有效解除或减轻毒蕈碱样症状和中枢神经系统症状，改善呼吸中枢抑制。

82. B 敌百虫中毒禁用 2% 的碳酸氢钠洗胃。乐果中毒禁用 1∶5000 高锰酸钾洗胃。

83. C 血胆碱酯酶活力测定是诊断有机磷农药中毒的特异性指标，对判断中毒程度、疗效和预后极为重要，胆碱酯酶活性降至正常人的 70% 以下即可诊断。

84. B 常规留取尿标本的最佳时间是晨起第 1 次尿，因其浓度较高，未受饮食的影响，检验结果准确，更具有参考意义。

85. C 尿液中加入 0.5%~1% 甲苯的作用是保持尿液中的化学成分不变，适用于尿生化检查，如 24 小时尿蛋白、糖、电解质（钠、钾、氯）、肌酸、肌酐等定量检查（选 C）。加入浓盐酸的作用是保持尿液在酸性环境中，防止激素被氧化，适用于尿激素检查（如 17- 羟类固醇、17- 酮类固醇，不选 E）。加入 40% 甲醛的作用是防腐及固定尿中有机成分，适用于 12 小时尿细胞计数（阿迪计数，不选 A）。

86. B 扩张型心肌病临床表现为活动时呼吸困难和活动耐量下降，随着病情加重可出现端坐呼吸、食欲减退、双下肢水肿等心力衰竭症状。心力衰竭急性发作或有容量负荷过重的患者应严格限制水、钠摄入量，钠盐摄入＜2g/d，严重低钠血症者液体摄入量一般＜2000ml/d。

87. B 洋地黄类药物治疗期间，应严格遵医嘱用药，用药前先测量脉搏。静脉给药时务必稀释后缓慢静脉注射，观察患者用药后反应，同时监测心律、心率、脉搏、心电图及血压变化。当患者心律或脉搏节律由规则变为不规则，或由不规则变为规则，心率或脉搏＜60 次 / 分时，均提示洋地黄中毒，应立即暂停用药并通知医生。

88. B 螺内酯是保钾利尿药，通过排钠、排水减轻心脏的容量负荷，显著减轻肺淤血，从而改善心功能和运动耐量，单独使用时易发生高钾血症，常与排钾利尿药合用。卡托普利属血管紧张素转换酶抑制剂（ACEI），可降低血压，抑制心肌重塑，延缓心力衰竭进展，主要不良反应为干咳，也可使血钾升高。两药合用应警惕高钾血症。

89. A 脑出血多见于 50 岁以上男性，常伴有高血压病史，活动中或情绪激动时突然发生，无前驱症状，有肢体瘫痪、失语等局灶定位症状和颅内压增高表现（喷射性呕吐、剧烈头痛、脑膜刺激征等），意识障碍出现迅速，脑脊液检查为均匀血性、压力增高。

90. D 脑出血患者最严重的并发症是脑疝，脑疝的典型症状是双侧瞳孔不等大，还可有剧烈头痛、喷射性呕吐、烦躁不安、血压升高、脉搏减慢、意识障碍进行性加重等表现。

91. C 高血压指在未使用降压药物的情况下，成人收缩压≥140mmHg和（或）舒张压≥90mmHg，1级高血压收缩压140~159mmHg和（或）舒张压90~99mmHg，2级高血压收缩压160~179mmHg和（或）舒张压100~109mmHg，3级高血压收缩压≥180mmHg和（或）舒张压≥110mmHg。

92. D 脑出血患者易并发脑水肿，颅内压增高，要注意绝对卧床休息（不选A），头胸抬高15°~30°（选D），减轻脑水肿。发病24~48小时避免搬动患者（不选B），翻身动作要轻（不选E），治疗、护理操作集中进行，避免各种引起颅内压增高的因素，病室保持安静。

93. A 宫颈刮片细胞学检查结果为巴氏III级是指发现可疑恶性细胞，为可疑癌，对怀疑有宫颈癌的患者，为明确诊断，应选择宫颈活组织检查（选A）。宫颈锥切术是对宫颈活组织检查诊断不足或有怀疑时，实施的补充诊断手段，不是宫颈癌及其癌前病变诊断的必须步骤（不选D）。

94. D 阴道镜检查宜在月经干净后3~4天进行（选D，不选C）。急性阴道炎、宫颈炎患者治疗后再行检查（不选A）。检查前24小时内避免性交及阴道、宫腔操作，术前48小时内禁止阴道、宫颈用药。将需要活组织检查的组织用相应溶液固定、标记并及时送检（不选E）。

95. C 肺炎链球菌肺炎患者发病前常有受凉、淋雨、疲劳、醉酒、病毒感染史，起病急骤，呈急性病容；主要表现为寒战、高热、咳嗽等，查体可见肺实变体征及湿啰音（选C）。肺炎支原体肺炎是间质性肺炎，好发于儿童和青少年，典型症状为阵发性剧咳，低热，可有咽痛、头痛、肌肉痛等症状(不选A)。军团菌肺炎好发于中老年人、有慢性病史和免疫低下的人群（不选B）。肺炎克雷伯菌肺炎痰液常为砖红色胶冻样痰（不选D）。葡萄球菌肺炎痰液常为脓痰（不选E）。

96. B 肺炎链球菌属革兰阳性球菌，其致病力是高分子多糖体的荚膜对组织的侵袭作用。治疗首选青霉素（选B）；若对青霉素过敏或耐药，可应用喹诺酮类（如氧氟沙星）抗生素。红霉素属大环内酯类抗生素，我国肺炎链球菌对大环内酯类药物耐药率高(不选A)。庆大霉素属氨基糖苷类抗生素，主要对革兰阴性杆菌和金黄色葡萄球菌有较强抗菌活性（不选D）。万古霉素属糖肽类抗生素，仅用于严重革兰阳性菌感染，尤其是耐甲氧西林金黄色葡萄球菌和耐甲氧西林表皮葡萄球菌感染（不选C）。

97. A 畏寒、寒战时注意保暖。高热时给予物理降温，使用冰袋局部冷敷，温水或乙醇拭浴。降温时避免使用阿司匹林等退热，必要时酌情小剂量应用，以免大量出汗导致虚脱（选A）。胸痛剧烈者取患侧卧位(不选B)，气促时给予鼻导管吸氧，流量2~4L/min(不选D)。

98. D 抗甲状腺药物的不良反应有粒细胞缺乏症、皮疹、皮肤瘙痒、中毒性肝病和血管炎等。其中，粒细胞缺乏是最严重的不良反应，可发生在服药的任何时间，表现为发热、咽痛、全身不适等，严重者可出现菌血症或脓毒症，甚至死亡。

99. A 甲状腺功能亢进症是甲状腺激素合成和分泌增加引起的神经、循环、消化等系统兴奋性增高和代谢亢进的疾病。对以消瘦为主要表现者，首要的护理问题是“营养失调：低于机体需要量　与代谢率增高导致代谢需求大于摄入有关”。

100. E 浸润性突眼主要与眼球后组织炎症细胞浸润，引起眼球后组织充血水肿有关。患者眼部护理应预防眼睛受到刺激和伤害；外出戴深色眼镜，减少光线、灰尘和异物的侵害（不选A）；睡眠或休息时抬高头部和限制钠盐摄入能减轻球后水肿和眼睛胀痛(不选B、C）；眼睛勿向上凝视（不选D），以免加剧眼球突出和诱发斜视；可用0.5%甲基纤维素滴眼（选E），以减轻症状。

强化试卷二

1. D 齐多夫定的不良反应主要有骨髓抑制、恶心、头痛、疲劳、药物热、皮疹、肌炎等，用药期间注意有无严重的骨髓抑制和耐药等不良反应，定期检查血常规。

2. C 心绞痛常因体力劳动或情绪激动诱发，疼痛主要位于胸骨体中、上段之后或波及心前区，持续时间多为 3~5 分钟，一般不超过 15 分钟。

3. E 对颅内出血新生儿护理措施最重要的是绝对静卧、保持安静，头肩抬高 15°~30°，头偏向一侧，护理操作要轻、稳、准，尽量减少对患儿的移动和刺激。静脉穿刺选用留置针，避免头皮静脉输液，防止颅内出血加重。

4. E 若引流管自胸部伤口脱出，应立即用手捏闭胸壁伤口处皮肤，消毒处理后，以凡士林纱布封闭伤口，并协助医师进一步处理。

5. A 吸痰应严格执行无菌操作（选 A），每次吸痰应及时更换吸痰管。吸痰前、中、后提高吸氧浓度，吸痰间隔＞3 分钟(不选 C)，每次吸痰时间＜15 秒(不选 B)。针对血氧饱和度下降明显的患者，吸痰前提高氧浓度，在吸痰前的 30~60 秒给予 100% 的氧气吸入（不选 E）。

6. C 流行性脑脊髓膜炎的皮肤护理包括保护出现瘀点和瘀斑的部位，病变局部不宜穿刺（不选 A）；当瘀点迅速增多或有鼻出血等表现时，怀疑有弥散性血管内凝血，应尽早应用肝素(选 C)；水疱发生破溃时，先用无菌生理盐水清洗，再涂以抗生素软膏保护，以防发生继发感染；昏迷患者应定时翻身、叩背，翻身时避免拖、拉、拽等动作（不选 B），内衣裤应柔软、宽松、勤换洗（不选 D）；保持环境卫生，室内定时通风和空气消毒（不选 E）。

7. C 小儿年龄越小，肾相对越大（不选 A）。婴儿期肾位置较低（不选 B），2 岁以内腹部触诊时可触及肾脏（不选 D），2 岁以后达髂嵴以上（选 C）。婴儿肾脏表面呈分叶状，2~4 岁时分叶消失（不选 E）。

8. C 帕金森病是一种常见于中老年的神经系统变性疾病，临床上以静止性震颤、运动迟缓、肌强直和姿势平衡障碍为主要特征。治疗帕金森病首选复方左旋多巴，是最基本、最有效的药物，对震颤、强直、运动迟缓等均有较好疗效。

9. D 化脓性脑膜炎并发症包括硬膜下积液、脑室管膜炎、抗利尿激素分泌失调综合征、脑积水以及各种神经功能障碍，其中 30%~80% 的化脓性脑膜炎患者并发硬膜下积液，若加上无症状者，其发生率可高达 80%，是最常见的并发症。

10. E 混合痔是直肠上、下静脉丛吻合处形成的痔，由内痔静脉和外痔静脉丛相互融合而形成，位于齿状线上下，内痔和外痔的症状可同时存在。

11. C 急腹症是以急性腹痛为主要临床表现的腹部疾病，典型的腹部体征为压痛、腹肌紧张和反跳痛等腹膜刺激征，其中腹部压痛最明显的部位就是病变部位。

12. B 白血病患者服用化疗药物造成大量白血病细胞破坏，血清和尿液中尿酸浓度增高，此时嘱患者多饮水并碱化尿液，还可给予别嘌醇抑制尿酸合成，预防尿酸性肾病。

13. D 急性上呼吸道感染患儿因上呼吸道炎症可有咽痛、鼻塞等，应保持室温 18~22℃，湿度 50%~60%，以减少空气对呼吸道黏膜的刺激。

14. B 急性肾损伤少尿或无尿期，因尿排钾减少、酸中毒时细胞内钾转移至细胞外等因素，常出现高钾血症。高钾血症可致各种心律失常，严重者可发生心室颤动或心脏骤停，是急性肾损伤少尿期最主要的电解质紊乱和最危险的并发症，是少尿期的首位死因。

15. B 甲状腺功能亢进症患者合并浸润性突眼时，睡眠或休息时抬高头部，减轻球后水肿。外出佩戴有色眼镜，睡前涂抗生素眼膏，眼睑不能闭合者用无菌纱布或眼罩覆盖双眼。

16. D 静脉补钾时浓度不宜超过 0.3%。静脉补充 10% 氯化钾 30ml 时，最少用于稀释的溶液量 =10%×30÷0.3%=1000ml。

17. E 常用脉率 / 收缩压（mmHg）计算休克指数，帮助判定有无休克及轻重程度。休克指数≥ 1.0 提示休克，＞ 2.0 提示严重休克。

18. C 蛛网膜下腔出血患者应绝对卧床 4~6 周，抬高床头 15°~20°，改变体位或转头时动作缓慢，避免搬动和过早下床活动。

19. B 临产的标志为有规律且逐渐增强的子宫收缩，持续 30 秒或以上，间歇 5~6 分钟，同时伴随进行性宫颈管消失、宫口扩张和胎先露下降。

20. E 颅内压增高患者行亚低温冬眠疗法治疗时，先静脉滴注冬眠药物，待患者进入昏睡状态后，方可加用物理降温措施（不选 D）。治疗结束时先停物理降温，再逐渐停用冬眠药物（选 E）。清醒患者应取仰卧位，抬高床头 15°~30°（不选 A）；昏迷患者取侧卧位，便于呼吸道分泌物排出。躁动不安者不可强制约束，以免患者挣扎导致颅内压增高（不选 B）。避免剧烈咳嗽和用力排便，以防加重颅内压增高（不选 C）。

21. C 胎盘嵌顿导致胎盘滞留多由于宫缩药使用不当（不选 B），宫颈内口肌纤维出现环形收缩，使已剥离的胎盘嵌顿于宫腔，应配合麻醉师使用麻醉药，待环松解后徒手协助胎盘娩出（选 C，不选 D）。胎盘、胎膜残留者，可行钳刮术或刮宫术（不选 E）。

22. E 重度子痫前期的临床表现为妊娠 20 周后出现血压≥ 160/110mmHg；尿蛋白≥ 2.0g/24h 或随机尿蛋白≥（＋＋）；血肌酐＞ 106μmol/L；血小板下降 $<100 \times 10^9$/L，出现微血管溶血；丙氨酸氨基转移酶（ALT）或天冬氨酸氨基转移酶（AST）升高；持续性头痛或其他脑神经障碍或视觉障碍；持续性上腹不适。

23. A 枕先露时胎头在下方耻骨联合部，对应的胎心在母体腹部下侧。当枕骨位于母体骨盆右前方时，相应的胎背也位于母体腹部右前方。听胎心音最清楚的部位为胎背，则在孕妇脐右下方贴紧腹壁处能闻及清楚的胎心音。

24. D 再生障碍性贫血是指由多种原因导致的骨髓造血功能衰竭症。分为重型（急性）和非重型（慢性）：重型起病急、进展快，可有进行性贫血、高热、内脏出血等表现；非重型起病和进展缓慢，贫血、发热、出血等表现均比重型轻，血常规可见全血细胞减少，即红细胞、血红蛋白、白细胞、血小板等均低于正常值；骨髓造血功能低下。

25. B 患者寒战、高热时细菌在血液中大量繁殖，此时行血培养较易发现致病菌。

26. B 肺炎链球菌肺炎患者发病前常有受凉、淋雨、疲劳、醉酒、病毒感染史，起病急骤，呈急性病容。主要表现为寒战、高热、咳嗽、咳铁锈色痰等，查体可见皮肤灼热、干燥，鼻翼扇动，口角及鼻周有单纯疱疹等。X 线检查常表现为大片炎症浸润阴影或实变影。

27. B 真菌感染最佳的口腔护理药液是 1%~4% 碳酸氢钠溶液（选 B）。0.02% 呋喃西林常用于广谱抗菌（不选 A）。3% 过氧化氢遇有机物释放出新生氧，常用于抗菌、除臭（不选 C）。3% 硼酸溶液常用于抑菌（不选 D）。0.1% 醋酸溶液常用于铜绿假单胞菌感染（不选 E）。

28. E 小儿惊厥发作时，要保持安静，避免一切不必要的刺激。就地抢救，立即将患儿平卧，头偏向一侧；解开衣领；及时清理口鼻分泌物，保持呼吸道通畅；将舌轻轻向外牵拉，防止舌后坠；遵医嘱给予抗惊厥药；在患儿上下臼齿之间垫牙垫，牙关紧闭时，切勿用力撬开。

29. D 预防接种的不良反应包括一般反应和异常反应，一般反应又包括局部反应和全身反应。全身反应表现为接种疫苗 24 小时内出现发热，多为中、低热，体温＜ 37.5℃为弱反应，37.5~38.5℃为中等反应，＞ 38.5℃为强反应，伴头晕、恶心、乏力等症状（选 D，不选 B）。局部反应表现为接种后数小时至 24 小时或稍后，注射部位出现红、肿、热、痛，有时可伴淋巴结肿大；红晕直径＜ 2.5cm 为弱反应，2.6~5cm 为中等反应，5cm 以上为强反应（不选 A、E）。异常反应包括过敏性休克、晕针、过敏性皮疹等。

30. B 尿道外伤后最易并发尿道狭窄。狭窄轻者可定期做尿道扩张术。狭窄严重者，可行内镜下尿道内冷刀切开狭窄部位、切除瘢痕组织；必要时可经会阴切除瘢痕狭窄段，行尿道端端吻合术。

31. E 系统性红斑狼疮患者外出时注意遮阳，避免阳光直接照射裸露皮肤，必要时穿长袖衣裤，戴遮阳帽、打伞，禁忌日光浴（选 E）。患者急性活动期应卧床休息（不选 A）；发热时给予物理降温（不选 C）；慢性期或病情稳定者可逐渐增加活动量，适当参与社会活动和日常工作，注意避免劳累；口腔溃疡处可涂抹 1% 碘甘油（不选 D），预防感染；避免服用苯妥英钠（不选 B）。

32. D 阑尾炎穿孔致继发性腹膜炎患者无休克时取半坐卧位，利于腹腔内渗液流向盆腔，减少吸收和减轻中毒症状；且半坐卧位时腹肌松弛，有利于减轻腹肌紧张引起的腹胀等不适。

33. E 子宫肌瘤手术可经腹、经阴道或采用宫腔镜及腹腔镜治疗，应按腹部及阴道手术的护理常规做好术前准备。因肠道准备对于患者是应激因素，在未涉及肠道的妇科手术中，推荐取消术前肠道准备，如灌肠、导泻等；若手术范围涉及肠道，如深部浸润型子宫内膜异位症及卵巢癌有肠道转移等，可遵医嘱给予肠道准备（选 E）。术前 1 天完成沐浴、更衣等个人卫生后，行手术区域皮肤的准备（不选 A）。对于有焦虑、失眠的患者，可遵医嘱给予短效镇静药物，术后注意观察患者意识及活动情况（不选 D）。术前遵医嘱完善各项检查，行药物过敏试验（不选 B）。术前 8~12 小时禁食，4 小时禁饮（不选 C）。

34. B 经皮肝穿刺胆管造影术常见的并发症有胆汁漏、出血及胆道感染。腹腔内出血时，可出现面色苍白、心率增快、呼吸急促、血压下降等失血性休克的表现（选 B），并发胆汁漏时可引起腹膜刺激征。胆道出血可有呕血、黑便等表现（不选 D）。感染性休克可有体温＞38℃或＜36℃、心率＞90 次 / 分、呼吸急促等表现(不选 A)。重症胆管炎有腹痛、寒战与高热、黄疸、休克、神经系统受抑制等表现（不选 E）。

35. D 慢性肾小球肾炎的健康指导包括介绍疾病特点，讲解加快病情进展的因素如感染、劳累、疫苗接种、妊娠（不选 B）和应用肾毒性药物，如两性霉素（不选 C）等，患者须加强休息以延缓肾功能减退（选 D），注意保暖避免感冒（不选 A）。给予优质低蛋白、低磷、低盐、高热量饮食。介绍各类降压药的疗效、不良反应及使用时的注意事项，定期随访疾病的进展，包括肾功能、血压（不选 E）、水肿等的变化。

36. C 无症状肌瘤一般不需要治疗，特别是近绝经期妇女。绝经后肌瘤多可萎缩、症状消失。患者可每 3~6 个月随访 1 次，若出现症状考虑进一步治疗。

37. C 胸骨体中、上段之后及心前区剧烈压榨性疼痛是急性心肌梗死最早出现和最突出的症状，持续时间 10~20 分钟甚至以上，经休息和含服硝酸甘油不能完全缓解。患者多有高血压病史，疼痛剧烈时常伴恶心、呕吐、上腹部胀痛等消化道症状，还会出现血压下降、脉搏细速、大汗淋漓等，但未必是休克表现(选 C)。心绞痛常在体力劳动、情绪激动、饱餐、寒冷、吸烟等诱因下发作，疼痛持续时间多在 3~5 分钟，一般在停止诱发因素或含服硝酸甘油后缓解（不选 B）。

38. B 新生儿硬肿病是由多种原因引起的皮肤硬肿和低体温，主要表现为拒乳、反应差、哭声弱、心音迟钝、心率减慢、体温常＜35℃、皮肤暗红且发凉、有硬肿形成（选 B）。新生儿败血症表现为精神不佳、体温异常，转而发展为嗜睡，出现病理性黄疸、呼吸异常等（不选 A）。新生儿破伤风以全身骨骼肌强直性阵挛和牙关紧闭为临床特征（不选 C）。新生儿窒息指胎儿娩出后 1 分钟仅有心搏，无自主呼吸或未建立规律呼吸的缺氧状态（不选 D）。新生儿颅内出血主要表现为激惹、嗜睡或昏迷，呼吸改变，颅内压增高表现如脑性尖叫、前囟隆起等（不选 E）。

39. B 先兆流产表现为停经后先出现少量阴道流血，量较经量少，有时伴有轻微下腹痛或腰背痛；妇科检查见子宫大小与停经周数相符，宫口未开，胎膜未破，妊娠产物未排出（选 B）。难免流产时宫口已扩张（不选 A）。流产合并感染发生于阴道流血时间长、有组织残留于宫腔内（不选 C）。异位妊娠多见输卵管妊娠，输卵管妊娠未破裂前多表现为一侧下腹部隐痛或酸胀，妇科检查子宫略大，可触及胀大的输卵管且有压痛；破裂后表现为一侧下腹部撕裂样疼痛，阴道后穹隆饱满，有宫颈举痛（不选 D）。异常子宫出血无腹痛，主要表现为月经周期的频率、经期时间、经量异常，尿妊娠试验阴性（不选 E）。

40. D 头痛是蛛网膜下腔阻滞术后最常见的并发症，主要因脑脊液经穿刺孔漏出，引起颅内压降低、颅内血管扩张所致。

41. D 钳刮术适用于妊娠 10~14 周以内自愿要求终止妊娠而无禁忌证者，也适用于患有严重疾病不宜继续妊娠者。术后嘱患者 1 个月内禁止性生活及盆浴，预防感染。

42. B 因大脑对缺血缺氧耐受力最差，最先受到损害。心脏骤停后 10 秒意识丧失，突然倒地，大小便失禁；20~30 秒断续或无效呼吸；60 秒自主呼吸逐渐停止，瞳孔散大；3 分钟开始出现脑水肿；超过 4~6 分钟大脑即可发生不可逆的损害。

43. B 妊娠合并糖尿病孕妇分娩后 24 小时内胰岛素减至原用量的 1/2，48 小时减少到原用量的 1/3。

44. D 定期乳房自我检查有助于早期发现乳房病变。20 岁以上妇女特别是高危人群及术后患者一般每个月进行 1 次自我检查，检查时间为月经周期的第 7~10 天或月经结束后的 2~3 天。已经绝经的女性可选择每个月固定的 1 天检查。

45. C 肾病综合征患者一般给予正常量的优质蛋白（不选 A），足够的热量，多食富含多聚不饱和脂肪酸（如植物油、鱼油）的饮食及富含可溶性纤维的食物（如燕麦、豆类等）以控制高脂血症（选 C，不选 D），注意维生素及铁、钙等的补充（不选 E），给予低盐饮食以减轻水肿（不选 B）。

46. B 在石膏绷带干固前对患者进行搬运及翻身时，应用手掌平托石膏固定的肢体，切忌抓捏，以免留下指凹点，干固后形成局部压迫。

47. D 糖尿病患者运动以有氧运动为主（不选 B），最佳运动时间是餐后 1 小时（不选 A），运动前后要监测血糖情况，不宜空腹运动和注射胰岛素后运动(不选 C、E)，防止低血糖。常见的不良反应是低血糖、高血糖、酮症、心血管意外和运动损伤（选 D）。

48. C 心力衰竭按严重程度可分为 4 级（不选 A）。

心功能Ⅰ级指体力活动不受限，日常活动不引起明显的气促、乏力或心悸（不选B）。心功能Ⅱ级指体力活动轻度受限，休息时无症状，日常活动如平地步行200~400m或以常速上3层以上楼梯的高度时，出现气促、乏力和心悸（选C）。心功能Ⅲ级指体力活动明显受限，稍事活动或轻于日常活动时即引起显著气促、乏力或心悸（不选D）。心功能Ⅳ级指体力活动重度受限，休息时也有气促、乏力或心悸，稍有体力活动症状即加重（不选E）。

49. E 为了解卵巢功能行诊断性刮宫，应选在月经前或月经来潮6小时内，以判断有无排卵（九轮妇产科学P410和六轮妇产科护理学P301）。不孕症患者应在月经前或月经来潮12小时内刮宫，以判断有无排卵（八年制三轮妇产科学P432）。

50. A 胃溃疡形成的重要因素是胃黏膜屏障受损。进食后食物刺激胃酸分泌，刺激溃疡壁上的神经末梢引起疼痛，疼痛多在餐后1小时内出现，经1~2小时后逐渐缓解，至下次进餐后再重复上述规律，即“进餐—餐后疼痛—空腹缓解”。

51. B 蛋白质是构成人体的主要成分，也是生命的物质基础（选B）。碳水化合物是食物中供给机体最主要的营养素，也是人体供能的主要物质（不选A）。脂肪是人体能量的主要贮存形式，体脂是人体最大的能源仓库（不选C）。维生素在体内含量少，但在机体生长、发育、代谢等过程中起重要作用（不选E）。

52. C 先天性心脏病患儿应少食多餐（选C），避免呛咳和呼吸困难，供给充足能量、蛋白质和维生素，保证营养需要（不选A）。心力衰竭时应注意维持体液平衡，根据病情采用无盐饮食或低盐饮食(不选D)。

53. B 急救的目的是挽救生命和稳定伤情，处理复杂伤情时，应优先解除危及患者生命的情况，使伤情得到初步控制，然后再进行后续处理，并尽可能稳定伤情，为转送和后续确定性治疗创造条件。必须优先抢救的急症主要包括心脏骤停、窒息、大出血、张力性气胸和休克等。

54. D 小儿肺炎的护理措施包括改善呼吸功能、保持呼吸道通畅、降低体温、补充营养及水分、密切观察病情；其中最重要的是保持呼吸道通畅，包括及时清除患儿口鼻分泌物；经常变换体位，以减少肺部淤血，促进炎症吸收；指导患儿有效咳嗽，必要时给予雾化吸入等，可防止患儿缺氧、窒息。

55. C 婴儿2周至3个月时，可添加鱼肝油制剂、水果汁和菜汤，以补充维生素和矿物质（不选A、B）。4~6个月开始添加的辅食主要为泥状食物，引入的食物为含铁配方米粉、配方奶、蛋黄（选C）、菜泥、米糊（不选D）、米汤、水果泥等。7~9个月主要为末状食物，引入的食物为粥、烂面、鱼、全蛋、肝泥、肉末等（不选E）。

56. B 硝普钠可扩张小动脉和小静脉，是高血压急症治疗的首选药，也是急性肺水肿治疗的常用药。硝普钠应现用现配，保存和应用时间不超过24小时；见光易变质，静脉滴注过程中应注意避光、用黑纸遮挡。

57. B 初级心肺复苏即基础生命支持，一旦心脏骤停的诊断确立，应立即实施。主要措施包括人工胸外按压、开放气道和人工呼吸，成人在开放气道前先进行胸外按压。心脏骤停时最常见的心律失常是心室颤动，一旦心电图显示心室颤动或心室扑动，应立即除颤（不选E）。高级心肺复苏包括气管插管与给氧、起搏、药物治疗（不选C），脑复苏是心肺复苏最后成功的关键（不选D）。

58. E 自胎儿娩出脐带结扎至出生后28天称新生儿期，乙肝疫苗应在出生后24小时接种（选E）。脊髓灰质炎疫苗的3次初种分别在2、 3、 4月龄时进行（不选A）。百白破疫苗的3次初种分别在3、 4、5月龄时进行（不选B）。麻疹减毒活疫苗初种时间为8月龄（不选C）。

59. E 猩红热多在发热24小时内出疹（不选A），始于耳后、颈及上胸部（不选B），迅速蔓延全身；典型皮疹为在皮肤上出现均匀分布的弥漫充血性针尖大小的丘疹，触之有砂粒感，疹间无正常皮肤(不选D)，压之褪色（不选C）；恢复期热退后，皮疹沿出疹顺序开始脱屑，脱屑后无色素沉着（选E）。

60. D 宫颈活组织检查术后1个月内应禁止性生活及盆浴，以免引起手术切口裂开出血和上行感染。

61. E 左心衰竭主要表现为肺淤血和心排血量降低，临床表现为不同程度的呼吸困难，根据病情由轻到重依次出现劳力性呼吸困难（不选B）、夜间阵发性呼吸困难（不选C）、端坐呼吸（不选D）、急性肺水肿；由于心排血量降低，器官、组织灌注不足及代偿性心率加快，可出现乏力、疲惫、心悸等症状（不选A）。心前区疼痛常为冠心病最早出现和最突出的症状（选E）。

62. C 急性左心衰表现为突发严重呼吸困难，呼吸频率增快（30~50次/分），咳嗽频繁并咳出大量粉红色泡沫样痰。应协助患者取端坐位，双腿下垂以减少静脉回心血量，降低心脏前负荷。

63. C 发生急性左心衰时应给予患者20%~30%乙醇湿化高流量氧气吸入，氧流量6~8L/min，目的是使肺泡内压力增高，减少肺泡内毛细血管渗出液产生；

乙醇能降低肺泡内泡沫的表面张力，使泡沫破裂消散，从而改善肺泡通气，迅速缓解缺氧症状。

64. C 血管扩张药通过降低心室充盈压和全身血管阻力，减轻心脏负荷；扩张容量血管可减轻心脏前负荷，扩张外周阻力血管可减轻心脏后负荷，最常见的不良反应是血压降低。

65. C 低血糖反应是在糖尿病患者服用胰岛素促泌药和注射胰岛素后，通常在没有进餐的情况下，出现心悸、疲乏、饥饿感、出冷汗、脉搏增快、恶心、呕吐等低血糖症状，重者抽搐、昏迷，甚至死亡。

66. B 控制饮食是治疗糖尿病最基本的措施，凡糖尿病患者都需要饮食治疗以控制血糖，减轻胰岛 β 细胞的负担。

67. B 糖尿病患者饮食治疗应以控制总热量为原则，实行低碳水化合物、低脂（以不饱和脂肪酸为主）、适当蛋白质、高纤维素（可延缓碳水化合物吸收）、高维生素饮食。

68. D 类风湿关节炎临床表现以 35~50 岁女性最常见，关节痛是最早出现的症状，表现为对称性、持续性多关节炎，时轻时重，伴有压痛，常累及小关节，以近端指间关节、掌指关节及腕关节最常见；类风湿结节是最常见的特异性皮肤表现，好发于前臂伸面、肘鹰嘴突附近、枕部、跟腱等关节隆突部及经常受压部位的皮下，大小不等，坚硬如橡皮，无压痛，对称性分布；活动期患者辅助检查血沉增快。

69. E 类风湿关节炎的常用药物分 5 类：非甾体抗炎药，通过抑制前列腺素的生成，达到消炎镇痛的目的，如阿司匹林（不选 B）、吲哚美辛、塞来昔布等；传统改善病情的抗风湿药，首选甲氨蝶呤（不选 C），其次为来氟米特、抗疟药、柳氮磺吡啶等；生物改善病情的抗风湿药，如 TNF-α 拮抗药、IL-6 拮抗药等；糖皮质激素（不选 A），具有强大的抗炎作用，适用于活动期关节外症状或关节炎明显而非甾体抗炎药无效者，常小剂量、短疗程应用；植物药制剂，如雷公藤（不选 D）、青藤碱等。

70. B 类风湿关节炎患者活动期发热或关节疼痛明显时应卧床休息(不选 A)，限制受累关节活动(选 B)，保持正确的体位，但不宜绝对卧床；病变发展至关节强直时，应保持关节功能位（不选 E），以保持肢体生理功能，避免肢体受压。晨僵患者戴手套保暖（不选 C），晨起后温水浴或用热水浸泡僵硬关节 15 分钟（不选 D），加强皮肤护理，对受累关节采取局部按摩、热敷、热水浴、红外线等理疗方法改善血液循环，缓解肌肉挛缩，缓解疼痛，也可用谈话、听音乐等形式分散疼痛注意力。

71. C 晚期产后出血是指分娩 24 小时后，在产褥期内发生的子宫大量出血。胎盘、胎膜残留为晚期产后出血最常见的病因，多发生于产后 10 天左右，黏附在宫腔内的小块胎盘组织发生变性、坏死、机化可形成胎盘息肉。当坏死组织脱落时，基底部血管开放，引起大量出血。临床表现为血性恶露持续时间延长，阴道突然大量流血，检查见子宫复旧不全，子宫未见下降，宫口松弛。

72. E 晚期产后出血可使用超声检查子宫大小，宫腔内有无残留物（不选 C）。少量或中等量阴道流血，应给予足量广谱抗生素及缩宫素（不选 A、B）。疑有胎盘、胎膜、蜕膜残留或胎盘附着部位复旧不全者，静脉输液、备血并给予刮宫（不选 D）。由于阴道流血时间长、侵入性操作易造成子宫感染，各项操作应严格无菌，遵医嘱应用抗生素。

73. C 根据中国新九分法，成人各部位表面积占总体表面积百分比：双上肢共 18%（双手 5%、双前臂 6%、双上臂 7%）；躯干共 27%（腹侧 13%、背侧 13%、会阴 1%）；双臀 5%、双足 7%、双小腿 13%、双大腿 21%。烧伤面积为 18% ＋ 27% ＋ 5%=50%。浅Ⅱ度烧伤伤及真皮浅层（乳头层），产生大小不一的水疱，疱壁薄，基底潮红，疼痛剧烈（选 C）。深Ⅱ度烧伤伤及真皮乳头层以下，痛觉迟钝，创面苍白与潮红相间，有水疱，疱壁较厚（不选 E）。

74. C 大面积烧伤患者伤后第 1 个 24 小时补液量 = 体重（kg）× Ⅱ、Ⅲ度烧伤面积（%）×1.5ml（小儿 1.8ml，婴儿 2ml）＋生理需要量 2000ml。即 60（kg）×50（%）×1.5ml ＋ 2000ml=6500ml。

75. C 肥厚型心肌病是一种遗传性心肌病，是青年和运动员心源性猝死最常见的病因，患者常有阳性家族史（猝死、心肌肥厚等）。目前首要的护理问题是“焦虑　与担心会突发死亡有关”。

76. C 有晕厥病史或猝死家族史的患者应避免独自外出活动，以免疾病发作无法及时救治（选 C）。鼓励患者进行日常自理活动（不选 D），症状较轻者可参加轻体力工作，但应避免劳累。防寒、保暖，预防上呼吸道感染。避免情绪激动（不选 A）、持重物、用力排便及激烈运动（如球类比赛）等（不选 E），减少晕厥和猝死的危险（不选 B）。

77. A 肾结石非手术治疗适用于结石直径＜ 0.6cm、表面光滑、结石以下尿路无梗阻的患者（选 A）。体外冲击波碎石（EWSL）适用于直径≤ 2cm 的肾结石及输尿管上段结石（不选 B）。经皮肾镜取石适用于体外冲击波难以粉碎及治疗失败的结石（不选 C）；输尿管镜取石适用于中、下段输尿管结石或 EWSL 失败的输尿管上段结石（不选 D）；肾实质切开取石术等开放性手术已较少使用（不选 E）。

78. C 肾绞痛的治疗以解痉镇痛为主，肾绞痛发作时应卧床休息，立即解痉镇痛，可给予阿托品、哌替啶等药物。

79. D 体外冲击波碎石适用于直径≤ 2cm 的肾结石及输尿管上段结石。

80. C 体外冲击波碎石成功率高，如需要重复治疗，两次治疗间隔时间应不少于 7 天。本题数据有争议，虽然近年已有更新的数据：体外冲击波碎石再次治疗间隔时间以 10~14 天以上为宜（九轮外科学 P560），但考试未采用。

81. C 上消化道出血是肝硬化最常见的并发症，主要由食管下段或胃底静脉曲张破裂出血所致。常在恶心、呕吐、咳嗽、负重等使腹内压突然升高，或因粗糙食物机械损伤、胃酸反流腐蚀损伤时发生，引起呕血和黑便。

82. A 肝硬化少量腹水者应取平卧位，并可抬高下肢，以增加肝、肾血流量，减轻水肿；大量腹水者应取半坐卧位，以减轻呼吸困难和心悸症状（选 A）。限制水、钠摄入，24 小时液体入量＜ 1000ml（不选 B），利尿药剂量不宜过大，每天体重减轻不宜超过 0.5（无水肿）~1kg（有下肢水肿），防止诱发肝性脑病和肝肾综合征（不选 E）。每天测量腹围 1 次，每周测量体重 1 次，准确记录液体出入量（不选 C）。腹腔穿刺前嘱患者排空膀胱以免误伤；术中及术后监测生命体征；术毕用无菌敷料覆盖穿刺部位并缚紧腹带，以免腹内压骤然下降（不选 D）。

83. A 各型肝硬化是引起肝性脑病最常见的原因，慢性肝性脑病特别是门体分流性脑病患者多有血氨增高。饮食指导包括给予高热量饮食，保证每天热量供应，防止蛋白质分解代谢增强导致产氨过多；限制蛋白质（选 A），以植物蛋白为主，因植物蛋白含甲硫氨酸、芳香族氨基酸较少，还可提供纤维素，有利于维持结肠的正常菌群及酸化肠道（不选 B）；补充足够的维生素（不选 C），限制水、钠摄入以减轻腹水（不选 D）；避免进食粗纤维、刺激性强的食物，以免曲张静脉破裂出血（不选 E）。

84. D 肺性脑病是由于呼吸衰竭所致缺氧、二氧化碳潴留而引起的神经精神障碍综合征，常继发于慢性阻塞性肺疾病、慢性肺源性心脏病等，主要表现为意识障碍、谵妄等，可伴有面色潮红、球结膜水肿及发绀等症状。PaO_2 ＜ 60mmHg 且 $PaCO_2$ ＞ 50mmHg，提示已发生Ⅱ型呼吸衰竭。

85. E 支气管慢性炎症使细、小支气管管壁结构遭受破坏，以纤维化为主的增生性改变导致管壁增厚、管腔狭窄，同时黏液性渗出物的增多和黏液栓的形成进一步加剧小气道的通气障碍；肺气肿病变使肺泡对小气道的正常拉力减小，小气道较易塌陷，同时使肺泡弹性回缩力明显降低。由于上述机制的共同作用，造成慢性阻塞性肺疾病特征性的持续性气流受限，此时最重要的护理问题是气体交换受损。

86. D 麻疹主要临床表现为发热、咳嗽、流涕、结膜炎及科氏斑。发热患儿首优的护理问题是体温过高。

87. B 麻疹患儿在治疗期间住单人病室，呼吸道隔离至出疹后 5 天，有并发症者延至出疹后 10 天，易感的接触者隔离观察 21 天。

88. B 缺铁性贫血表现为面色苍白、乏力、食欲减退、食物黏附感、烦躁、易怒、毛发干枯脱落等，血象常呈小细胞低色素性贫血，血红蛋白低于正常值，而全血游离原卟啉可＞ 0.9μmol/L。此类患者最主要的护理问题是“活动无耐力　与贫血引起全身组织缺氧有关”。

89. C 缺铁性贫血患者，予铁剂治疗。正确的护理措施应从小剂量开始（不选 A），于两餐之间服用（不选 D），稀盐酸可使三价铁转变为二价铁而利于铁的吸收（选 C），口服液体铁剂时应使用吸管，避免牙齿染黑（不选 B），注射铁剂时需要深层肌内注射并经常更换注射部位（不选 E），减少疼痛与硬结形成。

90. E 注射铁剂的不良反应主要有注射局部肿痛、硬结形成，皮肤发黑和过敏反应。铁剂过敏反应常表现为面色潮红（不选 C）、头痛（不选 B）、肌肉关节痛、荨麻疹（不选 D）和低血压（选 E），严重者可出现过敏性休克。

91. C 癫痫不是独立的疾病，引起癫痫的病因非常复杂，特发性癫痫可能与遗传因素有关，询问病史时要特别了解家族中是否有类似的患者。

92. D 脑电图是诊断癫痫最重要的检查方法，对发作性症状的诊断有很大价值，有助于明确癫痫的诊断、分型和确定特殊综合征（选 D）。头颅 CT、MRI 检查可确定脑结构异常或病变，对癫痫及癫痫综合征诊断和分类有帮助（不选 E）。脑血管造影可发现颅内血管畸形和动脉瘤、血管狭窄或闭塞，颅内占位性病变（不选 C）。经颅多普勒超声主要用于检测脑底动脉主干血流动力学的变化（不选 A）。

93. A 癫痫复杂部分性发作可表现为意识障碍和肌阵挛性抽动，成人首选卡马西平或苯妥英钠治疗，儿童首选奥卡西平。

94. D 癫痫复杂部分性发作时主要的护理问题是“有受伤的危险 与癫痫发作时意识突然丧失、判断力失常有关”。

95. E 幽门梗阻患者最突出的症状为呕吐，呕吐物为宿食，量大，不含胆汁，有腐败酸臭味，呕吐后自觉腹胀明显缓解；典型体征为上腹可见胃型及蠕动波，晃动上腹部时可闻及振水音。对于幽门梗阻的患者应先行保守治疗（选 E），禁饮、禁食，放置胃管，行胃肠减压（不选 A）；温生理盐水洗胃（不选 C），以减轻胃壁水肿；同时静脉补液，纠正贫血和低白蛋白血症，纠正水、电解质紊乱（不选 B）。如经非手术治疗症状未能缓解，则考虑手术（不选 D）。

96. A 胃肠吻合口梗阻多在胃大部切除术后由流质饮食改为半流质饮食时出现，患者表现为进食后出现上腹饱胀和溢出性呕吐，呕吐物含或不含胆汁（选 A）。胃排空障碍主要表现为持续性饱胀、钝痛和呕吐，呕吐含胆汁胃内容物（不选 C）。贲门梗阻主要表现为吞咽困难（不选 D）。肠梗阻典型临床表现为腹痛、呕吐、腹胀、停止排便排气（不选 B）。

97. B 原发型肺结核症状轻重不一，年长儿症状较轻，起病缓，可出现低热、食欲减退、疲乏、盗汗等结核中毒症状；查体可见周围淋巴结不同程度的肿大，肺部体征不明显，与肺内病变不一致。原发综合征胸部 X 线检查典型表现呈“哑铃状”双极影，结核菌素试验多为强阳性。

98. D 原发型肺结核年长儿症状较轻，主要因疾病消耗、食欲减退导致营养失调。

99. C 卡铂在用药前先用 5% 葡萄糖溶液溶解，再稀释到 0.15mg/ml 静脉滴注。

100. E 常用化疗药物有顺铂、卡铂、紫杉醇、环磷酰胺等。多采用以铂类为基础的联合化疗，其中铂类联合紫杉醇为“金标准”一线化疗方案。紫杉醇 175mg/m² 静脉滴注 3 小时滴完；卡铂＞ 1 小时静脉滴注，疗程间隔 3 周。

强化试卷三

1. C 小儿出生后 1 个月开始添加的辅食主要为流质食物，引入的食物为鱼肝油制剂、水果汁、菜汤。早产儿由于维生素 K 及维生素 D 贮存较足月儿少，更易发生出血和佝偻病，应首先添加鱼肝油，补充维生素 D，预防维生素 D 缺乏性佝偻病。

2. D 急性肾小球肾炎患者起病 2 周内应严格卧床休息，待水肿消退（不选 A）、血压平稳（不选 B）、肉眼血尿消失（不选 C）、尿常规及其他检查基本正常后（不选 E），可下床轻微活动或户外散步。尿红细胞减少、血沉正常方可上学，但仍须避免体育运动。1~2 个月应限制活动量，3 个月内避免剧烈活动。

3. E 百白破疫苗的 3 次初种分别在 3、 4、 5 月龄时进行，18~24 月龄时复种。

4. D 前置胎盘的典型症状是妊娠晚期或临产后突发无诱因、无痛性阴道流血。大量出血发生休克时，为挽救孕妇生命，应立即手术终止妊娠。此时应立即遵医嘱建立静脉通道，行交叉配血试验，采取相应的止血、输血、扩容等措施，做好术前准备工作。

5. E 单纯型热性惊厥是热性惊厥常见的类型，常发生于急性上呼吸道感染初期体温骤然升高时（不选 B），多呈全身强直 - 阵挛发作（不选 C），无局灶性发作；发作持续时间小于 15 分钟，惊厥停止后大多入睡；24 小时内或同一热性病程中仅发作 1 次（选 E）。

6. B 急性自发性气胸患者应绝对卧床休息，避免用力、屏气、咳嗽等增加胸腔内压力的活动。血压平稳者取半坐卧位，有利于呼吸、咳嗽排痰及胸膜腔引流。

7. E 慢性纤维空洞性肺结核的特点是病程长，反复进展恶化，肺组织破坏严重，痰结核分枝杆菌检查长期阳性，是结核病重要的传染源。

8. D 支链氨基酸制剂可竞争性抑制芳香族氨基酸进入大脑，从而减少假性神经递质的形成。对合并有肝功能不全的患者，应用的氨基酸制剂宜在平衡的基础上增加支链氨基酸的比例。

9. C 高血压患者的健康指导包括养成良好的生活习惯，保证充足睡眠，注意劳逸结合（不选 A、B）；控制体重，饮食以低盐（钠盐摄入＜ 6g/d）、低脂、低胆固醇为主（不选 D），减轻体重可以改善降压药疗效及降低心血管事件的风险（不选 E）；保持情绪稳定，缓解精神压力，纠正和治疗病态心理；戒烟、限酒，吸烟是发生心血管事件的主要危险因素，不提倡高血压患者饮酒（选 C）。

10. C 新生儿及1岁左右儿童，考虑还未接受免疫规划或已接受但可能仍未建立免疫力，在意外受伤时，视伤口大小深浅和污染情况，要注射破伤风抗毒素，剂量与成人相同。

11. D 骨髓穿刺术常用于协助诊断血液病（不选A），评价血液病的治疗效果(不选B)、判断预后(不选C)，经骨髓穿刺做骨髓腔输液（不选E）、输血、给药或骨髓移植时采集骨髓液。

12. C 慢性肺源性心脏病早期（代偿期）主要表现为肺动脉压增高（选C），查体可有肺动脉瓣区第二心音亢进，X线检查表现为右下肺动脉干增宽、肺动脉段凸出、心尖上凸等。晚期（失代偿期）主要为呼吸衰竭和右心衰竭症状，表现为颈静脉怒张（不选A）、腹腔积液、下肢水肿等，查体可有剑突下收缩期杂音等。

13. E 抗纤溶治疗适用于继发性纤溶亢进为主的弥散性血管内凝血（DIC）晚期（选E）。DIC抗凝治疗应在有效治疗原发病的前提下，与补充凝血因子同步进行（不选D）。肝素是DIC首选的抗凝治疗药物。使用肝素前应测凝血时间（不选A），注意患者有无出血倾向(不选B)。肝素过量可用鱼精蛋白拮抗(不选C)。

14. C 脑出血最常见的病因为高血压并发细小动脉硬化，最重要的健康指导是控制高血压，规律服药，避免使血压骤然升高的各种因素，指导患者注意病情，每天定时测血压，定期随诊。

15. E 术前呼吸道准备无须预防性使用抗生素，仅已有肺部感染者术前应用抗生素控制感染（选E）。择期手术前，吸烟者术前2周应戒烟（不选A）。指导患者行深呼吸训练（不选B），胸部手术患者行腹式呼吸训练，腹部手术进行胸式呼吸训练（不选D）。指导患者行有效咳嗽训练，促进有效排痰（不选C）。

16. E 糖皮质激素是目前治疗系统性红斑狼疮的首选药，具有显著抑制炎症反应和抗免疫作用，一般给予泼尼松规律用药，至病情稳定后2周或疗程6周内缓慢减量（选E）。环磷酰胺属免疫抑制药，可与糖皮质激素联合治疗，可更好地控制系统性红斑狼疮活动、保护脏器、减少复发(不选D)。雷公藤具有抑制免疫、抑制系膜细胞增生、减少尿蛋白的作用，不良反应较大，注意观察肝损害等症状（不选B）。

17. E 甲状腺功能亢进症轻度突眼征以局部治疗和控制甲亢为主，眼部护理如戴有色眼镜或棱镜（不选D）；使用眼药水（不选B）；睡眠或休息时抬高床头（选E）；睡前涂抗生素眼膏，并覆盖纱布或眼罩（不选A）；限制钠盐摄入，适量使用利尿药，可减轻眼周及球后水肿（不选C）。

18. D 幽门螺杆菌感染是消化性溃疡的主要病因，它一方面破坏胃、十二指肠黏膜防御屏障功能，另一方面增强侵袭因素，引起高促胃液素血症，使胃酸和胃蛋白酶分泌增加，促使胃、十二指肠黏膜损害，形成溃疡。降低消化性溃疡复发的关键是根除幽门螺杆菌。

19. C 经皮肝穿刺胆管造影前应做凝血酶原时间测定，如延长应给予注射维生素K以纠正。维生素K可促使凝血因子Ⅱ、Ⅶ、Ⅸ、Ⅹ的合成，促进血液凝固，预防出血。

20. D 急性重型肝炎的突出特征是起病急，发病2周内即出现以肝性脑病为特征的肝衰竭综合征。为防止加重肝昏迷，应给予低盐(不选B)、低脂(不选A)、高碳水化合物（不选C）、高维生素饮食（不选E），禁止或限制蛋白质（选D）。

21. D 急性感染性喉炎患儿按呼吸困难的轻重，将喉梗阻分为4度：Ⅰ度喉梗阻活动后出现吸气性喉鸣和呼吸困难（不选A、B）；Ⅱ度喉梗阻安静时亦出现喉鸣和吸气性呼吸困难，肺部听诊可闻及喉传导音或管状呼吸音（不选C）；Ⅲ度喉梗阻出现烦躁不安等表现；Ⅳ度喉梗阻肺部听诊呼吸音几乎消失，仅有气管传导音（不选E）。犬吠样咳嗽为炎症向声门下发展导致。

22. C HBV DNA位于HBV的核心部分，是反映HBV感染最直接、最特异和最灵敏的指标，其定量检测阳性提示HBV的存在、复制，传染性强（选C）。肝功能检查中丙氨酸氨基转移酶（ALT）最常用，是判断肝细胞损害的重要指标（不选A）。甲胎蛋白是诊断肝癌的特异性指标（不选D）。乙肝五项是入院、手术患者的常规检查，用于判断是否有乙型肝炎病毒感染（不选E）。

23. D 流行性出血热的传播途径包括呼吸道传播，鼠类携带病毒的排泄物污染空气后形成气溶胶，经呼吸道感染人体（不选B）；消化道传播，被含有病毒的鼠类排泄物污染的食物经口或胃黏膜感染（不选A）；接触传播，被含有病毒的鼠咬(不选C)；母婴传播(不选E)，孕妇感染本病后通过胎盘传染给胎儿；虫媒传播，被带有病毒的恙螨和柏氏禽刺螨叮咬。

24. E 麻醉前用药包括镇静催眠药、镇痛药、抗胆碱药、抗组胺药。一般麻醉前不使用降压药，而对于顽固性高血压者，可适当给予降压药物以维持循环稳定。

25. D 静脉注射化疗药时，一旦发生药物外渗，应立即停止药物输注，保留针头接注射器回抽外渗药液（不选A），以保护皮肤黏膜，并根据药物特性，相应选择冰袋冷敷、热敷、局部封闭治疗等措施（不选B、C）。蒽环类药物如柔红霉素外渗时禁用热敷，以免造成局部坏死（选D）。药液外渗48小时内，应抬高受累部位，以促进局部外渗药液的吸收（不选E）。

26. B 晚期产后出血是指分娩24小时后，在产褥期内发生的子宫大量出血。子宫胎盘附着面复旧不全引发的晚期产后出血多发生在产后2周左右。因胎盘附着面复旧不全可引起血栓脱落，血窦重新开放，导致子宫出血，表现为突然大量阴道流血，查体发现子宫大而软，宫口松弛，阴道及宫口有血凝块（选B）。胎盘、胎膜残留所致晚期产后出血多发生在产后10天左右，临床表现为血性恶露持续时间延长，检查见子宫复旧不全，子宫未见下降，有时在宫口见残留组织（不选A）。

27. C 二度Ⅰ型房室传导阻滞的心电图特征是PR间期进行性延长，直至P波不能下传至心室，QRS波群脱落，如此周而复始（选C）。一度房室传导阻滞PR间期＞0.20秒，全部冲动仍能传导（不选B）。二度Ⅱ型房室传导阻滞的特征为PR间期固定，时限正常或延长，QRS波群间歇性脱落，传导比多为2:1或3:1（不选D）。三度房室传导阻滞心电图表现为心房和心室独立活动，P波与QRS波群完全脱离关系，心室率慢于心房率（不选E）。

28. E 硫酸镁的治疗剂量和中毒剂量接近，硫酸镁过量会降低神经、肌肉的兴奋性，抑制呼吸和心肌收缩，首先表现为膝腱反射减弱或消失，还有呼吸肌麻痹、尿量减少等症状，严重者心脏骤停。若发生硫酸镁中毒，遵医嘱给予10%的葡萄糖酸钙10ml，在5~10分钟内缓慢静脉推注完毕。

29. A 上尿路结石典型表现为肾绞痛和血尿，疼痛剧烈难忍，位于腰部或上腹部，并沿输尿管放射至同侧腹股沟，伴镜下血尿。为进一步确诊，应首先做泌尿系X线检查，泌尿系X线检查能发现90%以上的结石且操作简便。

30. C 大面积烧伤使毛细血管通透性增加，大量体液外渗，引起有效循环血容量锐减，从而发生低血容量性休克，表现为心率增快，血压下降等，是导致患者死亡最主要的原因。此时的护理重点为补充血容量。

31. B 脾位于左季肋部，其破裂以腹腔内或腹膜后出血为主要表现，出现腹痛，面色苍白，脉搏增快，左上腹压痛，血压下降，血红蛋白明显下降，严重者可出现失血性休克。

32. B 心功能Ⅲ级的患儿，体力活动明显受限，稍事活动或轻于日常活动如平地步行100~200m或以正常速度上3层楼梯以下的高度时，即可引起明显的气促、乏力和心悸。患儿应限制日常体力活动，以卧床休息为主。

33. D 切口感染是阑尾切除术后最常见的并发症，临床表现为术后2~3天体温升高，切口胀痛或跳痛，局部红肿、压痛等。可先试行穿刺抽出脓液，或于波动处拆除缝线，排出脓液，放置引流管，定期换药，短期可治愈。

34. B 急性肾小球肾炎为急性起病，多有前驱感染，主要表现为水肿、少尿、血尿、蛋白尿、高血压等；易并发高血压脑病，表现为剧烈头痛、呕吐、一过性失明等，严重者突然出现昏迷。应首先测血压以明确诊断。

35. A 出生后3~5天，男、女新生儿均可出现乳腺肿大，如蚕豆或核桃大小，切勿挤压，以免感染，多于2~3周消退，无须特殊处理。

36. B 新生儿硬肿病是由多种原因引起的皮肤硬肿和低体温，主要表现为拒乳、反应差、哭声弱、心音迟钝、体温常＜35℃、皮肤暗红且发凉，有硬肿形成，触之硬如橡皮等。严重者可导致肺出血、循环衰竭、呼吸衰竭等，此时首优护理诊断为“体温过低　与新生儿体温调节功能低下、寒冷、早产、感染、窒息等有关”。

37. D 酸中毒时游离钙增多，酸中毒纠正后，游离钙明显减少，有时可出现手足抽搐。原因是在酸性条件下，人体血液中的结合钙可解离为Ca^{2+}与血浆蛋白，使游离钙增多；但在碱性条件（5%碳酸氢钠）下Ca^{2+}与血浆蛋白又可生成结合钙，使游离钙减少。

38. D 尿量是反映组织灌注情况最佳的定量指标，也是判断血容量是否补足简单而有效的指标。尿量＜25ml/h、尿比重增高，提示肾血管收缩或血容量不足；若血压正常，尿量仍少且尿比重低，提示急性肾损伤；尿量＞30ml/h提示休克好转。

39. A 绝经过渡期妇女首选避孕套避孕（选A）。子宫脱垂是放置宫内节育器避孕的禁忌证（不选D）。有内分泌疾病者，如糖尿病、甲状腺功能亢进症，不宜使用药物避孕（不选B、C、E）。

40. D 下肢深静脉血栓形成表现为下肢胀痛、沿大隐静脉走行的皮肤发红，有压痛，触及条索状静脉。此时严禁经患肢静脉输液及局部按摩，以防血栓脱落（选D）；应抬高患肢、制动（不选B、C），局部50%硫酸镁湿敷（不选A），配合理疗和全身性抗生素治疗（不选E）等。

41. C 麻疹前驱期主要表现为发热、咳嗽、流涕、咽部充血、结膜充血及科氏斑。发热3~4天后出现皮疹，首发于耳后发际，逐渐累及额、面、颈部，自上而下蔓延至躯干、四肢，最后累及手掌、足底，开始为不规则红色斑丘疹，疹间皮肤正常，重者融合成片，呈暗红色（选 C）。药物疹多变，多于摩擦及受压部位出现（不选 D）。猩红热典型皮疹为在皮肤上出现均匀分布的弥漫充血性针尖大小的丘疹，压之褪色，伴有痒感，疹间无正常皮肤（不选 E）。水痘皮疹按红色斑疹、丘疹、疱疹、结痂的顺序连续分批出现（不选 A）。风疹发热 1~2 天出疹，全身症状和呼吸道症状较轻（不选 B）。

42. A 心肌梗死患者溶栓后溶栓成功的指标为胸痛 2 小时内基本消失（选 A）；心电图抬高的 ST 段于 2 小时内回降＞ 50%（不选 E）；2 小时内出现再灌注性心律失常（不选 B）；血清肌酸激酶同工酶（CK-MB）峰值提前至发病后 14 小时内出现（不选 C）；根据冠状动脉造影直接判断冠状动脉是否再通（不选 D）。

43. A 子宫节律性收缩是临产的重要标志。正常子宫收缩都是由弱渐强（进行期），维持一定时间（极期），一般 30~40 秒，随后从强渐弱（退行期），直至消失进入间歇期。间歇期一般为 5~6 分钟。随产程进展宫缩持续时间逐渐延长，间歇期逐渐缩短，当宫口开全后，宫缩可持续 60 秒，间歇期仅 1~2 分钟。如此反复，直至分娩结束。

44. B 肛裂主要表现为疼痛、便秘和出血。排便时由于裂口内神经末梢受刺激，出现肛门烧灼样或刀割样疼痛，称为排便时疼痛，便后数分钟可缓解，随后因肛管括约肌收缩痉挛，再次出现剧痛。

45. D 缺铁性贫血患者口服铁剂的用药指导：应从小剂量开始（不选 A），于两餐之间或餐后服用（不选 B）。可与维生素 C 或各种果汁同服，但避免与茶、咖啡、牛奶、植酸盐等同服（选 D，不选 C），以免影响铁吸收。口服液体铁剂使用吸管，服后漱口，避免牙齿染黑（不选 E）。

46. B 30%~40% 的早产与胎膜早破有关（不选 A）。胎膜破裂超过 24 小时，感染率增加 5~10 倍(不选 C)。胎先露未衔接者胎膜早破后脐带脱垂的危险性增加(不选 D)。胎膜早破引起脐带脱垂和受压，可致胎儿窘迫（不选 E）。

47. C 先天性心脏病根据左右两侧及大血管之间有无分流可分为左向右分流型（潜伏青紫型）、右向左分流型（青紫型）和无分流型（无青紫型）。青紫型先天性心脏病包括法洛四联症（选 C）、大动脉转位、三尖瓣闭锁等。潜伏青紫型先天性心脏病包括室间隔缺损（不选 B）、房间隔缺损（不选 D）、动脉导管未闭等（不选 E）。无青紫型先天性心脏病包括肺动脉狭窄（不选 A）、主动脉瓣狭窄、主动脉缩窄等。

48. E 严密观察胎膜早破产妇的生命体征，及时发现感染征象。胎膜破裂超过 12 小时遵医嘱应用抗生素。

49. B 控制饮食是治疗糖尿病最基本的措施，饮食治疗应以控制总热量为原则，实行低脂（以不饱和脂肪酸为主）、适当蛋白质、高纤维素（可延缓碳水化合物吸收）、高维生素饮食。

50. C 控制饮食是治疗糖尿病最基本的措施（不选 A），以使患者体重逐渐恢复至理想体重为目的（不选 B）。糖尿病饮食治疗中碳水化合物摄入量通常应占总热量的 50%~60%（选 C），多摄入富含膳食纤维的食物(不选 E)。三餐应定时、定量，根据患者生活习惯、病情正确分配热量（不选 D）。

51. C 惊厥发作时，应迅速控制惊厥或喉痉挛，用地西泮肌内注射或缓慢静脉注射，或用 10% 水合氯醛保留灌肠，并尽快给予 10% 葡萄糖酸钙缓慢静脉推注（10 分钟以上），提高血钙浓度。

52. C 小儿营养性贫血是由于各种原因导致造血原料供应不足，表现为红细胞及血红蛋白低于正常的血液系统疾病。婴幼儿期因造血原料需要量增加或摄入不足，容易发生营养性贫血。

53. B 植入式心脏起搏者切口局部需要用沙袋压迫 4~6 小时，每间隔 2 小时解除压迫 5 分钟；或局部加压包扎即可。保持切口处皮肤清洁干燥，严格无菌换药。

54. C 足月儿生理性黄疸在出生后 2~3 天出现，4~5 天达高峰，5~7 天消退，最迟不超过 2 周。早产儿生理性黄疸多于出生后 3~5 天出现，5~7 天达高峰，7~9 天消退，最长可延迟至 3~4 周。

55. E 猩红热患儿应呼吸道隔离至连续 3 次咽拭子培养阴性，隔离期限不少于 7 天，有化脓性并发症的患儿应隔离至治愈为止。

56. E 腰椎间盘突出症的主要表现为腰痛和坐骨神经痛。腰痛常表现为下腰部及腰骶部的持久性钝痛。坐骨神经痛常为放射性疼痛，从臀部、大腿后外侧、小腿外侧至足跟部或足背部放射，可伴感觉迟钝或麻木。

57. E 急性胰腺炎患者应防治低血容量性休克，禁食期间保证每天超过 3000ml 的液体摄入量，以维持有效循环血容量。

58. B 异位妊娠以输卵管妊娠最常见，腹痛是输卵管妊娠患者就诊的主要症状。输卵管妊娠发生流产或破裂之前，由于胚胎在输卵管内逐渐增大，常表现为一侧下腹部隐痛或酸胀感；输卵管妊娠流产或破裂时，患者突感一侧下腹部撕裂样疼痛，常伴有恶心、呕吐。

59. B 急性乳腺炎多因乳房排空不畅，乳汁淤积导致，轻度急性乳腺炎可在哺乳前湿热敷乳房 3~5 分钟，先喂患侧乳房，通过婴儿的强吸吮力来吸通乳腺管，同时增加哺乳次数；病情严重者，遵医嘱药物或手术治疗，并根据病情决定是否暂停哺乳（选 B）。哺乳产妇患艾滋病、慢性肾炎、活动性肺结核（不选 D）、糖尿病、恶性肿瘤、精神病、心力衰竭等严重疾病时（不选 E），应停止哺乳。肝炎是由多种肝炎病毒引起的，以肝脏病变为主的一组传染病，母亲患传染病时，可将乳汁挤出，经消毒后喂给新生儿（不选 C）。乳头皲裂轻者可继续哺乳，先健侧，后患侧；严重者停止哺乳，可用手挤出乳汁或吸奶器吸出乳汁喂给新生儿（不选 A）。

60. E 应用大量雌激素治疗时，部分患者可出现恶心、呕吐、头晕、乏力等不良反应，宜在睡前服用。

61. A 口服铁剂治疗缺铁性贫血可饮用橙汁，因橙汁含维生素 C 丰富，可防止二价铁氧化，有利于铁的吸收（选 A）。避免与茶（不选 D）、咖啡（不选 B）、牛奶（不选 C）或钙（不选 E）、镁、磷酸盐等同服，以免影响铁吸收。

62. D 缺铁性贫血患者铁剂治疗后，最早反映其治疗效果的是网织红细胞数，用药后 48~72 小时开始上升，5~7 天达高峰。

63. E 消化性溃疡的治疗目标为去除病因（不选 A），控制症状（不选 B），促进溃疡愈合（不选 C）、预防复发和避免并发症（不选 D）。对于并发大出血经内科治疗无效、急性穿孔、瘢痕性幽门梗阻、胃溃疡疑有癌变及正规治疗无效的顽固性溃疡可选择手术治疗（选 E）。

64. A 消化性溃疡患者应规律进食，定时定量，少食多餐，5~6 餐 / 天，细嚼慢咽，以中和胃酸（选 A）。避免餐间零食，避免急食及过饱，以减少胃酸分泌（不选 B）。

65. B 氢氧化铝为弱碱抗酸药，可使胃内酸度降低，应餐前 0.5~1 小时或疼痛时嚼服（选 B）。雷尼替丁为 H_2 受体拮抗剂，应餐中、餐后即刻口服或睡前顿服，与抗酸药间隔 1 小时以上（不选 A）。胶体铋剂可形成胃黏膜保护屏障，兼有抗幽门螺杆菌作用，应餐前半小时服用（不选 C），因其有肾毒性不可长期服用（不选 E）。硫糖铝为胃黏膜保护药，可刺激内源性前列腺素合成，增加黏膜血流量，应餐前 1 小时及睡前嚼服（不选 D）。

66. C 颅底骨折包括颅前窝骨折、颅中窝骨折、颅后窝骨折，临床表现主要有耳、鼻出血或脑脊液漏，脑神经损伤，皮下或黏膜下淤血斑。颅中窝骨折可出现脑脊液耳漏，若骨折累及颞骨岩部常发生面神经和听神经损伤，可表现为听力下降、耳鸣等（选 C）。颅前窝骨折主要表现为“熊猫眼征”或“眼镜征”，可出现耳漏（不选 B）。颅后窝骨折主要表现为乳突和枕下部、咽后壁黏膜下淤血，伴舌咽神经、副交感神经等损伤（不选 D）。脑挫裂伤最突出的表现是意识障碍，伤后立即出现（不选 E）。

67. D 颅中窝骨折患者应绝对卧床并取患侧卧位，直至脑脊液漏停止 3~5 天后改为平卧位，目的是借重力作用使脑组织移向颅底，促进漏口封闭。

68. D 颅中窝骨折出现脑脊液漏表现时，应积极预防颅内继发感染，禁止经鼻腔或耳道冲洗、滴药（选 D）；禁止经鼻腔吸痰、放置胃管及鼻导管给氧等护理操作（不选 B）。将患者抬高床头 15°~30°（不选 A），借重力作用使脑组织移向颅底，促进漏口封闭。遵医嘱应用抗生素和破伤风抗毒素（不选 E）。右外耳道口放置干棉球，记录 24 小时浸湿的棉球数，估计脑脊液外漏量（不选 C）。

69. A 硬膜外血肿患者多由颅盖部特别是颞部的直接暴力导致，主要症状为进行性意识障碍，可出现中间清醒期即昏迷→中间清醒或好转→昏迷，伴颅内压增高，当颅内压增高到一定程度，可形成脑疝。小脑幕上血肿大多先形成小脑幕切迹疝，早期因动眼神经受到刺激，患侧瞳孔缩小，随即由于动眼神经受压，患侧瞳孔散大，伴病变对侧肢体瘫痪（选 A）。脑挫裂伤最突出的表现为伤后立即出现意识障碍（不选 D）。急性硬膜下血肿表现为进行性加深的意识障碍，无中间清醒期（不选 B）。脑干损伤时双侧瞳孔时大时小，对光反射消失（不选 E）。

70. E 硬膜外血肿和脑疝患者一旦确诊，立即紧急降低颅内压。遵医嘱立即使用 20% 甘露醇静脉滴注，同时做好手术准备以手术去除病因减压。

71. B 胃十二指肠溃疡急性穿孔后，酸性的胃内容物流入腹腔，可引起化学性腹膜炎，患者临床表现为突发上腹部刀割样剧痛，腹肌紧张呈“板状腹”，面色苍白，出冷汗，常伴恶心、呕吐，查体可见全腹压痛，肠鸣音减弱或消失，叩诊肝浊音界缩小或消失，可闻及移动性浊音（选 B）。急性胆囊炎主要表现为右上腹绞痛或持续性疼痛伴阵发性加剧，Murphy 征阳性（不选 C）。急性胰腺炎患者的腹痛多位于上腹部偏左并向背部放射（不选 E）。

72. D 胃十二指肠溃疡穿孔患者腹部立位 X 线检查可见膈下新月形游离气体，是急性穿孔最重要的诊断依据。

73. B 胃十二指肠溃疡急性穿孔患者非手术治疗最重要的是禁食和胃肠减压。胃肠减压可抽出胃肠道内容物和气体，减少胃肠道内容物继续流入腹腔，减少胃肠内积液、积气，改善胃肠壁血运。

74. B 胃大部切除术是治疗胃十二指肠溃疡及其并发症的主要术式，适用于非手术治疗无效或并发穿孔、出血、幽门梗阻、癌变者。

75. E 蛛网膜下腔出血以中青年多见，起病急骤，表现为持续性剧烈头痛，喷射性呕吐，可出现脑膜刺激征，是最具特征性的体征，一般无定位性神经系统体征及肢体瘫痪。

76. E 蛛网膜下腔出血患者要绝对卧床 4~6 周，抬高床头 15°~20°，改变体位或转头时动作缓慢，避免搬动和过早下床活动，烦躁不安患者可给予镇静药。

77. A 急性胰腺炎患者多于暴饮暴食或酗酒后突发腹痛，疼痛剧烈呈持续性，腹痛多位于中、左上腹，向腰背部呈带状放射，取弯腰屈膝侧卧位可减轻疼痛，进食后疼痛加重，呕吐后腹痛不缓解，可伴恶心、呕吐、发热等症状（选 A）。急性胆管炎主要表现为查科（Charcot）三联征，即腹痛、高热寒战、黄疸（不选 B）。急性肠梗阻主要表现为腹痛、呕吐、腹胀和停止排气排便（不选 D）。急性阑尾炎主要表现为转移性右下腹痛（不选 E）。

78. C 血、尿淀粉酶测定是胰腺炎早期最常用和最有价值的检查方法。

79. E 急性胰腺炎患者治疗原则为减轻腹痛，减少胰液分泌，防治并发症，治疗措施主要包括禁食、胃肠减压（不选 A）；诊断明确的情况下给予解痉镇痛药（不选 C）；早期应用抗生素抗感染（不选 D）；静脉输液和营养支持（不选 B）；手术治疗。

80. D 慢性肾小球肾炎患者血肌酐 178~445μmol/L 时，提示进入肾衰竭失代偿期，应给予优质低蛋白(不选 C)、低磷饮食（不选 E），α- 酮酸具有减轻氮质血症毒素蓄积、改善蛋白质营养的优点，可在低蛋白饮食的基础上补充 α- 酮酸（选 D）；有水肿者，不严格限水，但不可过多饮水（不选 A），限制食盐量（不选 B），避免水、钠潴留加重水肿。

81. D 呋塞米属排钾利尿药，大剂量使用时，会引起低钾血症，进而引起碱中毒（选 D）。其他不良反应还包括直立性低血压（不选 E）、心悸（不选 B）、口干（不选 A）等，少见恶心（不选 C）、呕吐、腹痛、腹泻等。

82. D 慢性阻塞性肺疾病（COPD）患者病情常反复发作，病程在 2 年以上，通常在冬春季节加剧，当合并感染时病情复发或加重，表现为原有咳嗽、咳痰加重，伴有发热、呼吸困难、口唇发绀、喘息、胸闷等；查体可见桶状胸，叩诊过清音，听诊呼气时间延长，可闻及哮鸣音和干、湿啰音（选 D）。支气管扩张症典型表现为反复大量咳脓痰或反复咯血(不选 A)。支气管哮喘多见于青少年，典型表现为反复发作性伴哮鸣音的呼气性呼吸困难，咳白色黏痰，常伴过敏史（不选 B）。肺结核主要表现为咳嗽、咳痰或痰中带血，常伴有低热、乏力、盗汗及消瘦等全身症状(不选 C)。肺炎患者大多急性起病，咳嗽、咳痰明显，肺部听诊可闻及湿啰音（不选 E）。

83. E COPD 急性加重期最主要的治疗是依据患者所在地常见病原菌及药物敏感试验积极选用抗生素控制感染（选 E）。氧疗是 COPD 加重期的基础治疗，应采取低流量、低浓度持续给氧（不选 B），避免氧浓度过高而引起 CO_2 潴留(不选 D)。室内保持合适的温、湿度，适当通风，但避免直接吸入冷空气（不选 C）。高热患者应首选物理降温方法，无效后遵医嘱给予药物降温（不选 A）。

84. D 洋地黄类药物（如地高辛）的治疗剂量和中毒剂量接近，易发生中毒。当患者用药后心律或脉搏节律由规则变为不规则或由不规则变为规则、心率或脉搏＜ 60 次 / 分，均提示洋地黄中毒（选 D），应立即停药并通知医生。洋地黄中毒最重要的反应是各类心律失常，以室性期前收缩最常见；神经系统反应主要表现为头痛、头晕、视物模糊、黄视、绿视等；消化道反应可出现食欲减退、恶心、呕吐等。ST 段出现鱼钩样改变是洋地黄化的特征性表现（不选 B）。心房扑动频率常为 250~350 次 / 分，房扑波多以 2∶1 及 4∶1 交替下传至心室（不选 C）。

85. E 一旦发生洋地黄中毒应立即停用洋地黄和排钾利尿药（选 E，不选 B、C）。低钾血症者可口服或静脉补钾（不选 A）；纠正心律失常，快速型心律失常可用利多卡因或苯妥英钠；一般禁用电复律，避免诱发心室颤动（不选 D）；有房室传导阻滞及缓慢型心律失常者可用阿托品静脉滴注或安置临时心脏起搏器。

86. C 心功能 I 级指体力活动不受限，日常活动不引起明显的气促、乏力或心悸（不选 A）。心功能 II 级指体力活动轻度受限，休息时无症状，日常活动如平地步行 200~400m 或以常速上 3 层以上楼梯的高度时，出现气促、乏力和心悸（不选 B）。心功能Ⅲ级指体力活动明显受限，稍事活动或轻于日常活动时即引起显著气促、乏力或心悸（选 C）。心功能Ⅳ级指体力活动重度受限，休息时也有气促、乏力或心悸，稍有体力活动症状即加重（不选 D）。

87. C 肺结核患者常表现为劳累后出现午后低热、咳嗽、乏力、食欲减退；胸部 X 线检查显示右肺上叶有片状浸润影（选 C）。肺炎支原体肺炎典型症状为干咳，低热，可有咽痛、头痛、肌肉痛等症状，X 线检查示肺下野斑片状阴影（不选A）。大叶性肺炎典型的X线检查示整叶肺实变（不选B）。肺梗死常表现为呼吸困难、胸痛、咯血等症状，X线检查典型表现为类楔形致密影（不选D）。

88. C 在痰中找到结核分枝杆菌是确诊肺结核最特异的方法，也是制订化疗方案和判断化疗效果的重要依据。

89. E 甲状腺危象是甲状腺功能亢进症的严重并发症，多发生于术后12~36小时，主要表现为高热（＞39℃）、脉搏增快（＞120次/分），同时合并神经、循环及消化系统严重功能紊乱如烦躁、谵妄、大汗、呕吐、腹泻等（选E）。喉返神经损伤主要表现为声音嘶哑或声带麻痹、失声或呼吸困难（不选B）。喉上神经损伤常表现为饮水呛咳或误咽（不选C）。

90. E 甲状腺危象的紧急处理措施主要包括吸氧、降温、给予镇静药并按需给予强心药（不选C、D）；应用糖皮质激素，防止和纠正肾上腺皮质功能减退(不选A)；应用β受体阻滞剂，降低周围组织对甲状腺素的反应等（不选B）。

91. A 肝硬化失代偿期肝功能检查多有异常，氨基转移酶轻、中度升高，血白蛋白降低、球蛋白增高，凝血酶原时间有不同程度延长；伴腹水者此时最主要的护理问题是体液过多　与门静脉高压、低白蛋白血症导致的水、钠潴留有关（选A）。其他护理问题还包括营养失调：低于机体需要量（不选B）；有皮肤完整性受损的危险（不选D）；有感染的危险（不选E）；潜在并发症：上消化道出血、肝性脑病等（不选C）。

92. D 肝硬化腹水患者护理评估重点是检查腹部外形及移动性浊音来判断腹水量。观察腹水和下肢水肿的消长，准确记录出入量，测量腹围、体重，并教会患者正确的测量和记录方法。

93. C 肝硬化失代偿期伴严重腹水、肝功能严重损害时，应限制或禁食蛋白质（不选A）；病情好转后逐渐增加摄入量，以植物蛋白为主（选C）。限制钠盐1.2~2.0g/d（不选B），液体入量＜1000ml/d（不选D）。进餐时细嚼慢咽，咽下的食团宜小且外表光滑，切勿混入糠皮、硬屑、鱼刺等坚硬、粗糙的食物，以防损伤曲张的静脉导致出血（不选E）。

94. A 入院后马上测量的体重数据不能作为化疗药物剂量的判断标准（选A）。化疗时应根据体重来正确计算和调整药量，一般在每个疗程的用药前及用药中各测1次体重，测体重前需要先校对体重秤（不选B），在早上、空腹、排空大小便后测量（不选D），酌情减去衣服重量(不选C)，测量后2人核对体重(不选E)。若体重不准确，用药剂量过大，可发生中毒反应，过小则影响疗效。

95. E 顺铂对肾脏的毒性较强，在应用时应多饮水促排尿，使每天尿量超过2500ml（选E）。由于白细胞下降会引起免疫力下降，应指导患者注意饮食卫生（不选A），经常擦身更衣，保持口腔、会阴清洁（不选C），尽量避免去公共场所。若白细胞低于1.0×10^9/L，则需要保护性隔离。随时注意患者的血象变化，监测体温3~4次/天（不选B），若体温超过38.5℃，及时通知医生。观察患者有无咽痛、咳嗽等感染症状，并及时通知医生处理（不选D）。

96. D 化疗时一旦怀疑或发现药物外渗应重新穿刺，遇到局部刺激较强的药物外渗，需要立即停止滴入并给予局部冷敷，同时用生理盐水或0.4%普鲁卡因局部封闭，之后用金黄散外敷，防止局部组织坏死，减轻疼痛和肿胀。

97. A 乳腺查体应从乳房外上象限开始检查，依次为外上、外下、内下、内上象限，然后检查乳头、乳晕等中央各区，最后检查腋窝有无肿块，乳头有无溢液。

98. C 乳房肿块为乳腺癌患者最常见的症状，早期为无痛、单发的小肿块，质硬，表面不光滑，与周围组织分界不清，活动度差，以乳房外上象限最常见（选C）。若癌肿侵犯Cooper韧带，可使其缩短而致肿瘤表面的皮肤凹陷，形成“酒窝征”；肿瘤继续增大，若皮下淋巴管被癌细胞堵塞，引起淋巴回流障碍，可导致皮肤呈“橘皮样”改变（不选A）。癌肿侵入乳管可使之缩短，把乳头牵向癌肿方向，造成乳头内陷（不选D）。乳腺癌发展至晚期，可侵入胸肌筋膜、胸肌，以致肿瘤固定于胸壁而不易推动。若癌细胞侵入大片皮肤，可出现卫星结节（不选E）。

99. B 慢性阻塞性肺疾病、慢性支气管炎、肺气肿或有其他胸、肺疾病病史的患者，出现肺动脉压力增高、右心室增大或右心衰竭的征象，可作慢性肺源性心脏病诊断。失代偿期以呼吸衰竭和右心衰竭为主要表现：血气分析示$PaO_2<60$mmHg且$PaCO_2>50$mmHg，提示已发生Ⅱ型呼吸衰竭；右心衰竭主要表现为颈静脉怒张、肝颈静脉反流征阳性、腹腔积液、下肢水肿、剑突下收缩期杂音等。

100. C 血气分析pH的正常值为7.35~7.45，超过正常范围则为酸碱平衡失代偿期。$PaCO_2$为判断酸碱失衡的呼吸性指标，$PaCO_2$正常值为35~45mmHg，$PaCO_2<35$mmHg为呼吸性碱中毒，$PaCO_2>45$mmHg为呼吸性酸中毒。碱剩余（BE）正常值为－3.0~＋3.0mmol/L（不选A），代谢性酸中毒时碱剩余负值增加（不选B、D）；而代谢性碱中毒时碱剩余正值增加（选C）。

强化试卷四

1. D 营养疗法适用于近期体重下降超过正常体重的10%；血白蛋白＜30g/L（不选B）；连续7天以上不能正常进食（不选C）；已确诊为营养不良（不选A）；可能发生高分解代谢的应激状态患者（不选E）。

2. C 盆腔脓肿是胃、十二指肠穿孔或阑尾穿孔术后常见的并发症，临床表现为体温升高，可出现典型的直肠或膀胱刺激症状如里急后重、大便频而量少、有黏液便、尿频、排尿困难等。直肠指诊可发现肛管括约肌松弛，在直肠前壁可触及向直肠腔内膨起、有触痛，有时可触及有波动感的肿物。

3. A 在维持阴道生态平衡中，乳杆菌、阴道pH及雌激素起重要作用。生理情况下，雌激素使阴道上皮增生变厚并增加细胞内糖原含量，糖原在阴道乳杆菌作用下转化为乳酸，维持阴道正常的酸性环境（pH≤4.5，多在3.8~4.4），抑制其他病原体生长，称为阴道自净作用。

4. D 瘢痕性幽门梗阻患者术前3天每晚用300~500ml温生理盐水洗胃，以减轻胃壁水肿和炎症，利于术后吻合口愈合。

5. B 急性心肌梗死患者进行康复训练时，运动以不引起任何不适为度，以心率增加10~20次/分为佳（选B）；若运动时心率增加＜10次/分，可加大运动量，进入高一阶段的训练（不选A）；若运动时心率增加＞20次/分，应退回到前一运动水平，若仍不能纠正，应停止活动（不选C、D、E）。

6. E 阴阜为耻骨联合前面隆起的脂肪垫，皮下脂肪组织丰富，青春期此处皮肤开始生长阴毛，分布呈倒置的三角形。

7. C 穿无菌手术衣和戴无菌手套后，其无菌区为肩以下、腰以上、双手、双臂、腋中线以前的区域。

8. C 客观资料指检查者通过观察、会谈、体格检查等方法或健康资料，包括生命体征（不选A）、非语言交流（不选B）、对患者生活型态的影响（不选D）、疼痛评估工具等（不选E）。患者主诉属于患者的主观资料（选C），即患者对自身健康状况的认知和体验。

9. A 人工授精包括丈夫精液人工授精和供精者人工授精；其中丈夫精液人工授精的适应证包括男方性功能障碍和女方宫颈管狭窄、宫颈黏液异常、抗精子抗体阳性等；供精者人工授精适应证包括男方无精症、不良遗传基因携带者等。

10. E 直肠癌Miles术后早期应禁食、胃肠减压，经静脉补充水、电解质及营养物质。术后48~72小时肠造口开放后，若无腹胀、恶心、呕吐等不良反应，即可拔除胃管（选E），饮水无不适后可进流质饮食（不选C、D），避免过多进食易引起胀气的食物，如牛奶、豆制品等（不选B）；术后1周进少渣半流质饮食（不选A）；2周左右可进普通饮食，注意补充高热量、高蛋白、低脂、维生素丰富的食品，如蛋、鱼等。

11. E 重症肺炎患儿因严重缺氧可导致消化系统功能障碍，发生缺氧中毒性肠麻痹时，表现为频繁呕吐、严重腹胀、呼吸困难加重，肠鸣音消失等。

12. E 腹外疝术后预防阴囊水肿最主要措施为用丁字带或阴囊托托起阴囊，减轻渗血，促进淋巴回流。

13. E 肝动脉栓塞化疗术后，因肝缺血影响肝糖原储存和蛋白质的合成，应遵医嘱静脉注射白蛋白，适量补充葡萄糖溶液，维持水、电解质平衡（选E，不选D）。多数患者于术后4~8小时体温升高，持续1周左右，是机体对坏死组织吸收的反应；低、中度发热不需要特殊处理（不选B），高热者应采取降温措施，避免机体大量消耗（不选C）。腹痛时可遵医嘱注射哌替啶缓解（不选A）。

14. C 胎头下降程度是决定胎儿能否经阴道分娩的重要观察指标，以颅骨最低点与坐骨棘平面的关系标示。临床上以坐骨棘平面为判断胎头高低的标志。

15. C 剖宫产多采用蛛网膜下腔阻滞（腰麻），麻醉后2~7天取半坐卧位会使脑脊液流失增多，引起头痛，平卧后减轻或消失（选C）。指导产妇在翻身、咳嗽时轻按腹部两侧或系腹带，可降低腹部表面张力，减少切口疼痛，促进切口愈合（不选A、E）。切口疼痛剧烈时可遵医嘱使用镇痛药（不选B）。在肛门未排气时胃肠道还未恢复正常功能，禁食牛奶、甜食等产气食物，以免加重胃肠道负担（不选D）。

16. C 血管扩张药通过降低心室充盈压和全身血管阻力，减轻心脏负荷；扩张容量血管可减轻心脏前负荷，扩张外周阻力血管可减轻心脏后负荷，最常见的不良反应是血压降低。

17. A 格列吡嗪属磺酰脲类降糖药，应在餐前半小时服用。

18. C 烧伤患者行暴露疗法时，创面可涂 1% 磺胺嘧啶银霜、碘伏等，可促使创面干燥、结痂和促进愈合，不可涂乙醇等刺激性药物（选 C）。创面不应覆盖任何敷料（不选 E），应适当约束肢体，注意隔离，防止交叉感染(不选 B)。随时用无菌敷料吸净创面渗液，保持干燥(不选 A)。定时翻身，避免创面长时间受压，并观察肢体远端血运（不选 D）。

19. B 大咯血时若血凝块阻塞大呼吸道可引起窒息，护理咯血患者最关键的措施是保持呼吸道通畅。

20. E 洋地黄类药物（如地高辛）治疗期间，应严格遵医嘱用药，用药前先测量脉搏。静脉给药时务必稀释后缓慢静脉注射，观察患者用药后反应，同时监测心律、心率、脉搏、心电图及血压变化。当患者心律或脉搏节律由规则变为不规则或由不规则变为规则、心率或脉搏＜ 60 次 / 分，均提示洋地黄中毒，应立即暂停用药并通知医生。

21. D 慢性呼吸衰竭患者，不可长期服用抗生素预防感染，以免发生菌群失调或耐药（选 D）；指导患者呼吸功能锻炼（不选 B），掌握家庭氧疗的方法和注意事项（不选 E）；戒烟，适当参加体育锻炼，增强免疫力（不选 A）；少食多餐，进食高蛋白、高维生素、易消化饮食（不选 C）。

22. C 急性出血坏死型胰腺炎主要的临床表现为腹痛（不选 A），腹胀（不选 B），恶心、呕吐，腹膜炎体征（不选 D），还可出现感染性休克（不选 E）。实验室检查可见白细胞增多、高血糖（选 C）、血气分析异常等。

23. C 呼吸困难和窒息是甲状腺术后最危急的并发症，常见原因有切口内出血（选 C）、喉头水肿、气管塌陷、双侧喉返神经损伤等。单侧喉返神经损伤常表现为声音嘶哑（不选 B）。喉上神经损伤可表现为饮水呛咳、音调降低(不选 A)。甲状腺危象常表现为高热、大汗、心动过速等（不选 D）。甲状旁腺损伤主要表现为面唇或手足部的针刺感、麻木感或强直感，严重者可有持续性痉挛，甚至窒息死亡（不选 E）。

24. E 减少反流性食管炎患者反流的方法包括少食多餐（不选 A），避免进食高脂、酸性饮食（不选 C），餐后取直立体位（不选 B），慎用降低食管下端括约肌压力的药物（不选 D），注意减少一切引起腹内压增高的因素如肥胖、便秘、紧束腰带等。

25. B 小剂量亚甲蓝（1~2mg/kg）可使高铁血红蛋白还原为正常血红蛋白，用于亚硝酸盐、苯胺、硝基苯等中毒。

26. C 局部麻醉药的不良反应包括毒性反应（不选 A）和变态反应（不选 B）。毒性反应表现为中枢神经毒性反应（不选 E）和心脏毒性反应（不选 D）。

27. A 卡介苗在出生时接种，于左上臂三角肌外下缘皮内注射，接种次数为 1 次。

28. D 大量脱水、出血导致有效血容量不足，从而使肾血流灌注不足，导致肾小球滤过率降低，发生肾前性急性肾损伤（选 D）。急进性肾炎可导致肾性急性肾损伤（不选 A）。肾结石（不选 B）、双侧肾盂输尿管梗阻（不选 C）、盆腔手术误扎双侧输尿管（不选 E）等可导致肾后性急性肾损伤。

29. C 颅内高压患者行亚低温冬眠疗法时体温降至肛温 31~34℃较为理想。七轮外科护理学 P189 观点以肛温 33~35℃为理想；高职三轮外科护理学 P130 观点为以维持肛温 32~34℃为宜；中职三轮外科护理学 P112 观点为体温降至肛温 32~34℃、腋温 31~33℃为理想，但考试均未采用上述数据。

30. D 慢性肺源性心脏病的治疗原则为治肺为本，治心为辅，右心衰竭一般在控制肺部感染、改善缺氧后得到改善。若上述治疗无效，需要遵医嘱使用利尿药、正性肌力药（如洋地黄类）或血管扩张药治疗心力衰竭。

31. C 高血压患者以少盐(钠盐摄入＜ 6g/d)、低脂、低胆固醇饮食为主，适量补充蛋白质，增加新鲜蔬菜、水果的摄入，限制总热量尤其要控制油脂类的摄入量。

32. A 门静脉高压症患者行分流术前 2~3 天口服肠道抗生素，预防术后肝性脑病（选 A）；术前 1 天晚用酸性溶液清洁灌肠，但禁用肥皂水等碱性溶液灌肠，以防肝性脑病（不选 D）；术前一般不放置胃管（不选 E）。严重肝功能损害者应限制蛋白质摄入量，补充支链氨基酸（不选 B），并避免应用红霉素、巴比妥类等有肝脏毒性作用的药物（不选 C）。

33. D 在弥散性血管内凝血（DIC）高凝期即应开始抗凝治疗，肝素是 DIC 首选的抗凝治疗药物（不选 B）。使用肝素前应测凝血时间（不选 A）。出血是应用肝素时最常见的不良反应，肝素过量时可缓慢静脉注射鱼精蛋白拮抗(选 D，不选 C)。肝素可引起皮疹、发热等过敏反应（变态反应），应注意加强观察（不选 E）。

34. B 第一产程指从规律宫缩开始到宫口开全（10cm），此时发生胎膜破裂，应首先听胎心（选 B），协助产妇卧床休息（不选 E），若有胎心异常，立即阴道检查排除脐带脱垂。再观察羊水性状（颜色和流出量），记录破膜时间，测量体温。在第二产程密切监测宫缩，必要时给予缩宫素加快产程（不选 C）。若破膜超过 12 小时未分娩，应给予抗生素预防感染（不选 A）。胎膜破裂时不宜灌肠，易造成感染（不选 D）。

35. B 出生时新生儿的平均体重为 3.25kg，1~6 岁时体重的计算公式为：体重（kg）= 年龄（岁）×2 ＋ 8，则年龄 =（20 － 8）/2=6（岁）。出生时新生儿的身长平均为 50cm，2~6 岁时身高的计算公式为：身高（cm）= 年龄（岁）×7 ＋ 75，则年龄 =（112 － 75）/7≈6（岁）。出生时新生儿上部量大于下部量，中点在脐上；随着下肢长骨增长，中点下移，2 岁时在脐下；6 岁时在脐与耻骨联合上缘之间。按照小儿正常的生长发育规律，小儿最可能为 6 岁。

36. C 妊娠合并心脏病早期心力衰竭的征象包括轻微活动后即有胸闷、心悸、气短；休息时心率＞ 110 次 / 分，呼吸＞ 20 次 / 分；夜间常因胸闷而坐起呼吸，或到窗口呼吸新鲜空气；肺底部出现少量持续性湿啰音，咳嗽后不消失。发现早期心力衰竭征象者，应立即住院。即使妊娠期经过顺利，也应在 36~38 周提前住院待产。

37. D 妊娠期发现有明显的下肢静脉曲张，应避免长时间行走（不选 A）、剧烈活动（不选 B）、两腿交叉和盘坐，并注意时常抬高下肢，以避免下肢静脉回流压力增大、静脉曲张加重（选 D）。休息时避免仰卧位（不选 C），以免子宫压迫下腔静脉回流，孕妇以侧卧位休息为主。经常穿紧身裤会增加静脉回流压力，影响下肢血液循环，加重静脉曲张（不选 E）。

38. E 乙型肝炎的主要传播途径有血液 - 体液传播、性传播以及母婴传播。意外暴露乙肝感染者的血液和体液后，可立即注射高效价特异性免疫球蛋白（抗 HBV IgG），并同时在不同部位注射乙肝疫苗（选 E，不选 D）。

39. D 流行性腮腺炎的并发症有脑膜脑炎、睾丸炎、卵巢炎和胰腺炎等。睾丸炎是青少年男性患者常见的并发症，多为单侧；起病急，患者表现为睾丸局部明显疼痛和压痛、阴囊水肿，大部分患者有严重的全身反应，如高热、寒战等。睾丸肿胀持续 3~4 天以上才开始消退。病毒可引起睾丸细胞坏死而致睾丸萎缩，但很少发生不育症。

40. C 婴儿新陈代谢旺盛，水的需要量相对多，为 150ml/（kg · d）。该婴儿体重为 6kg，一天总液量应为 150ml×6kg×1d=900ml，则饮水量 = 总液量－进乳量 =900ml － 720ml=180ml。

41. B 消化性溃疡发生穿孔时，具有强烈刺激性的胃酸、胆汁、胰液等消化液和食物进入腹腔，引起化学性腹膜炎，呈突发剧烈腹痛，持续而加剧。查体见急性面容，腹式呼吸减弱或消失，全腹有明显的压痛和反跳痛，腹肌紧张呈“木板样”强直，肝浊音界缩小或消失。立位腹部 X 线检查见膈下新月状游离气体影最具特征性，是胃肠道穿孔最重要的诊断依据；腹腔穿刺可抽出黄色浑浊液体或食物残渣。护理措施包括禁食，持续胃肠减压以减少胃内容物继续外漏，清除血凝块或减轻胃组织水肿（不选 A）；保持引流通畅，注意观察和记录引流液的颜色、性状和量（不选 E）；建立多条静脉通道，合理安排输液种类和速度，维持水、电解质和酸碱平衡（不选 C）；遵医嘱用药，静脉补充肠外营养液、输血或其他血制品，以纠正营养不良、贫血和低白蛋白血症（不选 D）；禁止热敷上腹部，因热敷可加速炎症扩散，导致病情加重（选 B）。

42. D 全身水肿患儿因皮肤张力增加，阴囊水肿时可用棉垫或吊带托起，同时注意保持皮肤清洁、干燥，避免皮肤受损及继发感染。

43. B 小儿热性惊厥多由上呼吸道感染引起，年龄通常在 6 个月 ~5 岁，多发生在高热开始后 12 小时内，持续时间短暂，意识恢复快，神经系统检查阴性（选 B）。化脓性脑膜炎脑膜刺激征（凯尔尼格征、布鲁津斯基征等）阳性（不选 A）。癫痫发作以意识丧失和全身对称性抽搐为特征（不选 D）。中毒性脑病主要表现为不同程度的意识障碍（不选 E）。

44. D 溶栓治疗的主要并发症是出血，最严重的是颅内出血，发生率为 1%~2%，发生者近半数死亡，用药前应充分评估出血的危险性，必要时应配血，做好输血准备。溶栓前宜留置外周静脉套管针，以方便溶栓中取血监测出、凝血时间，避免反复穿刺血管。

45. C 尿酸结石患者不宜食用含嘌呤高的食物，如动物内脏，限制各种肉类和鱼虾等高蛋白的食物。

46. A 糖皮质激素是目前治疗系统性红斑狼疮的首选药，具有显著抑制炎症反应和抗免疫作用。糖皮质激素可采用全天量顿服，在每天清晨 7~8 时服用；维持用药期间，可 2 天量隔天 1 次顿服，这种给药法使外源性糖皮质激素血浆浓度与内源性糖皮质激素分泌昼夜节律重合，可减少药物对内源性皮质激素分泌功能的抑制，以减轻激素的不良反应；因糖皮质激素可导致消化性溃疡，应在餐后服用。

47. E 闭合性单处肋骨骨折时，采用多头胸带或弹性胸带固定胸廓，以减少肋骨断端活动，减轻疼痛。

48. B 甲状腺危象患者首选的药物是丙硫氧嘧啶，其作用机制是迅速减少甲状腺激素合成及外周组织中 T_4 转化为 T_3。

49. D 破伤风常继发于各种创伤后，典型表现为肌紧张性收缩及阵发性强烈痉挛，如不能咀嚼、张口困难，苦笑面容，颈强直、角弓反张等；累及呼吸肌和膈肌时表现为呼吸困难，甚至呼吸暂停。轻微的刺激（声、光、疼痛、接触、饮水等）均可诱发破伤风患者强烈的阵发性痉挛。应置于单人病室，温、湿度适宜，保持安静，避免声光刺激（不选 A）。各项护理操作尽量集中于应用镇静药后 30 分钟内进行，以减少对患者的刺激（不选 B）。室内备齐急救药品和物品，以便抢救呼吸肌痉挛引起的窒息等严重并发症（选 D）。严格执行接触隔离制度，使用过的器械严格消毒、用过的敷料应焚毁（不选 E）。痉挛发作间歇期，给予高热量、高蛋白、高维生素饮食（不选 C）。

50. D 铁摄入量不足是小儿缺铁性贫血的主要原因，婴儿 6 个月后应逐渐增加含铁丰富的食物的摄入量。含铁丰富的食物主要包括动物肝、肾、血、瘦肉及蛋黄等。

51. E 破伤风梭菌具有传染性，应严格执行接触隔离制度（不选 A），患者换下的被服包好送环氧乙烷室灭菌后，再送洗衣房清洗、消毒（选 E）。破伤风患者受到轻微的刺激即可诱发强烈的痉挛，应置于单人病室，保持安静；设专人护理（不选 D），护理措施应尽量集中进行，以减少对患者的刺激（不选 B）。注意保持患者呼吸道通畅，床旁备气管切开包，如发生窒息应及时行气管切开术抢救患者（不选 C）。

52. E 伤寒患者发热期间应给予营养丰富、清淡的流质饮食(不选 A)。缓解期，可给予易消化的高热量、高蛋白、高维生素、少渣或无渣的流质或半流质饮食，避免刺激性和产气食物（不选 B、D）。热退后患者食欲好转，可由流质、半流质少渣饮食转为进食稀饭或软饭，逐渐恢复至正常饮食（不选 C），但仍可能并发肠道疾病，应节制饮食(选 E)，密切观察进食后反应。

53. E 肾衰竭患者血液透析治疗时为预防感染，置管处应每天换药（选 E），各项操作应严格遵守无菌原则（不选 A）。禁止在内瘘侧肢体测血压、抽血、静脉注射、输血或输液（不选 B）。为防止低血压，透析期间应严格控制体重增加水平(不选 C)。透析结束后，穿刺部位应压迫止血（不选 D）。

54. E 静脉注射化疗药时，一旦发生药物外渗，应立即停止药物输注，保留针头接注射器回抽外渗药液（选 E，不选 A），以保护皮肤黏膜。随后皮下注入解毒药再拔针（不选 D），局部涂氢化可的松（不选 B）。根据药物特性，相应选择冰袋冷敷、热敷、局部封闭治疗等措施（不选 C）。

55. E 阴道后穹隆穿刺出不凝血提示腹腔内出血，是诊断异位妊娠破裂的可靠征象。输卵管妊娠破裂可短期内发生大量腹腔内出血，轻者出现晕厥，重者可出现失血性休克，应立即行手术治疗。

56. E 水痘患儿发热持续 1~2 天后出现皮疹（不选 A），首发于躯干、头面部，四肢较少，呈向心性分布（不选 C），伴明显痒感。皮疹按红色斑疹、丘疹、疱疹、结痂的顺序连续分批出现（不选 D），高峰期可同时出现（选 E）。结痂脱落后不留瘢痕（不选 B）。

57. C 蛋白质 - 能量营养不良根据临床表现可分为水肿型、消瘦型和混合型。水肿型营养不良主要由严重缺乏蛋白质所致，蛋白质摄入不足或丢失过多可使体内蛋白质代谢处于负平衡，当血清总蛋白浓度＜ 40g/L、白蛋白＜ 20g/L 时，即可发生低白蛋白性水肿。

58. B 胎膜早破而胎先露未衔接者，应绝对卧床休息(不选 A)，取左侧卧位并抬高臀部或取头低足高位，防止脐带脱垂引起胎儿窘迫（选 B）。严密监测母胎情况，评估胎心、羊水性质及羊水量（不选 C、E），指导孕妇自数胎动计数，监测胎儿宫内安危（不选 D）。

59. E 脱水患者静脉补液原则为先盐后糖（不选 A），先晶后胶（不选 C），先快后慢（不选 B），液种交替，见尿补钾（不选 D）。

60. A 外伤与骨折的救护原则是保存生命第一、恢复功能第二、顾全解剖完整性第三。

61. D 心房颤动心脏听诊第一心音强弱不等，心律绝对不规则，脉率小于心率（短绌脉）。

62. D 胺碘酮常见不良反应有窦性心动过缓、房室传导阻滞，静脉给药时低血压常见，少数患者可出现甲状腺功能亢进或减退。心外毒性最严重的为肺纤维化，长期使用可致死亡，用药后应严密监测患者呼吸功能，及早发现肺损伤。

63. E 心房颤动常见于器质性心脏病如风湿性心脏瓣膜病的患者。心脏听诊心律绝对不规则，第一心音强弱不一致，心率快于脉率（脉搏短绌）。将心房颤动转复为窦性心律的方法包括药物复律、电复律及导管消融治疗。胺碘酮是目前最常用的复律药物；药物复律无效时，可改用直流同步电复律（选 E）。直流非同步电除颤适用于心室颤动和心室扑动（不选 D）。

64. C 电复律后患者应持续心电监护 24 小时，除观察心率及心律的变化外，还应严密观察神志、瞳孔、呼吸、血压、皮肤和肢体活动等情况，及时发现患者有无脑栓塞、肺栓塞、体循环栓塞征象。心房颤动时心排血量降低，血流淤滞易形成附壁血栓，血栓整体或部分脱落形成栓子，随血流运行易发生脑栓塞，应尤其注意观察患者神志。

65. B 急性肾盂肾炎主要表现为发热、腰痛、尿频、尿急、尿痛，尿常规检查可有少量尿蛋白，尿沉渣白细胞、红细胞增多，常见白细胞管型；清洁中段尿细菌培养菌落数≥ 10^5/ml 有重要诊断意义。

66. C 急性肾盂肾炎最典型的症状为突发高热和膀胱刺激征，合并全身中毒症状，可有单侧或双侧腰痛、肾区叩击痛及肋脊角压痛。抗生素治疗原则为病情较轻者，可在门诊口服药物治疗，疗程 10~14 天。严重感染全身中毒症状明显者需要住院治疗，应静脉给药，可于热退后继续用药 3 天再改为口服抗生素，完成 2 周疗程。一般尿液检查阴性后再用药 3~5 天。

67. A 急性肾盂肾炎治愈标准为症状消失、尿培养阴性，疗程结束后 2 周、 6 周复查尿培养仍阴性。住院者出院后仍须定时复查尿培养（选 A），有感染征象者及时就医。用抗生素应当按照其种类、剂量及疗程规范使用（不选 D）。无感染客观证据，不提倡长期应用抗生素，以免发生不良反应或诱发耐药(不选 B)。肾盂肾炎患者膀胱刺激征和血尿明显时，可口服碳酸氢钠碱化尿液，缓解症状，不宜长期使用（不选 C）。

68. E 麻醉前用药包括镇静催眠药、镇痛药、抗胆碱药、抗组胺药。一般麻醉前不使用降压药，而对于顽固性高血压者，可适当给予降压药物以维持循环稳定。

69. D 头痛是蛛网膜下腔阻滞术后最常见的并发症，主要因脑脊液经穿刺孔漏出，引起颅内压降低、颅内血管扩张所致。

70. D 头痛是蛛网膜下腔阻滞（腰麻）术后最常见的并发症，为腰椎穿刺时刺破硬脊膜和蛛网膜，脑脊液漏出，导致颅内压降低和颅内血管扩张所致。腰麻手术后患者应常规去枕平卧 6~8 小时，以预防腰麻后头痛。

71. D 出生时新生儿的平均体重为 3.25kg，1~6 岁时体重的计算公式为：体重（kg）= 年龄（岁）×2 ＋ 8，则年龄 =（12.2 － 8）/2≈2（岁）；出生时新生儿的身长平均为 50cm，2 岁时身长约为 87cm；出生时头围相对大，为 33~34cm，1 岁时为 46cm，2 岁时约 48cm；出生时胸围约 32cm，1 岁时胸围与头围相等，1 岁至青春前期胸围 = 年龄（岁）＋头围－ 1，则年龄 =49 ＋ 1 － 48=2（岁）。按照小儿正常的生长发育规律，小儿最可能为 2 岁。

72. C 临床上通过测量上部量和下部量，以判断头、脊柱、下肢所占身长的比例。出生时上部量＞下部量，中点在脐上（不选 A）；随着下肢长骨增长，中点下移，2 岁时在脐下（选 C）；6 岁时中点移至脐与耻骨联合上缘之间（不选 D）；12 岁时上部量与下部量相等，中点在耻骨联合上缘（不选 E）。

73. A 早产指妊娠达 28 周但不足 37 周之间分娩者，主要临床表现是子宫收缩，最初为不规律宫缩，常伴有少量阴道流血或血性分泌物，随后可发展为规律宫缩。若胎儿存活，无胎儿窘迫、胎膜未破，母胎情况良好，应通过休息或使用缩宫素如硫酸镁抑制宫缩，尽量保胎至 34 周。

74. B 早产临产表现有宫口进行性扩张，六轮妇产科护理学 P148 描述早产临产时宫口进行性扩张＞ 2cm；九轮妇产科学 P96 描述早产临产宫颈进行性改变，宫口扩张＞ 1cm（选 B）。前置胎盘典型症状为妊娠晚期或临产时发生无诱因、无痛性反复阴道流血（不选 A）。先兆流产发生于妊娠 28 周之前（不选 C）。胎盘早剥表现为突发性持续性腹部疼痛，伴或不伴阴道流血(不选 D)。羊水过多表现为子宫迅速增大，孕妇出现呼吸困难，不能平卧（不选 E）。

75. D 正常胎心率为 110~160 次 / 分，正常胎方位为枕左（右）前位，即 LOA 或 ROA。早产临产者，早产已不可避免，若此时胎心、胎位正常，可行阴道试产（选 D，不选 B、C）。正常情况下胎膜于第一产程末自然破裂；若有子宫收缩乏力，产程延缓，可行人工破膜加速宫口扩张及产程进展（不选 A）。硫酸镁可抑制子宫收缩，用于先兆早产需要保胎治疗时（不选 E）。

76. C 保持呼吸道通畅是癫痫患者首要护理措施；发作时，应抱住患者缓慢就地放倒，专人看护（不选 A）；勿用力按压抽搐肢体，不可强行约束肢体，防止骨折及关节脱位（选 C）；使用牙垫或压舌板防止舌咬伤（不选 B），放置保护性床挡；应取头低侧卧或平卧头侧位（不选 D），松开领带、衣扣和裤带，防止过紧压迫呼吸，必要时给予氧气吸入（不选 E）；取下活动性义齿，将舌拉出，防止舌后坠阻塞呼吸道；不可强行喂药、喂水、喂食，防止误吸。

77. D 地西泮属苯二氮䓬类药物，用药速度过快会抑制呼吸，必要时可同时使用呼吸兴奋药。

78. D 苯妥英钠属乙内酰脲类药物，局部刺激性较大，口服可引起畏食、恶心、呕吐和腹痛等症状，宜餐后服用，静脉注射易发生静脉炎。

79. C 小腿的肌筋膜与胫骨、腓骨和胫腓骨间隙一起构成 4 个筋膜室，骨折后骨髓腔出血，或肌肉损伤出血或血管损伤出血，均可引起骨筋膜隔室综合征。患肢肢端典型表现为出现“5P”征，即疼痛、苍白、感觉异常、麻痹及脉搏消失。

80. D 出现骨筋膜隔室综合征时，应紧急手术，充分减压，以防缺血性肌挛缩的发生。

81. B 肝性脑病的临床过程可分为 5 期，包括潜伏期、前驱期、昏迷前期、昏睡期和昏迷期。其中昏迷前期表现为嗜睡、行为异常（如衣冠不整或随地大小便）、言语不清、书写障碍及定向力障碍；有腱反射亢进、肌张力增高、踝阵挛及巴宾斯基征（Babinski 征）阳性等神经体征；此期扑翼样震颤存在，脑电图有特异性异常。

82. C 患者摄入过多含氮物质（高蛋白饮食）或药物，在肠道内会转化为氨，使血氨生成增多，加重肝性脑病。肝性脑病前驱期和昏迷前期患者摄入蛋白质应控制在 20g/d 以内。

83. C 肝性脑病患者神志清楚后，可逐渐增加蛋白质摄入，每 3~5 天增加 10g，但短期内不应超过 40~50g/d。

84. D 肝性脑病患者完全恢复后，为维持其基本的氮平衡，蛋白质可增加到 0.8~1.0g/（kg · d）。

85. E 早期倾倒综合征多发生于进食后半小时内，患者出现心悸、出冷汗、乏力、面色苍白等短暂血容量不足的表现，并伴有恶心、呕吐、腹部绞痛和腹泻等（选 E）。瘢痕性幽门梗阻表现为严重呕吐，呕吐物含大量宿食且带腐败酸臭味（不选 A）。输入袢梗阻主要表现为上腹部剧烈疼痛伴频繁呕吐，量少且不含胆汁（不选 B）。输出袢梗阻主要表现为上腹饱胀，呕吐物含食物和胆汁（不选 C）。

86. E 预防早期倾倒综合征应少食多餐，避免过甜、过咸、过浓的流质饮食；宜进低碳水化合物、高蛋白饮食；餐时限制饮水；进餐后平卧 10~20 分钟。

87. A 早期倾倒综合征多因餐后大量高渗性食物快速进入肠道，刺激肠道内分泌细胞大量分泌血管活性物质，加上渗透压作用使大量细胞外液渗入肠腔，从而引起血管舒缩功能紊乱和胃肠道症状。预防早期倾倒综合征应少食多餐，避免过甜、过咸、过浓的流质饮食；宜进低碳水化合物、高蛋白饮食；餐时限制饮水；进餐后平卧 10~20 分钟。

88. D 2 型糖尿病一经诊断，首选生活方式干预和二甲双胍治疗，生活方式干预是 2 型糖尿病的基础治疗措施，应贯穿于糖尿病治疗的始终。如果单纯生活方式（饮食和运动）治疗不能使血糖控制达标，应开始药物治疗；口服药物联合治疗而血糖仍不达标者，可加用胰岛素治疗。

89. B 糖尿病患者饮食治疗应以控制总热量为原则，实行低碳水化合物、低脂（以不饱和脂肪酸为主）、适当蛋白质、高纤维素（可延缓碳水化合物吸收）、高维生素饮食。

90. B 维生素 D 缺乏性佝偻病可分为初期、激期、恢复期和后遗症期（不选 A）。初期主要表现为神经兴奋性增高，如易激惹、烦躁，多汗等（选 B）。激期主要为骨骼改变和运动功能发育迟缓（不选 C）。恢复期临床症状和体征逐渐减轻或消失（不选 D）。后遗症期多见于 2 岁以后小儿，遗留不同程度的骨骼畸形，临床症状消失（不选 E）。

91. D 维生素 D 缺乏性佝偻病初期骨骼改变并不明显，但可有病理性颅骨软化，6 个月以后，尽管病情仍在进展，但颅骨软化消失，应注意头颅畸形的检查。

92. A 军团菌肺炎主要表现为高热、寒战，咳嗽，有少量黏液痰，痰中带血，胸痛，呼吸困难，伴有恶心、呕吐，水样腹泻。X 线检查示肺下野斑片状浸润阴影。肺外症状明显、相对缓脉、低钠血症、低磷血症和 β- 内酰胺类抗生素治疗无效是军团菌肺炎的显著特点（选 A）。肺炎支原体肺炎 X 线检查示肺部有多种形态的浸润影，节段性分布，以肺下野多见（不选 B）。结核性胸膜炎常有午后低热、盗汗、消瘦等典型症状（不选 C）。金黄色葡萄球菌肺炎痰液为黄脓痰（不选 E）。急性肠炎常表现为恶心、呕吐、腹痛、腹泻，无咳嗽、咳痰症状（不选 D）。

93. E 军团菌为需氧革兰阴性杆菌，引起人类疾病的主要是嗜肺军团菌，人可通过吸入含致病菌的气溶胶或尘土感染军团菌。大环内酯类和喹诺酮类抗生素对治疗军团菌肺炎的疗效确切，不良反应少，其中大环内酯类抗生素（如红霉素）为首选药。

94. A 氨基酸过敏表现为突发恶心、呕吐，面色潮红，胸背及四肢有皮疹等（选 A）。迟发型超敏反应一般于再次接触致敏原后 24~72 小时出现症状（不选 B）。吸入性过敏以呼吸道症状为主要表现（不选 C）。发热反应表现为寒战、发热（不选 E）。输液微粒反应可表现为血栓、静脉炎等（不选 D）。

95. C 肠外营养输注时出现氨基酸过敏，应立即停止输注，继续观察，如患者过敏症状进一步加重，遵医嘱采取相应急救措施。

96. A 绒毛膜癌是一种高度恶性的妊娠滋养细胞肿瘤。早期就可以通过血液转移至全身各个组织器官，引起出血坏死。治疗以化疗为主，化疗方案的选择原则是低危患者选择单一药物，高危患者选择联合化疗（选 A）。手术用于化疗的辅助治疗，在控制出血、感染等并发症及切除残存病灶或耐药方面起重要作用（不选 C、D）。放疗应用较少，主要用于肝、脑转移和肺部耐药病灶的治疗（不选 B）。

97. B 化疗时应根据体重来正确计算和调整药量，一般在每个疗程的用药前及用药中各测 1 次体重，应在早上、空腹、排空大小便后测量，酌情减去衣服重量。若体重不准确，用药剂量过大，可发生中毒反应，过小则影响疗效。

98. E 人绒毛膜促性腺激素（hCG）测定是妊娠滋养细胞疾病主要的诊断依据，也是随访最重要的项目，在治疗结束后严密随访，第1次在出院后3个月，然后每6个月1次至3年，此后每年1次直至5年，以后每2年1次。随访期间严格避孕，化疗停止12个月后才可考虑妊娠。

99. E 慢性支气管炎急性发作期是指在1周内出现脓性或黏液脓性痰，痰量明显增加，或伴有发热、白细胞计数增高等炎症表现，或1周内咳嗽、咳痰、喘息中任何一项症状明显加剧（选E）。急性肺脓肿的典型表现为高热、咳嗽和咳大量脓臭痰（不选A）。支气管哮喘的典型表现为反复发作性伴哮鸣音的呼气性呼吸困难（不选B）。支气管扩张症的典型症状是慢性咳嗽、咳大量脓痰和反复咯血（不选C）。革兰阴性杆菌肺炎常呈下叶支气管肺炎型，易形成多发性小脓腔（不选D）。

100. C 慢性支气管炎急性发作期的治疗包括病因治疗和对症治疗，最主要的治疗是病因治疗即控制感染。其次是祛痰镇咳、解痉平喘、雾化吸入等对症治疗。

强化试卷五

1. C 进行性排尿困难是良性前列腺增生最主要的症状，典型表现为排尿迟缓、断续，尿流细而无力、射程短、终末滴沥，排尿时间延长。严重者需要用力增加腹压以帮助排尿，常有排尿不尽感。

2. D 白血病伴高热患者，禁用乙醇或温水拭浴。拭浴降温主要是通过刺激皮肤使血管扩张而散热，白血病患者血小板低，可增加出血的风险。

3. C 成人心肺复苏无论单人还是双人施救，胸外按压和通气之比均为30:2（选C）。对于儿童和婴儿，单人施救时为30:2，双人施救时为15:2（不选D），因为儿童和婴儿发生心脏骤停多由呼吸因素所致。

4. D 胎儿生长发育需要大量的钙、磷、铁，其中80%是在妊娠晚期3个月内积累的，多数孕妇体内储存量都不能满足需要，钙的缺乏容易导致小腿痉挛、抽搐等症状，此期孕妇应及时补充钙剂(选D)。此外，应避免腿部疲劳、受凉，伸腿时避免足尖伸向前（不选C），走路时足跟先着地（不选E）。发生下肢肌肉痉挛时，嘱孕妇背屈肢体或站直前倾以伸展痉挛的肌肉，或局部热敷按摩，直至痉挛消失。妊娠中、晚期鼓励孕妇取侧卧位，缓解仰卧位低血压综合征（不选A、B）。

5. B 儿童单纯性肥胖的治疗要点为采取控制饮食、适量运动、消除心理障碍、配合药物治疗等综合措施以减轻体重。饮食治疗和运动疗法是主要干预措施(选B)。药物应慎用（不选C）；外科手术并发症严重，不宜用于儿童（不选D）。

6. E 胎头拨露属于第二产程的临床表现，宫缩时胎头显露于阴道口，宫缩间歇期又缩回阴道内（选E）。第一产程又称宫颈扩张期，指从规律宫缩开始到宫口开全（10cm），临床表现为规律宫缩（不选A）、宫口扩张（不选C）、胎先露下降和胎膜破裂（不选B、D）。

7. C 肝硬化患者应给予高热量、高蛋白（不选D）、高维生素、易消化饮食，禁止饮酒，适当摄入脂肪。血氨增高或有肝性脑病先兆时，应限制或禁食蛋白质，病情好转后逐渐增加摄入量，并以植物蛋白为主（不选A）。有腹水时限制钠盐1.2~2.0g/d（不选B）、24小时液体入量＜1000ml(选C)。指导患者禁酒、戒烟，避免导致营养状态下降的因素（不选E）。

8. B 流行性脑脊髓膜炎是由脑膜炎奈瑟菌所致的急性化脓性脑膜炎，主要经呼吸道传播，多发于冬、春季，应采取呼吸道隔离。

9. D 流行性乙型脑炎是由乙脑病毒引起的以脑实质炎症为主要病变的中枢神经系统急性传染病。乙型脑炎经蚊虫叮咬传播，常流行于夏、秋季，重症患者病死率高，行昆虫隔离。

10. D 系统性红斑狼疮患者应保持皮肤清洁、干燥，可用温水冲洗或擦洗，避免过热、过凉（不选E）、接触碱性肥皂及化妆品（选D），防止刺激皮肤。外出时注意遮阳，避免阳光直接照射裸露皮肤，必要时穿长袖衣裤，戴遮阳帽、打伞，禁忌日光浴（不选A）。合理饮食（不选B），给予高热量、高蛋白、高维生素、低脂、易消化的饮食，少食多餐，避免刺激性食物，避免食用含补骨脂素的食物。急性活动期应卧床休息，慢性期或病情稳定者可逐渐增加活动量，适当参与社会活动和日常工作，注意避免劳累（不选C），预防感染。

11. A 儿童急性白血病主要采用以化疗为主的综合疗法（选 A），通常按次序、分阶段进行。其他治疗措施包括支持治疗（不选 D）、造血干细胞移植等（不选 B）。

12. C 放疗皮肤反应可分为 3 度，一度反应（干反应）表现为皮肤红斑（不选 A），烧灼和刺痒感（不选 B），继续照射变为暗红色（不选 D），有脱屑（不选 E）。皮肤充血为二度反应（湿反应）表现（选 C）。

13. B 碱性尿中易形成磷酸盐及磷酸镁铵沉淀，此时不应碱化尿液（选 B）。磷酸钙和草酸钙结石患者应限制马铃薯、菠菜、芦笋等食物及避免动物蛋白的过量摄入（不选 D）；可口服维生素 B_6 以减少草酸盐排出；口服氧化镁可增加尿中草酸盐的溶解度(不选 E)；尽早解除尿路梗阻、感染等因素（不选 A）；多饮水，以增加尿量，稀释尿中形成结石物质的浓度，减少晶体沉积（不选 C）。

14. C 肝动脉插管化疗术后应妥善固定和维护导管(不选 A)，注药后用肝素稀释液 2~3ml（25U/ml）冲洗导管以防导管堵塞（选 C）。穿刺处拔管后压迫 15 分钟(不选 E)，再局部加压包扎，沙袋压迫 6~8 小时，穿刺侧肢体伸直制动 6 小时，绝对卧床 24 小时防止穿刺处出血（不选 D）。密切观察患者生命体征和腹部体征（不选 B），出现上消化道出血及胆囊坏死等并发症时，应及时通知医师并协助处理。

15. D 腹膜炎术后患者取半坐卧位，可减轻切口张力（不选 A），减轻疼痛（不选 E）；利于腹腔渗液流入盆腔，减少毒素吸收和减轻中毒症状（不选 B）；防止膈下感染（不选 C）。鼓励患者术后在卧床期间床上翻身活动，早期下床活动，可促进肠蠕动恢复(选 D)。

16. A 甲亢患者饮食护理首先要求禁碘饮食（选 A），给予高热量、高蛋白（不选 B）、高维生素及矿物质丰富的饮食，注意补充丢失的水分（不选 C），但忌饮浓茶、咖啡等兴奋性饮料（不选 D），禁食刺激性食物（不选 E）。

17. A 静脉补钾时应遵循“四不宜”原则：静脉补钾不宜过早，在每小时尿量＞40ml 或每天尿量＞500ml 时方可补钾（选 A）；速度不宜过快，成人静脉补钾的速度不宜超过 60 滴 / 分（不选 C），严禁静脉推注，以防造成心脏骤停（不选 E）；浓度不宜过高，静脉补钾时浓度不宜超过 0.3%（不选 D）；总量不宜过多，成人每天总量控制在 3~6g（不选 B）。

18. D 卵巢表面无腹膜，由单层立方上皮覆盖（不选 E）。卵巢实质分为皮质和髓质，皮质由大小不等的各级发育卵泡、黄体和它们退化形成的残余结构及间质组织组成（不选 C）；髓质由疏松结缔组织及丰富的血管、神经、淋巴管以及少量与卵巢韧带相延续的平滑肌纤维构成（不选 A）。卵巢大小因个体及处于月经周期阶段的不同而不同（不选 B）。青春期时，卵巢在促性腺激素作用下增大，卵泡开始发育并分泌激素，有排卵功能（选 D）。

19. C 妊娠达到及超过 37 周发生胎膜早破者称足月胎膜早破，足月胎膜早破超过 12 小时后尚未临产时，应采取措施尽快终止妊娠（选 C）。胎膜早破、胎先露未衔接者，应绝对卧床休息，取左侧卧位并抬高臀部或取头低足高位，防止脐带脱垂引起胎儿缺氧或宫内窘迫（不选 A）。严密观察产妇的生命体征，及时发现感染征象，胎膜破裂超过 12 小时遵医嘱应用抗生素（不选 B）。胎膜早破者减少不必要的肛门检查和阴道检查（不选 D）。妊娠＜ 35 周的胎膜早破者，若无禁忌证，可给予糖皮质激素促胎肺成熟（不选 E）。

20. D 最先进入骨盆入口的胎儿部分称为胎先露。纵产式有头先露、臀先露(不选 A)，横产式有肩先露。头先露又可因胎头屈伸程度不同分为枕先露、前囟先露、额先露、面先露（不选 B、C）。臀先露又可因入盆先露不同分为混合臀先露、单臀先露和足先露（不选 E）。偶见头先露与胎手或臀先露与胎足同时入盆，称之为复合先露（选 D）。

21. D 化脓性脑膜炎可导致脑脊液循环障碍，引起颅内压增高，严重者可并发脑疝，导致呼吸及心血管运动中枢麻痹而死亡，是最危险的临床表现。

22. E 急性胰腺炎患者应防治低血容量性休克，禁食期间保证每天 3000ml 以上的液体摄入量，以维持有效循环血容量。

23. C 石膏从硬固到完全干固常需要 24~72 小时，可通过提高室温（不选 A），用灯泡烘烤（不选 B）、热风机吹干或红外线照射等方法加快干固（不选 D、E），注意温度不宜过高，以免灼伤。使用棉被包裹可导致石膏受压变形，不宜采用（选 C）。

24. D 骨筋膜隔室综合征是由骨折部位骨筋膜室内的压力增高，导致骨筋膜室内肌肉和神经因急性缺血而产生的一系列早期综合征，好发于前臂掌侧和小腿，临床表现为患肢疼痛、苍白、感觉异常、麻痹及脉搏消失等。

25. C 颅内压增高者应取头高位，抬高床头 15°~30°，以利于颅内静脉回流，减轻脑水肿。

26. B 妊娠 20 周左右孕妇可自觉胎动，为 3~5 次 / 小时。妊娠 28 周后，正常胎动次数≥ 10 次 /2 小时。

27. E 细菌性肠炎因肠道感染的病原菌及发病机制

的不同，可分为肠毒素性肠炎和侵袭性肠炎。肠毒素性肠炎由各种产生肠毒素的细菌如霍乱弧菌、产毒性大肠埃希菌等引起（选 E）。侵袭性肠炎由各种侵袭性细菌感染所致，如痢疾志贺菌(不选 A)、沙门菌属(如鼠伤寒沙门菌，不选 C)、侵袭性大肠埃希菌（不选 D)、空肠弯曲菌（不选 B)、金黄色葡萄球菌等。

28. B 急性胰腺炎患者急性期应禁食 3~5 天，明显腹胀者行胃肠减压。当轻症胰腺炎患者症状消失、体征缓解、肠鸣音恢复正常、出现饥饿感时可给予少量无脂、低蛋白流质饮食，无须等待淀粉酶完全恢复正常。

29. A 慢性肺源性心脏病患者应给予高纤维素、易消化的清淡饮食，防止因便秘、腹胀而加重呼吸困难(不选 C)。患者出现水肿、腹水或少尿时，应限制水、钠摄入，限盐＜ 3.0g/d、水分摄入＜ 1500ml/d、蛋白质 1.0~1.5g/kg（选 A，不选 B)。避免摄入含碳水化合物高的食物，以免引起痰液黏稠（不选 D、E)。

30. B 新生儿颅内出血主要由缺氧和产伤引起，主要表现为意识改变，如激惹、嗜睡或昏迷等；呼吸改变，如呼吸增快、减慢等；颅内压增高表现，如脑性尖叫、前囟隆起、惊厥等；肌张力早期增高以后降低等(选 B)。新生儿窒息指胎儿娩出后 1 分钟仅有心搏，无自主呼吸或未建立规律呼吸的缺氧状态（不选 A)。癫痫是一种以具有持久性的产生癫痫发作倾向为特征的慢性脑疾病，临床表现为意识、运动、感觉、精神或自主神经运动障碍，多于儿童期发病（不选 C)。新生儿低血糖指血糖＜ 2.2mmol/L，多数患儿无明显症状（不选 D)。新生儿破伤风以全身骨骼肌强直性阵挛和牙关紧闭为临床特征（不选 E)。

31. B 甲类传染病包括鼠疫、霍乱。对乙类传染病中严重急性呼吸综合征、炭疽中的肺炭疽，采取甲类传染病的预防、控制措施，执行严密隔离。猩红热属乙类传染病，采取乙类预防。

32. B 早期妊娠终止方法包括手术流产和药物流产。妊娠 7 周内，一般选择药物流产（不选 C)。妊娠 7~10 周，优先选择负压吸引术(选 B)。妊娠 10~14 周，优先选择钳刮术（不选 A)。中期妊娠终止方法可选用水囊引产或依沙吖啶引产（不选 D、E)。

33. E 阿普加（Apgar）评分是一种简易的临床上评价新生儿窒息程度的方法。内容包括心率、呼吸、弹足底或插鼻管反应、肌张力和皮肤颜色 5 项，每项 0~2 分，总共 10 分，8~10 分为正常，4~7 分为轻度窒息，0~3 分为重度窒息。皮肤苍白为 0 分，呼吸慢而不规则为 1 分，心率＜ 100 次 / 分为 1 分，对外界刺激无反应为 0 分，总计 2 分，属重度窒息。

34. D 乳腺癌术后应注意保护患侧上肢，避免测血压、抽血或输液（不选 A)。垫枕抬高 10°~15°（不选 E)，肘关节轻度屈曲，半坐卧位时屈肘 90° 放于胸腹部（选 D）；下床活动时用吊带托或用健侧手将患肢抬高于胸前（不选 C)。需要他人扶持时只能扶健侧，以防腋窝皮瓣滑动而影响愈合（不选 B)。

35. E 在肱骨髁内、前方，有肱动脉、正中神经经过；在肱骨髁的内侧有尺神经，外侧有桡神经。当发生伸直型肱骨髁上骨折时，近端向前下方移位，远端向后上方移位，骨折近端极易压迫或刺破肱动脉而致血液循环障碍（选 E)，也可导致正中神经、尺神经、桡神经损伤（不选 A、B)。肌皮神经自外侧束发出后，主要支配喙肱肌、肱二头肌和肱肌，发生肱骨骨折和肩关节损伤时可合并肌皮神经损伤（不选 C)。

36. C 低血糖反应是糖尿病患者服用胰岛素促泌药和注射胰岛素后，通常在没有进餐的情况下，出现心悸、疲乏、饥饿感、出冷汗、脉搏增快、恶心、呕吐等低血糖症状，重者抽搐、昏迷，甚至死亡。

37. C 对于轻度营养不良的患儿，开始可每天供给能量 250~330kJ/kg，以后逐渐递增，当能量供给达每天 585kJ/kg 时，一般可获满意的体重增长。

38. C 婴幼儿输尿管长而弯曲，容易受压及扭曲而导致梗阻，引起尿潴留而诱发感染（选 C)。婴儿期肾相对大（不选 A)，位置较低（不选 B)。婴儿膀胱位置比年长儿高，腹部触诊时容易触及充盈的膀胱（不选 D)。男婴尿道常有包茎和包皮过长，尿垢积聚时易引起上行性细菌感染（不选 E)。

39. A 白假丝酵母菌属于真菌，为条件致病菌，当机体出现菌群失调或抵抗力下降时，可引起各种假丝酵母菌病，如外阴阴道假丝酵母菌病。

40. E 糖皮质激素有抗炎和抑制变态反应等作用，能及时减轻喉头水肿，缓解喉梗阻症状。

41. E 氮平衡可判断体内蛋白质代谢情况，可反映摄入氮能否满足体内需要及体内蛋白质合成与分解代谢情况（选 E)。肌酐身高指数是测定肌蛋白消耗的指标，可以了解体内骨骼肌含量（不选 C)。血清转铁蛋白可反映内脏蛋白质的急剧变化和营养治疗后营养状态与免疫功能的恢复率（不选 D)。上臂围可反映营养不良程度（不选 B)。肱三头肌皮褶厚度可以反映人体皮下脂肪的含量，可用于判断营养状况（不选 A)。

42. D 破伤风患者对于轻微的刺激（声、光、疼痛、接触、饮水等）均可诱发强烈的阵发性痉挛。应置于单人病室（不选 A)，温、湿度适宜（不选 C)，保持安静（不选 B)，避免声、光刺激。各项护理操作尽量集中于应用镇静药后 30 分钟内进行，以减少对患者的刺激（选 D）。室内备齐急救药品和物品，以便抢救呼吸肌痉挛引起的窒息等严重并发症（不选 E）。

43. D 若缺氧发作较轻，应立即取膝胸卧位以缓解症状；若缺氧发作较重，应立即给予吸氧、镇静，吗啡皮下或肌内注射，β 受体阻滞剂如普萘洛尔缓慢静脉注射。

44. B 结肠造口患者术后 2~3 天肠蠕动恢复后开放（选 B），取左侧卧位（不选 A），并用塑料薄膜隔开腹部切口与造口，防止流出的大便污染腹部切口。每次造口排便，以凡士林纱布覆盖外翻的肠黏膜，起到保护作用（不选 D）。及时更换渗湿的敷料，温水清洗并消毒造口周围皮肤（不选 C），复方氧化锌软膏涂抹，防止浸渍糜烂，并教会患者使用人工造口袋（不选 E）。

45. C 肝素具有抗凝作用，妊娠合并重型肝炎产妇为预防产后出血，产前 4 小时及产后 12 小时内不宜应用肝素(选 C)。保持肠道清洁，可使用生理盐水灌肠，严禁肥皂水灌肠，防治肝性脑病（不选 A）。严密观察患者有无性格改变、行为异常、扑翼样震颤等肝性脑病前驱症状（不选 B）。从分娩前 1 周开始每天应用维生素 K_1，临产后加用 20mg 维生素 K_1 静脉注射，观察产妇有无出血倾向（不选 D）。严密监测生命体征，记录出入量（不选 E）。

46. D 严重挤压伤或溶血后产生的肌红蛋白、血红蛋白可堵塞肾小管，造成急性肾损伤。

47. A 肾结核患者术后应继续抗结核药物治疗 6~9 个月（选 A）。应指导肾结核患者术后按时、足量、足疗程服用抗结核药物，不可随意减药、减量（不选 B）；告知并指导患者观察药物不良反应，链霉素主要不良反应为听力障碍；乙胺丁醇主要不良反应为球后视神经炎，服药后需要定期复查肾功能，检查听力和视力（不选 C）。患者一旦出现恶心、呕吐、听力下降等不良反应，应立即就诊（不选 D）。同时应指导患者勿用或慎用有肾脏毒性的药物，如氨基糖苷类、磺胺类药物（不选 E）。

48. B 长期使用呋塞米（速尿）因过度利尿可引起低钠血症、低钾血症（不选 A）、低镁血症及低氯性碱中毒；还可导致高尿酸血症，与利尿后血容量降低、细胞外液减少致尿酸经近曲小管的重吸收增加有关；干扰糖和胆固醇代谢，使血糖和血脂升高。口服补钾常选用 10% 氯化钾或枸橼酸钾溶液，鼓励患者多进食含钾丰富的食物，如肉类、牛奶、香蕉、新鲜蔬菜等，为防止对消化道的刺激，宜餐后或与果汁同服(选 B)。静脉补钾时浓度≤ 0.3%，500ml 液体中氯化钾含量≤ 500×0.3%=1.5g（不选 C）。螺内酯（安体舒通）和氨苯蝶啶均为保钾利尿药，可使血钾升高（不选 D、E），常与排钾利尿药联合使用，肾功能不全者禁用。

49. D 刷洗法外科手消毒的范围为自手指开始至肘关节以上 10cm。

50. A 唐氏综合征患儿护理措施包括加强生活护理（不选 B），培养自理能力（不选 C）；预防感染，保持空气清新，注意个人卫生，保持皮肤清洁干燥（不选 D）；悉心照顾患儿，协助穿衣、吃饭，制订训练方案，使患儿能逐渐生活自理和从事简单的劳动（选 A）。定期随访遗传咨询，宣传避免近亲结婚，妊娠期间做羊水染色体检查（不选 E）。

51. E 同时或短时间内相继出现 2 个或 2 个以上的器官系统的功能障碍，称为多器官功能障碍综合征。进行性呼吸困难提示发生急性呼吸窘迫综合征；持续性少尿提示合并急性肾损伤。

52. B 胃大部切除术后拔除胃管前禁食，拔除胃管当天可饮少量水或米汤；若无不适，第 2 天进半量流质饮食，第 3 天进全量流质饮食，第 4 天可进半流质饮食（选 B）。其他护理措施包括术后取去枕平卧位，头偏一侧，待患者麻醉清醒、血压平稳后改为半坐卧位（不选 A）；持续胃肠减压（不选 E）；遵医嘱补液，纠正水、电解质失衡（不选 C）；鼓励患者早期下床活动（不选 D）。

53. C 随着婴儿逐渐成长，母乳已不能完全满足其营养需要，故婴儿 4~6 个月开始逐渐添加固体食品，为断奶做准备（不选 E）。在断奶过程中应逐渐减少母乳喂养次数，切忌突然断奶，使婴儿摄食量骤减，影响其正常发育（不选 A）。引入食物的质与量应循序渐进，从少到多，从稀到稠，从细到粗，从一种到多种，逐渐过渡到固体食物。小儿断奶一般在 10~12 个月为宜（选 C），若遇夏季炎热或婴儿体弱多病时，可推迟断奶时间(不选 D)，但最迟不宜超过 24 个月(不选 B)。

54. C 肺炎患儿给氧时，一般采用鼻导管给氧，氧流量为 0.5~1L/min，氧浓度不超过 40%（选 C）。缺氧明显者用面罩或头罩给氧，氧流量为 2~4L/min，氧浓度不超过 60%。保持室内空气清新，室温应控制在 18~22℃、湿度 60%，以利于患儿休息，改善呼吸功能（不选 A）。经常变换体位，以减少肺部淤血，促进炎症吸收（不选 B）。密切监测体温变化，高热者给予药物或物理降温(不选 D)。给予足量的维生素和蛋白质，以半流质或流质饮食为主，少食多餐（不选 E）。

55. D 小儿急性上呼吸道感染并发症较多，以婴幼儿多见，病变向邻近器官蔓延可引起中耳炎、鼻窦炎、咽后壁脓肿、颌下及颈淋巴结炎、喉炎、支气管炎、肺炎等；年长儿受A组β溶血性链球菌感染，可出现急性肾小球肾炎和风湿热。成人急性上呼吸道感染通常病情较轻，病程短，有自限性，如未及时治疗，仅少数患者可出现并发症。

56. B 新生儿败血症的患儿体温易波动，体温过高时，应采取调节环境温度、松开包被或多喂水等物理方式降温，不宜使用药物、乙醇拭浴、冷盐水灌肠等刺激性强的降温方法（选B）。密切观察患儿病情，注意生命体征、神志、瞳孔变化（不选C）。保持皮肤干燥、清洁，做好口腔、脐部、臀部护理（不选D）。注意保护性隔离，避免交叉感染（不选A）。保证足够的能量和水分，必要时采用管饲或静脉营养(不选E)。

57. C 流行性腮腺炎早期患者及隐性感染者均为传染源。有流行性腮腺炎患者接触史的易感者应观察3周。

58. E 全脊椎麻醉是硬膜外阻滞中最危险的并发症，因穿刺针或导管误入蛛网膜下腔而未被及时发现，将超量局部麻醉药注入而产生异常广泛的脊神经阻滞。

59. D 发生早产的常见原因有孕妇、胎儿和胎盘方面的因素。孕妇因素如子宫畸形、妊娠并发症、不良行为及精神刺激等。胎儿及胎盘因素以胎膜早破（不选C）、宫内感染最常见，此外，前置胎盘（不选A）、胎盘早剥、胎儿畸形（不选B）、羊水过多及多胎妊娠等也可致早产（选D，不选E）。

60. E 人工破膜适用于第一产程宫口扩张≥3cm，无头盆不称，胎头已衔接而产程延缓者，破膜后能加速宫口扩张和产程进展（选E）。第一产程中尽可能防止胎膜早破，禁灌肠，少做肛门及阴道检查(不选A)。临产后应鼓励产妇每2~4小时排尿1次，以免膀胱充盈影响宫缩及胎先露下降（不选B）。胎膜多在宫口近开全时自然破裂，一旦胎膜破裂，应立即听诊胎心，并观察羊水性状和流出量，记录破膜时间（不选C）。为保证产程顺利，应鼓励产妇在宫缩间歇期少量多次进食高热量、易消化、清淡的食物（不选D）。

61. C 多数急性心肌梗死患者会出现严重心律失常，多发生在起病1~2天，以快速型心律失常多见（不选A、B），如频发性室性期前收缩（选C）、成对出现或短阵室性心动过速等，常为心室颤动的先兆。心室颤动是急性心肌梗死早期，特别是入院前患者死亡最主要的原因（不选E）。

62. D 急性心肌梗死患者发病12小时内应绝对卧床休息（选D，不选A），有利于降低心肌耗氧量和交感神经兴奋性，缓解疼痛；合并低氧血症患者及时吸氧(不选B)；心电监护，密切观察患者血压、呼吸、心率等指标，严重循环衰竭者应监测肺毛细血管压和静脉压（不选E）；遵医嘱使用镇痛药，用药期间注意预防呼吸抑制和血压降低等不良反应；无禁忌证者起病后4~12小时内可给予流质饮食，逐步过渡到低脂、低胆固醇清淡饮食（不选C）。

63. A 心肌梗死患者溶栓治疗成功的指标为胸痛2小时内基本消失（选A）；心电图抬高的ST段于2小时内回降＞50%（不选E）；2小时内出现再灌注性心律失常（不选B）；血清肌酸激酶同工酶（CK-MB）峰值提前至发病后14小时内出现（不选C）；根据冠状动脉造影直接判断冠状动脉是否再通（不选D）。

64. E 肝硬化患者应给予高热量、高蛋白、高维生素、易消化饮食，禁止饮酒，适当摄入脂肪。食管胃底静脉曲张者应避免食用粗纤维多和坚硬、粗糙的食物，以免曲张静脉破裂出血。

65. D 肝硬化的护理诊断包括“体液过多　与门静脉高压、低白蛋白血症导致水、钠潴留有关”（不选A）；“活动无耐力　与肝功能受损、能量代谢障碍有关”（不选B）；“有皮肤完整性受损的危险　与营养不良、水肿、皮肤干燥瘙痒、长期卧床有关”（不选C）；“营养失调：低于机体需要量　与肝硬化所致的食欲减退、消化吸收障碍有关”（不选E）。

66. A 肝硬化少量腹水者应取平卧位，并可抬高下肢，以增加肝、肾血流量，减轻水肿；大量腹水者应取半坐卧位，以减轻呼吸困难和心悸症状（选A）。限制水、钠摄入，24小时液体入量＜1000ml(不选B)，利尿药剂量不宜过大，每天体重减轻不宜超过0.5（无水肿）~1kg（有下肢水肿），防止诱发肝性脑病和肝肾综合征（不选E）。每天测量腹围1次，每周测量体重1次，准确记录液体出入量（不选C）。腹腔穿刺前嘱患者排空膀胱以免误伤；术中及术后监测生命体征；术毕用无菌敷料覆盖穿刺部位并缚紧腹带，以免腹内压骤然下降（不选D）。

67. B 螺内酯是保钾利尿药，通过排钠、排水减轻心脏的容量负荷，显著减轻肺淤血，从而改善心功能和运动耐量，单独使用时易发生高钾血症，常与排钾利尿药合用。

68. E 洋地黄类药物（如地高辛）治疗期间，应严格遵医嘱用药，用药前先测量脉搏。静脉给药时务必稀释后缓慢静脉注射，观察患者用药后反应，同时监测心律、心率、脉搏、心电图及血压变化。当患者心律或脉搏节律由规则变为不规则或由不规则变为规则、心率或脉搏＜60次/分，均提示洋地黄中毒，应立即暂停用药并通知医生。

69. A 慢性支气管炎患者腹式呼吸锻炼要求呼气与吸气时间比为（2~3）:1（选A）。取站位，吸气时尽力挺腹，胸部不动（不选 C）；呼气时腹肌收缩，腹部下陷（不选 B）；用鼻吸气，经口呼气（不选 D）；呼吸约 10 次 / 分，每天训练 2 次，10~15 分钟 / 次（不选 E）。

70. D 慢性阻塞性肺疾病患者长期家庭氧疗时，应用鼻导管吸氧，氧流量 1~2L/min，吸氧浓度 28%~30%，吸氧时间＞15h/d，夜间不可间断。由于患者血中 CO_2 浓度长期保持在较高水平，使呼吸中枢对 CO_2 的刺激产生适应，缺氧则成为兴奋外周化学感受器、驱动呼吸运动的主要因素；高浓度给氧会解除低氧对外周化学感受器的刺激，从而抑制患者呼吸。

71. A 失血量（ml）= 血重（g）/1.05（血液比重 g/ml）=800/1.05=761.9ml，产后出血指胎儿娩出后 24 小时内，阴道分娩者出血≥ 500ml，剖宫产者出血≥ 1000ml。正常情况下，胎盘娩出后，子宫平滑肌的收缩和缩复可使胎盘剥离面迅速缩小，控制出血。若子宫收缩乏力，可见胎盘娩出后阴道大量流血，色暗红，子宫软，轮廓不清（选 A）。胎盘因素（如胎盘植入、胎盘残留）所致产后出血多表现为胎儿娩出数分钟后出现阴道流血，色暗红（不选 B、E）。软产道裂伤所致产后出血表现为胎儿娩出后立即出现阴道流血，色鲜红（不选 D）。凝血功能障碍所致产后出血表现为胎儿或胎盘娩出后持续性阴道流血，且血液不凝，无凝血块（不选 C）。

72. E 子宫收缩乏力引起的产后出血通过加强宫缩能迅速止血，首选按摩子宫，可在宫底有节律地按摩，同时间断用力挤压子宫，使积存在宫腔内的血块及时排出。

73. B 希恩综合征是由于产后大出血，尤其是伴有长时间的失血性休克，使垂体前叶组织缺氧、变性坏死，继而纤维化，最终导致垂体前叶功能减退的综合征（选 B）。库欣综合征是由各种原因导致肾上腺皮质功能亢进，促使皮质醇及其中间产物雄激素过量分泌所致（不选 A）。唐氏综合征又称 21 三体综合征，是遗传性疾病（不选 C）。阿 - 斯综合征又称心源性晕厥，因心排血量骤减或中断而引起脑供血骤然减少或停止，出现晕厥、抽搐等症状（不选 D）。梅尼埃病是一种原因不明的、以膜迷路积水为主要病理特征的内耳病（不选 E）。

74. B 再生障碍性贫血呈贫血貌，血象全血细胞减少，网织红细胞明显减少，骨髓象提示骨髓增生低下（选 B）。急性白血病多数患者骨髓象增生明显活跃或极度活跃，以原始细胞和幼稚细胞为主（不选 A）。缺铁性贫血骨髓象增生活跃或明显活跃，以中、晚幼红细胞为主（不选 C）。巨幼细胞贫血骨髓象增生活跃，红系增生明显（不选 E）。

75. E 再生障碍性贫血发生高热（39.1~41.0℃）时，可先给予物理降温，如冰敷前额及大血管经过的部位（选 E）；必要时，遵医嘱给予药物降温（不选 C、D）。血小板明显减少者禁用乙醇拭浴和温水拭浴（不选 B），以免刺激皮肤血管扩张，引起或加重出血。

76. E 腹部空腔脏器损伤后，患者可出现体温升高、呼吸急促等全身感染症状，严重者可出现感染性休克（选 E）。空腔脏器出血量一般不大，不会导致失血性休克（不选 A）。创伤性休克的患者更常发生多器官功能障碍综合征（不选 B）。

77. A 腹部损伤患者为预防休克，应取休克卧位，即中凹卧位，以增加回心血量（选 A）。同时予禁食（不选 B）、胃肠减压（不选 D），遵医嘱补液以纠正酸碱平衡紊乱（不选 C），合理应用抗生素以预防或治疗感染（不选 E）。

78. D 咯血时禁止屏气，取患侧卧位，有利于健侧通气，并防止病灶扩散。咯血量多时采取患侧半坐卧位，保持呼吸道通畅，防止血液误吸阻塞气道而引起窒息。

79. C 肺结核患者反复多次咯血，窒息是咯血最严重的并发症，可导致患者迅速死亡，护士应及时识别窒息先兆，积极抢救。

80. B 肾病综合征主要表现为大量蛋白尿、低白蛋白血症、水肿和高脂血症。尿蛋白定性多在（＋＋＋）以上，严重水肿者可有胸腔积液或腹腔积液（选 B，不选 E）。肾病综合征如并发肺炎则表现为发热、咳嗽、咳痰、气促等（不选 A）。肾病综合征如并发心力衰竭，表现为劳力性呼吸困难、体力活动受限、肺淤血或体循环淤血等（不选 C）。肾病综合征如并发腹膜炎，表现为发热、腹痛、恶心、呕吐等（不选 D）。

81. D 肾病综合征由于大量蛋白尿引起低白蛋白血症，导致血浆胶体渗透压下降，水由血管内转移到组织间隙造成水肿，严重时可形成胸腔和腹腔积液，主要的护理问题为体液过多。

82. B 肾病综合征患儿大量蛋白尿期间蛋白质摄入量不宜过多，蛋白供给以 1.5~2.0g/（kg · d）为宜，以高生物效价的动物蛋白为宜。

83. C 食管癌早期症状不明显，表现为吞咽粗硬食物时偶有不适感，如哽噎感，胸骨后烧灼样、针刺样或牵拉摩擦样疼痛；中晚期的典型症状为进行性吞咽困难，患者逐渐消瘦、脱水、无力。

84. B 肿瘤累及气管、支气管，可形成食管气管瘘或食管支气管瘘，出现吞咽水或食物时剧烈呛咳，并发生呼吸系统感染（选 B）。累及喉返神经使声带麻痹导致声音嘶哑（不选 D）；肋间神经受累时，会出现其相应神经分布区域疼痛（不选 C）。

85. D 小儿原发型肺结核典型原发综合征胸部 X 线检查呈“哑铃状”双极影，一端为原发灶，一端为肿大的肺门淋巴结、纵隔淋巴结。

86. D 乙胺丁醇的主要不良反应为球后视神经炎、皮疹等（选 D）；异烟肼的不良反应为肝毒性、周围神经炎等（不选 A）；利福平的不良反应为肝毒性、过敏反应等（不选 B）；链霉素的不良反应为耳毒性和肾毒性等（不选 C）；吡嗪酰胺的不良反应为肝毒性、高尿酸血症等（不选 E）。

87. E 患儿治疗期间应遵医嘱全程规律服用抗结核药，观察药物的疗效和不良反应，若发现不良反应及时报告医生。

88. E 抗结核治疗方案包括标准疗法、两阶段疗法和短程疗法。标准疗法一般用于无明显自觉症状的原发型肺结核，每天服用异烟肼、利福平和（或）乙胺丁醇，疗程 9~12 个月。两阶段疗法用于活动性原发型肺结核、急性粟粒型结核病及结核性脑膜炎；强化治疗阶段长程化疗时疗程 3~4 个月，短程化疗时疗程一般为 2 个月；巩固治疗阶段长程化疗时疗程 12~18 个月，短程化疗时疗程一般为 4 个月。短程疗法的疗程一般为 6~9 个月。

89. E 原发型肺结核患儿应保证营养摄入，给予高热量、高蛋白、高维生素、富含钙质的饮食，以增强机体抵抗力，促进机体修复和病灶愈合。

90. C 卵巢良性肿瘤多为单侧，妇科检查可在子宫一侧或双侧附件触及圆形或类圆形肿块，多为囊性，表面光滑、可活动、边界清，与子宫无粘连。卵巢肿瘤蒂扭转典型症状为体位改变后突然一侧下腹部剧痛，伴恶心、呕吐，双合诊可触及压痛的肿块，以蒂部最明显（选 C）。卵巢黄体破裂多发生在腹部受到撞击、剧烈跳跃或性生活后，患者出现一侧下腹部剧烈疼痛，短时间后呈持续性坠痛（不选 A）。异位妊娠破裂常见输卵管妊娠破裂，患者常有停经、腹痛、阴道流血的表现，破裂时所形成的血肿常与周围组织或器官发生粘连而形成包块，腹部可触及（不选 B）。

91. A 卵巢肿瘤蒂扭转治疗原则是一经确诊，尽快手术，目前最重要的处理是开腹探查。

92. E 蛛网膜下腔出血起病急骤，持续性剧烈头痛，喷射性呕吐，可见脑膜刺激征阳性，是最具特征性的体征，一般无定位性神经系统体征及肢体瘫痪。

93. C 蛛网膜下腔出血患者要绝对卧床 4~6 周，抬高床头 15°~20°，改变体位或转头时动作缓慢，避免搬动和过早下床活动。

94. A 再出血是蛛网膜下腔出血严重的急性并发症，由出血破裂口修复尚未完好而诱因存在所致，病死率约为 50%，多见于起病 4 周内，尤以第 2 周发病率最高（选 A，不选 B）。

95. C 消化性溃疡多为慢性病程，典型症状为上腹痛，溃疡病灶向深部发展穿透浆膜层则并发穿孔，可引起弥漫性腹膜炎，呈突发剧烈腹痛；查体见急性面容，腹式呼吸减弱或消失，全腹有明显的压痛和反跳痛，腹肌紧张呈“木板样”强直，肝浊音界缩小或消失。

96. B 消化性溃疡手术治疗的指征为并发大出血经药物、内镜及血管介入治疗无效时；急性穿孔、慢性穿透性溃疡；瘢痕性幽门梗阻，内镜治疗无效；胃溃疡疑有癌变。

97. E 急救处理为先加压给氧，保持呼吸道通畅(选 E）；迅速控制惊厥或喉痉挛，用地西泮肌内注射或缓慢静脉注射，或用 10% 水合氯醛保留灌肠（不选 A）；并尽快给予 10% 葡萄糖酸钙缓慢静脉推注（10 分钟以上），提高血钙浓度（不选 B）。

98. B 给予 10% 葡萄糖酸钙 5~10ml（不选 A、D），以 5%~10% 葡萄糖液稀释 1~3 倍（不选 C、E），缓慢静脉推注 10 分钟以上（选 B）。

99. C 晨起 6 时至中午 12 时机体交感神经活动增强，使心率加快，血压升高，冠状动脉张力增高，促使斑块破裂出血及血栓形成，是急性心肌梗死常见的诱因；少数患者并无疼痛，一开始即表现为休克症状，出现烦躁不安、面色苍白、脉搏细速、大汗淋漓等(选 C）。低血糖反应常发生于老年患者，肝、肾功能不全或营养不良者，药物剂量过大、体力活动过度、进食不规则或减少等情况，餐后发生少见（不选 A）。

100. D 心电图检查是急性心肌梗死最有意义的辅助检查，其特征性改变为在面向透壁心肌坏死区的导联上出现宽而深的 Q 波（病理性 Q 波）、ST 段弓背向上抬高、T 波倒置（选 D）。血清心肌坏死标志物是诊断心肌梗死的敏感指标，常用肌钙蛋白、肌酸激酶同工酶、肌红蛋白（不选 B）。超声心动图主要用于诊断心力衰竭、心脏瓣膜病、先天性心脏病、心肌疾病及心包疾病（不选 C）。冠状动脉造影可了解冠状动脉的狭窄情况，是临床诊断冠心病的“金标准”，但为有创操作，非首选检查（不选 E）。

强化试卷六

1. D 出生时新生儿的身长平均为 50cm，2~6 岁时身高的计算公式为：身高（cm）= 年龄（岁）×7 + 75，即身高 =3×7 + 75=96cm。

2. D 当婴儿吸吮乳头时，来自乳头的感觉信号经传入神经纤维抵达下丘脑，通过抑制下丘脑分泌的多巴胺及其他催乳素抑制因子，使腺垂体催乳素呈脉冲式释放，促进乳汁分泌。婴儿吸吮是产妇保持不断泌乳的关键环节，不断排空乳房是产妇维持泌乳的重要条件。

3. B 胎膜早破典型症状是孕妇突感较多液体自阴道流出，增加腹压时阴道流液量增多；正常阴道液呈酸性，羊水呈碱性，胎膜早破时阴道液 pH 升高，此时用 pH 试纸测定呈蓝色，提示胎膜早破（选 B）。早产及临产常有规律且逐渐增强的宫缩，伴进行性宫颈管消失、宫口扩张和胎先露下降（不选 A、E）。前置胎盘典型症状为妊娠晚期或临产时发生无诱因、无痛性反复阴道流血（不选 C）。胎盘早剥表现为突发性持续性腹部疼痛，伴或不伴阴道流血（不选 D）。

4. C 胆绞痛患者禁用吗啡，以免引起胆道奥迪（Oddi）括约肌痉挛性收缩，使胆囊内压提高，致上腹部不适甚至疼痛加重。

5. E 轻度低渗性脱水血钠＜ 135mmol/L，患者自觉疲乏、头晕、软弱无力、尿量正常或增多，无口渴。中度低渗性脱水血钠＜ 130mmol/L，患者除上述表现外，还伴有恶心、呕吐、脉搏细速、血压下降、直立性眩晕、尿量减少等表现。重度低渗性脱水血钠＜ 120mmol/L，患者表现为神志不清，出现抽搐、四肢发凉、腱反射减弱或消失，常发生休克。

6. E 心肌梗死患者溶栓成功的指标为胸痛 2 小时内基本消失（不选 A）；心电图抬高的 ST 段于 2 小时内回降＞ 50%（不选 B）；2 小时内出现再灌注性心律失常（不选 C）；血清肌酸激酶同工酶（CK-MB）峰值提前至发病后 14 小时内出现（不选 D）；根据冠状动脉造影直接判断冠状动脉是否再通。

7. B 艾滋病患者在急性感染期和艾滋病期由于免疫缺陷，应卧床休息，保护性隔离（选 B）。无症状感染期或无症状的病毒携带者除应采取血液 - 体液隔离外（不选 A、C），还需要予艾滋病相关知识指导，如定期或不定期的访视及医学观察（不选 E），严禁献血、捐献器官（不选 D），出现症状、并发感染时应住院治疗等。

8. B 氢氧化铝为弱碱抗酸药，可使胃内酸度降低，应餐前 0.5~1 小时或疼痛时嚼服（选 B）。雷尼替丁为 H_2 受体拮抗剂，应餐中、餐后即刻口服或睡前顿服，与抗酸药间隔 1 小时以上（不选 A）。胶体铋剂可形成胃黏膜保护屏障，兼有抗幽门螺杆菌作用，应餐前半小时服用（不选 C），因其有肾毒性不可长期服用（不选 E）。硫糖铝为胃黏膜保护药，可刺激内源性前列腺素合成，增加黏膜血流量，应餐前 1 小时及睡前嚼服（不选 D）。

9. C 静脉给药是高级心血管生命支持复苏期间的首选给药方式，如果不能建立静脉通道，可以考虑骨髓腔输液（选 C）。心腔内给药有发生冠状动脉损伤、心脏压塞和气胸的风险，同时会延误胸外按压的时间，一般不考虑使用（不选 A）。

10. E 进行性排尿困难是良性前列腺增生最主要的症状，典型表现为排尿迟缓、断续，尿流细而无力、射程短、终末滴沥，排尿时间延长。严重者需要用力增加腹压以帮助排尿，常有排尿不尽感。

11. C 骨科手术需要开放骨松质和骨髓腔，如细菌侵入会导致感染，影响手术效果，骨科手术术前备皮要求严格。

12. D 骨盆水平牵引（骨盆带牵引）常用于腰椎间盘突出症的治疗（选 D）；骨盆悬吊牵引常用于骨盆骨折的复位与固定（不选 E）。

13. C 急性肾小球肾炎多见于 5~14 岁儿童和青少年（不选 A）。前驱感染 1~3 周后起病（不选 B）。典型表现为血尿、蛋白尿、尿量减少、水肿和高血压（选 C），尿量常降至 400~700ml/d，1~2 周后逐渐增多（不选 D）。实验室检查可见血清总补体及补体 C3 明显下降（不选 E）。

14. C 肝癌结节可因肝癌组织坏死、液化而自发破裂，也可在外力作用下破裂。若出血局限于包膜下可形成压痛性血肿，肝脏迅速增大；若破入腹腔可引起急性腹痛和腹膜刺激征，迅速遍及全腹；严重者可致失血性休克或死亡。

15. C 阿托品为抗胆碱药，可抑制腺体分泌，减少呼吸道分泌物，防止发生误吸。

16. B 急性一氧化碳中毒主要导致氧输送和氧利用障碍。高压氧舱治疗是最适宜的吸氧方式（选 B），可增加血液中物理溶解氧，提高总体氧含量，促进氧释放并加速一氧化碳排出，迅速纠正组织缺氧，缩短昏迷时间和病程，预防一氧化碳中毒引发的迟发性脑病。无高压氧舱条件可给予高浓度吸氧治疗（不选 D）。

17. E 浸润性突眼不可经常向上凝视，以免加剧眼球突出和诱发斜视（选 E）。眼睑不能闭合者须注意保护角膜和结膜（不选 A）；经常滴眼药水，防止干燥、外伤及感染（不选 B）；外出戴墨镜或用眼罩以避免强光、风沙及灰尘的刺激（不选 C）；睡前涂抗生素眼膏，并覆盖纱布或眼罩（不选 D）。

18. D 肺炎患者胸痛时应采取患侧卧位，以减轻疼痛，改善健侧通气。

19. E 心源性晕厥是因心排血量骤减、中断或严重低血压而引起脑供血骤然减少或停止，而出现的短暂意识丧失，常伴有肌张力丧失而跌倒的临床征象。一般心脏供血暂停 3 秒以上即可发生近乎晕厥；5 秒以上可发生晕厥；超过 10 秒可出现抽搐，即阿 - 斯综合征。主要见于严重心律失常和器质性心脏病，如病态窦房结综合征、房室传导阻滞、室性心动过速、肥厚型梗阻性心肌病、重症病毒性心肌炎等。

20. B 口服避孕药会出现类早孕反应，一般坚持服药 1~3 周后可自行缓解；也可遵医嘱口服维生素，3 次 / 天，连服 7 天以缓解症状。

21. A 口服铁剂治疗缺铁性贫血可饮用橙汁，因橙汁含维生素 C 丰富，可防止二价铁氧化，有利于铁的吸收（选 A）。避免与茶（不选 D）、咖啡（不选 B）、牛奶（不选 C）或钙（不选 E）、镁、磷酸盐等同服，以免影响铁吸收。

22. B 双顶径为两顶骨隆突间的距离，是胎头最大的横径，足月时平均 9.3cm，可通过超声测量其长短来观察胎儿头部发育的大小，从而判断胎儿的发育。

23. B 硫酸镁是目前治疗子痫的首选解痉药物，也是子痫前期预防子痫发作的首选药物（不选 A）。24 小时硫酸镁用量为 15~20g（选 B）。使用硫酸镁时患者必须有膝腱反射存在（不选 D），呼吸≥ 16 次 / 分，尿量≥ 600ml/24h 或 25ml/h（不选 C）。若发生硫酸镁中毒，遵医嘱给予 10% 的葡萄糖酸钙 10ml 缓慢静脉推注（不选 E）。

24. E 胎儿娩出后，胎盘多在 15 分钟内娩出，若超过 30 分钟仍未娩出，影响子宫收缩，胎盘剥离面血窦不能正常关闭，将导致出血过多。此时应观察胎盘剥离迹象，若胎盘已剥离未娩出，应先协助胎盘娩出(选 E）。胎盘粘连时可试行徒手剥离胎盘（不选 C），若剥离困难疑有胎盘植入时应停止剥离，根据患者情况选择保守治疗或子宫切除术。切忌在胎盘尚未完全剥离时用手按揉、下压宫底或牵拉脐带，以免引起胎盘部分剥离而出血或拉断脐带，甚至子宫内翻(不选 B）。

25. E 脑脊液耳漏多数漏口于伤后 1~2 周可自行愈合，应保持清洁，每天清洁 2 次外耳道，禁止阻塞外耳道（选 E，不选 A），以免引起脑脊液逆流，造成颅内感染。

26. B 麻疹多在发热 3~4 天后出现皮疹，首发于耳后发际，逐渐累及额、面、颈部，自上而下蔓延至躯干、四肢，最后累及手掌、足底。

27. C 胎盘娩出后，宫底在脐下 1 指，产后第 1 天稍上升平脐（选 C）。产妇体温在产后 24 小时内稍升高，一般不超过 38℃（不选 A）。产后脉搏一般略慢，60~70 次 / 分（不选 B）。产后先出现血性恶露，色鲜红，持续 3~4 天（不选 D）。分娩后外阴轻度水肿，于产后 2~3 天逐渐消退（不选 E）。

28. D B 超检查是前置胎盘最安全、有效的首选检查，可清楚显示子宫壁、胎头、宫颈及胎盘的位置，确定前置胎盘的类型。

29. A 急性肾盂肾炎的临床特征为高热、寒战、明显的尿路刺激征（尿频、尿急、尿痛）、腰痛等，轻症患者全身症状可不明显，仅有发热、尿路刺激征和尿液变化（选 A）。急、慢性肾小球肾炎的临床特征为血尿、蛋白尿、水肿和高血压（不选 B、C）。肾病综合征的临床特征为水肿、蛋白尿、低白蛋白血症、高脂血症（不选 D）。肾衰竭的临床特征为乏力、食欲减退、恶心、呕吐、少尿或无尿、血肌酐和血尿素氮明显增高、内生肌酐清除率明显下降（不选 E）。

30. A 骨盆骨折及左股骨干开放性骨折均易合并血管损伤出现大出血，导致失血性休克。骨盆各骨主要为松质骨，邻近又有许多动脉和静脉丛，血液循环丰富，若发生骨盆骨折，可导致大出血。由于股深动脉的穿支在后方贴近股骨并穿经肌肉，股骨干骨折易合并血管损伤，穿破肌肉，造成大量出血。

31. D 尿路感染的诊断：尿频、尿急、尿痛等尿路刺激征＋发热＋尿细菌培养菌落数均≥ 10^5/ml 或有尿白细胞。尿路感染者健康指导内容有保持规律生活，避免劳累、感冒（不选 A）；多饮水（选 D）、勤排尿（不选 E）；注意个人卫生，不穿紧身裤（不选 C），保持外阴清洁（不选 B）。

32. C 盆腔脓肿可发生于急性阑尾炎术后，出现体温升高、典型的膀胱刺激征，表现为大便次数增多，混有黏液，伴里急后重。在直肠前壁可触及向直肠腔内膨出、有触痛、有时有波动感的肿物。脓肿较大的患者须手术切开引流（选 C）。盆腔脓肿较小或尚未形成时，采用非手术治疗，应用抗生素（不选 A），辅以温水坐浴（不选 D）、温盐水保留灌肠及物理透热等疗法（不选 E）。

33. D 腹部手术后可出现胃肠道蠕动减弱，此时最重要的措施是胃肠减压，抽出胃肠道内积液、积气，减轻对胃肠道的刺激，促进切口愈合。

34. D 接种反应包括一般反应和异常反应，一般反应又包括局部反应和全身反应。局部反应表现为接种后数小时至 24 小时或稍后，注射部位出现红、肿、热、痛，有时可伴淋巴结肿大（不选 C）；全身反应表现为接种疫苗 24 小时内出现发热，伴头晕、恶心、腹泻等反应（不选 B）。异常反应主要有晕针、过敏性休克等；晕针是由各种刺激引起反射性周围血管扩张所致的一过性脑缺血，儿童在空腹、疲劳等情况下，在接种时或接种后几分钟内，出现头晕、心悸、面色苍白、出冷汗、心率和血压变化等表现（选 D）。全身感染指有严重原发性免疫缺陷或继发性免疫功能遭受破坏者，接种活菌（疫）苗后可扩散为全身感染（不选 E）。

35. A 脑梗死包括脑血栓形成和脑栓塞，其护理问题包括“躯体活动障碍　与运动中枢损害致肢体瘫痪有关”（不选 C）；“语言沟通障碍　与语言中枢损害有关”（不选 D）；“吞咽障碍与意识障碍　与意识障碍和延髓麻痹有关”（不选 B）；“有失用症的危险与偏瘫所致长期卧床导致的肌肉萎缩有关”（不选 E）。

36. B 无痛性、间歇性便后出鲜血是内痔的常见症状，常为大便时滴血或便纸上带血，少数呈喷射状出血，可自行停止。

37. E 腹部损伤如伴有腹腔内脏器或组织自腹壁伤口突出，可用消毒碗覆盖保护(选 E)，切勿强行回纳，以免加重腹腔污染，回纳应在手术室经麻醉后进行(不选 C)；凡士林常用于皮肤的保护、保湿并可促进愈合(不选 D)。

38. A 卵泡刺激素（FSH）可以促进卵泡成熟及分泌雌激素；黄体生成素（LH）可以促进卵巢排卵和黄体生成。测定 LH/FSH，如 LH/FSH ≥ 2~3，有助于诊断多囊卵巢综合征，生育期妇女多由于多囊卵巢综合征排卵障碍导致不孕。

39. D 骨科患者的功能锻炼分为 3 个阶段：早期即术后 1~2 周，运动重点是患肢肢体等长舒缩运动，固定部位上下关节暂不活动，身体其他部位加强各关节的主动运动；中期即术后 2 周，运动重点以患肢骨折的上下关节运动为主；后期病变部位已基本愈合，应进行以重点关节为主的全身锻炼，为功能锻炼的关键时期。

40. C 急性肾损伤患者在少尿期或无尿期应采用无蛋白饮食或低蛋白饮食（选 C，不选 B），供给足量碳水化合物(不选 D)、高维生素的清淡流质饮食或半流质饮食。

41. D 小儿在出生后 2~3 个月时，红细胞降至 3.0×10^{12}/L，血红蛋白降至 100g/L 左右，出现轻度贫血，称为生理性贫血。出生 3 个月后红细胞和血红蛋白逐渐恢复（选 D）。营养性贫血的临床表现并不局限于血液系统，还可有食欲减退等消化系统症状、烦躁不安等神经精神症状(不选 A、B、C)。红细胞葡萄糖 -6-磷酸脱氢酶缺乏症常见于进食蚕豆或服药后，表现为黄疸、血红蛋白尿、贫血、急性肾损伤等（不选 E）。

42. A 宫颈癌常见接触性阴道流血，多数患者有白色或稀薄如水样的阴道排液。宫颈癌中最常见的外生型表现为癌灶向外生长，呈乳头状或菜花样，组织脆，易出血，癌肿体积较大，常累及阴道，较少浸润宫颈深层组织及宫旁组织。

43. D 肠梗阻患者可出现腹痛、呕吐、腹胀及肛门停止排气排便，应禁食、持续胃肠减压，给予肠外营养支持(选 D)。肠梗阻患者禁止使用肠内营养支持(不选 A、B、C、E)。

44. B 性腺指女性的卵巢和男性的睾丸。

45. E 破伤风发作期典型症状是肌紧张性收缩及阵发性强烈痉挛，咀嚼肌最先受累，随后依次为面部表情肌和颈、背、腹、四肢肌，最后为膈肌。持续的呼吸肌和膈肌痉挛可致呼吸困难，甚至窒息，是导致患者死亡的主要原因。

46. B 浅Ⅱ度烧伤伤及真皮浅层（乳头层），产生大小不一的水疱，疱壁薄，基底潮红，疼痛剧烈，2 周左右愈合，有色素沉着，不留瘢痕（不选 A）；深Ⅱ度烧伤伤及真皮乳头层以下，痛觉迟钝，有拔毛痛，创面苍白与潮红相间（不选 E），有水疱，疱壁较厚，3~4 周愈合（不选 D），留有瘢痕。二者共同点为有疼痛和水疱（选 B）。

47. D 食管癌早期症状不明显，表现为吞咽粗硬食物时偶有不适感，如哽噎感，胸骨后烧灼样、针刺样或牵拉摩擦样疼痛；中晚期的典型症状为进行性吞咽困难（选 D），患者逐渐消瘦、脱水、乏力。癌肿累及邻近器官或远处转移时，出现相应症状，如声音嘶哑、进食时呛咳等（不选 C）。

48. C 乳腺癌根治术后，预防皮下积液的主要措施是手术部位用绷带加压包扎，使皮瓣紧贴胸壁，防止积液积气（选 C）。皮瓣下置管引流可及时、有效地吸出残腔内的积液、积血等，有利于皮瓣的愈合，是预防皮瓣坏死的重要措施（不选 E）。

49. B 重度子痫前期的临床表现为妊娠20周后出现血压≥160/110mmHg；尿蛋白≥2.0g/24h或随机尿蛋白（++）以上；血肌酐>106μmol/L；血小板下降<100×10⁹/L，出现微血管溶血；丙氨酸氨基转移酶（ALT）或天冬氨酸氨基转移酶（AST）升高；持续性头痛或其他脑神经障碍或视觉障碍；持续性上腹不适。

50. E 胎盘早剥的病因包括孕妇血管病变如妊娠期高血压疾病、慢性肾脏疾病或全身血管疾病（不选A）；孕妇长时间仰卧位使子宫静脉淤血，子宫静脉压升高，导致蜕膜静脉床淤血或破裂，导致胎盘早剥（不选D）；宫腔内压力骤减如胎膜早破、双胎妊娠、羊水过多；机械性因素如腹部外伤、脐带过短或脐带缠绕（不选C）；其他高危因素如高龄多产、剖宫产史、营养不良（不选B）、吸烟及子宫肌瘤等。

51. B 胎儿附属物是指胎儿以外的组织，包括胎盘、胎膜、脐带和羊水。胎盘是母体与胎儿间进行物质交换的重要器官，主要功能包括气体交换、合成激素（雌、孕激素等）、防御功能等（选B）；其中，母儿间气体交换通过绒毛间隙以简单扩散方式进行（不选E）；胎盘的屏障功能有限，风疹病毒、流感病毒、乙型肝炎病毒、巨细胞病毒等易通过胎盘侵袭胎儿（不选A）。妊娠时羊水量会逐渐增加，在36~38周可达1000~1500ml，此后羊水量减少，足月时800~1000ml（不选C）。脐带包括2条脐动脉和1条脐静脉（不选D）。

52. A 妊娠<35周出现胎膜早破时，使用糖皮质激素促胎肺成熟，能明显降低新生儿肺透明膜病发生率，常用长效糖皮质激素地塞米松和倍他米松，两者效果相当（选A）。氢化可的松属短效糖皮质激素（不选E）。

53. E 糖尿病患者根据患者的理想体重、工作性质、生活习惯计算每天所需总热量。给予高纤维素、高维生素饮食（不选D），多食粗粮（不选C），每周监测体重。限制甜食，限制饮酒（不选B），限盐<6g/d。热量按每天三餐1/5、 2/5、 2/5或各1/3分配（不选A）。对于血糖控制接近正常范围者，可在两餐间或睡前加食水果（选E）。

54. B 铁摄入量不足致造血物质缺乏是小儿营养性缺铁性贫血最常见的病因（选B）。其他病因包括先天储铁不足（不选A）、生长发育快（不选C）、铁吸收障碍、铁丢失过多（不选D）等。

55. E 先天性心脏病根据左右两侧及大血管之间有无分流可分为左向右分流型（潜伏青紫型）、右向左分流型（青紫型）和无分流型（无青紫型）。右向左分流型先天性心脏病包括法洛四联症（选E）、大动脉转位、三尖瓣闭锁等。左向右分流型先天性心脏病包括室间隔缺损（不选A）、房间隔缺损（不选B）、动脉导管未闭等（不选C）。无分流型先天性心脏病包括肺动脉狭窄（不选D）、主动脉瓣狭窄、主动脉缩窄等。

56. A 小儿心力衰竭一般无意识障碍（选A）。临床表现包括安静时心率增快，婴儿>180次/分，幼儿>160次/分（不选B）；呼吸困难、青紫突然加重（不选E），安静时呼吸达60次/分以上（不选D）；肝大，达肋下3cm（不选C）；心音低钝、奔马律等；突然出现烦躁不安、面色灰白，少尿、下肢水肿等表现。

57. A 新生儿颅内出血时，若出现体温过高，应给予物理降温，如松开包被（选A）；冰袋冷敷可使血管收缩，加重血液循环障碍，导致局部组织缺血、缺氧或坏死，颅内出血者禁用（不选C）。乙醇拭浴禁用于新生儿、血液病及乙醇过敏者（不选E）。

58. B 猩红热患儿急性期应卧床休息（不选A），采取呼吸道隔离；首选青霉素治疗，连用5~7天（不选D）；饮食应给予高营养、高维生素、易消化的流质或半流质饮食，多饮水（不选C）；高热时可物理降温，但避免乙醇拭浴（选B）；预防口腔感染用稀释2~5倍的复方硼砂溶液漱口（不选E）。

59. E 小儿惊厥发作时，应迅速控制惊厥，抗惊厥药物首选地西泮缓慢静脉注射。同时保持呼吸道通畅，取平卧位，头偏向一侧，解开衣领，及时清除呼吸道分泌物及呕吐物。

60. B 血清学筛查是目前被普遍接受的妊娠期筛查方法，通过测定孕妇血清中甲胎蛋白（AFP）、游离雌三醇（FE_3）和血清β-人绒毛膜促性腺激素（β-hCG）的浓度，根据此三项结果结合孕妇年龄，可计算出唐氏综合征的危险度。

61. C 肺炎链球菌肺炎患者发病前常有受凉、淋雨、疲劳、醉酒、病毒感染史，起病急骤，呈急性病容；主要表现为寒战、高热、咳嗽等，查体可见肺实变体征及湿啰音（选C）。肺炎支原体肺炎是间质性肺炎，好发于儿童和青少年，典型症状为阵发性剧咳，低热，可有咽痛、头痛、肌肉痛等症状（不选A）。军团菌肺炎好发于中老年人、有慢性病史和免疫低下的人群（不选B）。肺炎克雷伯菌肺炎痰液常为砖红色胶冻样痰（不选D）。葡萄球菌肺炎痰液常为脓痰（不选E）。

62. B 肺炎链球菌属革兰阳性球菌，其致病力是由于高分子多糖体的荚膜对组织的侵袭作用。治疗首选青霉素（选B）；若对青霉素过敏或耐药，可应用喹诺酮类（如氧氟沙星）抗生素。红霉素属大环内酯类抗生素，我国肺炎链球菌对大环内酯类药物耐药率高（不选 A）。庆大霉素属氨基糖苷类抗生素，主要对革兰阴性杆菌和金黄色葡萄球菌有较强抗菌活性(不选 D)。万古霉素属糖肽类抗生素，仅用于严重革兰阳性菌感染，尤其是耐甲氧西林金黄色葡萄球菌和耐甲氧西林表皮葡萄球菌感染（不选 C）。

63. A 畏寒、寒战时注意保暖，高热时给予物理降温，使用冰袋局部冷敷，温水或乙醇拭浴。降温时避免使用阿司匹林等退热，必要时酌情小剂量应用，以免大量出汗导致虚脱（选 A）。胸痛剧烈者取患侧卧位（不选B），气促时给予鼻导管吸氧，流量2~4L/min(不选 D)。

64. B 再生障碍性贫血呈贫血貌，血象全血细胞减少，网织红细胞明显减少，骨髓象提示骨髓增生低下（选 B）。急性白血病多数患者骨髓象增生明显活跃或极度活跃，以原始细胞和幼稚细胞为主（不选 A）。缺铁性贫血骨髓象增生活跃或明显活跃，以中、晚幼红细胞为主(不选 C)。巨幼细胞贫血骨髓象增生活跃，红系增生明显（不选 E）。

65. C 再生障碍性贫血（再障）是由于多种原因导致骨髓造血功能衰竭，以骨髓造血干细胞及造血微环境损伤、外周血全血细胞减少为特征的综合征。临床主要表现为进行性贫血（不选 B）、感染、血小板减少导致出血（不选 E）。病情加重常引起患者焦虑（不选 D）。护士须教育患者本病发病与苯有关，应避免接触（不选 A）。

66. D 雄激素治疗适用于全部类型的再生障碍性贫血，且是非重型（慢性）患者的首选药物，可刺激肾脏产生促红细胞生成素，也可刺激骨髓红系祖细胞增殖，而促进红细胞生成；还可促进血红蛋白的合成，能有效缓解贫血症状。长期应用还可促进粒细胞系统和巨核细胞系统细胞的增生。

67. A 血钾正常值为 3.5~5.5mmol/L（不选 C、E）。低渗性脱水血钠＜ 135mmol/L（选 A）。等渗性脱水血钠 135~150mmol/L（不选 B）。高渗性脱水血钠＞150mmol/L（不选 D）。

68. A 脱水患者静脉补液原则为先盐后糖（选 A，不选 B），先晶后胶（不选 C），先快后慢（不选 E），液种交替，见尿补钾（不选 D）。

69. D 大量脱水、出血导致有效血容量不足，从而使肾血流灌注不足，导致肾小球滤过率降低，发生肾前性急性肾损伤（选 D）。急进性肾炎可导致肾性急性肾损伤（不选 A）。肾结石（不选 B）、双侧肾盂输尿管梗阻（不选 C）、盆腔手术误扎双侧输尿管（不选 E）等可导致肾后性急性肾损伤。

70. C 急性肾损伤患者在少尿期或无尿期应采用无蛋白饮食或低蛋白饮食（选 C，不选 B），供给足量碳水化合物（不选 D）、高维生素的清淡流质饮食或半流质饮食。

71. B 破伤风常继发于各种创伤后，是由破伤风梭菌侵入人体伤口并生长繁殖，产生毒素的急性特异性感染。发作期典型症状是肌紧张性收缩及阵发性强烈痉挛，咀嚼肌最先受累，随后依次为面部表情肌和颈、背、腹、四肢肌，最后为膈肌，出现相应的表现如不能咀嚼、张口困难，苦笑面容，颈强直、角弓反张等；累及呼吸肌和膈肌时表现为呼吸困难，甚至呼吸暂停；持续性呼吸肌痉挛、误吸、痰液堵塞气道可有窒息的危险。

72. C 破伤风患者有窒息的危险，应保持呼吸道通畅，患者若频繁痉挛发作药物不易控制时，应尽早行气管切开，以便改善通气（不选 B）。遵医嘱及时、准确使用破伤风抗毒素、镇静解痉药物等，注意痉挛发作的前兆，以便及时调整药量（不选 D）。患者进食时注意避免呛咳、误吸；频繁痉挛发作者，禁止经口进食，可给予鼻饲或静脉输液，必要时给予全肠外营养（不选 E）。痉挛发作时，应详细观察、记录痉挛发作的次数、时间及症状(不选 A)。定时协助患者翻身、叩背，以利于排痰，并非在痉挛发作控制时才翻身、叩背（选 C）。

73. C 控制和解除肌痉挛是破伤风治疗的中心环节。可根据病情交替使用镇静、解痉药物（不选 D)；病情较重者，可用冬眠 1 号合剂缓慢静脉滴注，低血容量时禁用（选 C）；痉挛发作频繁不易控制者，可缓慢静脉滴注 2.5% 硫喷妥钠（不选 B），但要警惕发生喉痉挛和呼吸抑制，用于已行气管切开者比较安全(不选 E)。新生儿破伤风要慎用镇静、解痉药物，可酌情使用洛贝林、尼可刹米等（不选 A）。

74. D 慢性支气管炎临床上以咳嗽、咳痰为主要症状，或有喘息，每年发病持续 3 个月或更长时间，连续 2 年或 2 年以上，并排除具有咳嗽、咳痰、喘息症状的其他疾病。可分为单纯型和喘息型，单纯型表现为咳嗽、咳痰；喘息型除咳嗽、咳痰外，尚有喘息症状，并经常或多次出现哮鸣音。慢性支气管炎急性发作期上述症状加重，双肺听诊可闻及干、湿啰音。肺气肿多有劳力性呼吸困难，桶状胸，呼吸运动减弱，双肺叩诊过清音。

75. E 针对慢性阻塞性肺疾病患者的各种治疗，主要目的在于延缓肺气肿病变的发展，改善呼吸功能，提高患者工作、生活能力。其他治疗目的还包括防止发生慢性肺源性心脏病、消除病因、控制感染、镇咳、平喘等。

76. A 小儿充血性心力衰竭诊断依据包括安静时心率增快，婴儿＞180 次 / 分，幼儿＞160 次 / 分；呼吸困难、青紫突然加重，安静时呼吸达 60 次 / 分以上；肝大，达肋下 3cm；心音低钝、奔马律等；突然出现烦躁不安、面色灰白，尿少、下肢水肿等表现。护理措施包括卧床休息，床头抬高 30°~45°（不选 C）；密切观察生命体征（不选 D）；控制水的入量，每天水分摄入 50~60ml/kg，输液速度不超过 5ml/（kg · h），详细记录 24 小时出入量（不选 B、E）；保持环境安静，集中护理操作，避免患儿情绪激动和过度活动，不可经常翻身叩背，以免加重病情（选 A）。

77. B 强心苷类药物可与心肌细胞膜上 Na^+-K^+-ATP 酶结合，促进 Ca^{2+} 内流，使肌浆内 Ca^{2+} 浓度升高，可加强心肌的兴奋与收缩偶联，从而发挥强心作用；如与钙剂合用，可导致细胞 Ca^{2+} 过高，从而引起心律失常，甚至造成猝死，使用强心苷类药物禁补钙。

78. A 强心苷药物仅用于紧急情况下改善心排血量，不应长期服用。

79. C 法洛四联症患儿多有缺氧发作，诱因包括吃奶、哭闹、情绪激动、贫血、感染等，表现为呼吸困难、烦躁、青紫加重，严重者可因狭窄的肺动脉漏斗部突然发生痉挛，引起一过性肺动脉梗阻，使脑缺氧加重导致突然晕厥、抽搐。

80. E 缺氧发作时的处理：轻者取膝胸卧位即可缓解（选 E）；及时吸氧（不选 A），密切观察并保持患儿安静；皮下注射吗啡 0.1~0.2mg/kg，可抑制呼吸中枢和消除呼吸急促（不选 D）；静脉应用碳酸氢钠，纠正代谢性酸中毒（不选 B）；重者可静脉缓慢注射 β 受体阻滞剂如普萘洛尔减慢心率（不选 C）。

81. E 化脓性脑膜炎典型表现为全身中毒及急性脑功能障碍症状，如发热、嗜睡、惊厥等。由于颅内压增高，患儿可出现头痛、呕吐，前囟饱满与张力增高，严重者可并发脑疝；脑脊液检查可见压力增高，外观浑浊或呈脓性，似米汤样。

82. E 皮肤瘀点、瘀斑涂片是明确病原菌重要而简单的检查，脑脊液检查是化脓性脑膜炎确诊的重要依据。

83. B 化脓性脑膜炎高热患儿需卧床休息，每 4 小时测量体温 1 次，密切观察患儿热型，采取适当降温措施，降低脑耗氧量，防止发生惊厥。

84. C 重症肺炎可合并心力衰竭，表现为呼吸困难加重，呼吸突然增快（＞60 次 / 分），心率突然增快（＞180 次 / 分），突然极度烦躁不安，明显发绀，面色苍白或发灰，肝脏迅速增大等。

85. A 心力衰竭时心肌收缩力下降，导致心排血量不能满足机体代谢的需要，使器官、组织血液灌注不足，同时出现肺循环和（或）体循环淤血的表现。

86. E 结肠癌患者最典型的临床表现为排便习惯和大便性状的改变，表现为排便次数增多、血便、腹泻、便秘等，早期可有腹部持续性隐痛或不适；腹部 X 线钡剂灌肠检查示结肠肠壁僵硬，可见充盈缺损。

87. B 结肠癌患者术后病情平稳后取半坐卧位，利于呼吸和引流（不选 A）。术后早期禁食、胃肠减压，经静脉补充水、电解质及营养物质，并于禁食期间做好口腔护理（选 B）。保持各种引流管通畅，避免受压、扭曲。腹腔引流管留置 5~7 天，保持局部皮肤清洁干燥，定时更换敷料（不选 E）。术后 2~3 天肛门排气或造口开放后，可拔除胃管（不选 C）。术后 1 周进半流质饮食（不选 D）。

88. C 通过药物降低基础代谢率是甲亢患者手术准备的重要环节，可提高患者对手术的耐受性，预防术后并发症。用药后测定基础代谢率降至＋20% 以下，方可考虑手术。

89. A 甲状腺功能亢进症患者术前碘剂准备常用复方氯化碘溶液，3 次 / 天，从 3 滴 / 次开始，逐天增加 1 滴 / 次，至 16 滴 / 次为止，以后维持该剂量，共 2 周左右为宜。碘剂可抑制蛋白水解酶的作用，抑制甲状腺激素释放，但不能持续抑制甲状腺激素合成，故必须严格掌握手术时机，不准备施行手术治疗的甲亢患者不宜服用碘剂。

90. E 甲状腺术后患者 48 小时内有可能因切口内出血、喉头水肿、气管塌陷、双侧喉返神经损伤等并发呼吸困难和窒息，须在床旁准备拆线缝合包和气管切开包。一旦出现呼吸困难或窒息，应剪开缝线，敞开切口，迅速除去血肿，结扎出血的血管，必要时行气管切开。

91. D 甲状腺危象的发生与术前准备不足、甲亢症状未能很好控制及手术应激有关，多数发生于术后 12~36 小时。

92. D 宫内节育器放置时间过久者，应取出节育器；若合并异常子宫出血，应同时行诊断性刮宫，检查患者子宫内膜是否病变。

93. B 绝经过渡期妇女仍有排卵可能，应坚持避孕，首选避孕套避孕（选 B）。年龄≥45 岁的妇女不宜选用药物避孕（不选 A、C、E）。安全期避孕易受情绪、健康状况、环境等因素影响，并不可靠，不宜推广（不选 D）。

94. D 类风湿关节炎临床表现以 35~50 岁女性最常见，关节痛是最早出现的症状，表现为对称性、持续性多关节炎，时轻时重，伴有压痛，常累及小关节，以近端指间关节、掌指关节及腕关节最常见；类风湿结节是最常见的特异性皮肤表现，好发于前臂伸面、肘鹰嘴突附近、枕部、跟腱等关节隆突部及经常受压部位的皮下，大小不等，坚硬如橡皮，无压痛，对称性分布；活动期患者辅助检查血沉增快。

95. E 类风湿关节炎的常用药物分 5 类：非甾体抗炎药，通过抑制前列腺素的生成，达到消炎镇痛的目的，如阿司匹林（不选 B）、吲哚美辛、塞来昔布等；传统改善病情的抗风湿药，首选甲氨蝶呤（不选 C），其次为来氟米特、抗疟药、柳氮磺吡啶等；生物改善病情的抗风湿药，如 TNF-α 拮抗药、IL-6 拮抗药等；糖皮质激素（不选 A），具有强大的抗炎作用，适用于活动期关节外症状或关节炎明显而非甾体抗炎药无效者，常小剂量、短疗程应用；植物药制剂，如雷公藤（不选 D）、青藤碱等。

96. B 类风湿关节炎患者活动期发热或关节疼痛明显时应卧床休息（不选 A），限制受累关节活动（选 B），保持正确的体位，但不宜绝对卧床；病变发展至关节强直时，应保持关节功能位（不选 E），以保持肢体生理功能，避免肢体受压。晨僵患者戴手套保暖（不选 C），晨起后温水浴或用热水浸泡僵硬关节 15 分钟（不选 D），加强皮肤护理，对受累关节采取局部按摩、热敷、热水浴、红外线等理疗方法改善血液循环，缓解肌肉挛缩，缓解疼痛，也可用谈话、听音乐等形式分散注意力。

97. A 肩关节脱位表现为肩关节疼痛，周围软组织肿胀，活动受限，关节盂空虚，肩峰明显突出，呈“方肩”畸形，杜加斯（Dugas）征阳性，即将患侧肘关节紧贴胸壁，手掌搭不到健侧肩部（选 A）。肩关节半脱位多无症状和功能障碍（不选 C）。肱骨髁上骨折表现为受伤后肘部出现疼痛、肿胀和功能障碍，肘后凸起，患肢处于半屈曲位（不选 B）。

98. C 不伴有骨折的单纯肩关节脱位，手法复位后于腋窝处垫棉垫，用三角巾悬吊上肢，保持肩关节于内收、内旋位，肘关节屈曲 90°，一般固定 3 周。

99. D 急性左心衰主要表现为突发严重呼吸困难、呼吸频率常为 30~50 次 / 分、咳粉红色泡沫样痰等，患者因肺淤血加重而不能平卧、端坐呼吸；查体可有第一心音减弱，双肺满布湿啰音和哮鸣音，心尖区可闻及舒张期奔马律。嘱患者少食多餐，限制总热量，不可给予营养丰富的高蛋白饮食，避免增加心脏负担（选 D）；进食低盐、低脂、易消化、高维生素、不胀气的食物；绝对卧床休息（不选 A），保持环境安静（不选 C）。观察疼痛缓解的情况和生命体征变化（不选 B、E）。

100. D 硝普钠口服不吸收，静脉给药后 5 分钟即见效，停药后作用仅维持 3~5 分钟，故只可静脉滴注（不选 E）。因其降压作用迅速，使用时应严密监测血压变化，依血压调整给药速度（不选 A），有条件者可用输液泵控制滴速。硝普钠应现用现配，保存和应用时间不超过 24 小时；见光易变质，静脉滴注过程中应注意避光、用黑纸遮挡（选 D）。

强化试卷七

1. D 控制饮食是治疗糖尿病最基本的措施，应以控制总热量为原则，制订总热量根据患者理想体重、工作性质（不选 A）、生活习惯、劳动强度计算（不选 E）。理想体重（kg）= 身高（cm）－ 105（不选 B、C）。成人休息状态下每天需要热量 25~30kcal/kg，轻体力劳动 30~35kcal/kg，中等体力劳动 35~40kcal/kg，重体力劳动 40kcal/kg 以上，儿童、孕妇、乳母、营养不良及消耗性疾病患者相应增加 5kcal/kg，过重或肥胖者相应减少 5kcal/kg。

2. A 开放性气胸是指外界空气经胸壁伤口或软组织缺损处，随呼吸自由进出胸膜腔。应紧急封闭伤口，立即变开放性气胸为闭合性气胸，赢得抢救时间，并迅速转送。

3. E 有机磷农药中毒预防措施：加强有机磷农药中毒相关知识的教育；生产和加工农药过程中要严格执行安全操作规程；生产设备定期检修（不选 C）；员工定期体检（不选 D）；在喷洒农药的过程中要加强个人防护，穿长衣长裤，戴口罩、手套；专用盛放农药的器具（不选 B），严禁盛放食物；规范喷洒农药的操作，以防误伤自己（不选 A）。

4. D 月经期或阴道流血者、孕妇及产后 7 天内的产妇禁止坐浴（选 D）。产后需要保持会阴清洁，可用 0.05% 碘伏行会阴擦洗，2~3 次 / 天（不选 A）。会阴切口缝线于产后 3~5 天拆线（不选 B）。会阴切口疼痛剧烈应及时报告医生，以排除阴道壁及会阴部血肿，可遵医嘱给予镇痛药（不选 C）。有会阴或会阴切口水肿者用 50% 硫酸镁湿热敷，产后 24 小时红外线照射会阴（不选 E）。

5. D 成人择期手术前禁食 8~12 小时，禁饮 4 小时，以防麻醉或术中呕吐引起窒息或吸入性肺炎。

6. E 第一产程分为活跃期与潜伏期，活跃期指宫口扩张 3cm 至宫口开全。初产妇潜伏期 2~4 小时肛门检查 1 次，活跃期 1 小时检查 1 次，必要时 30 分钟检查 1 次，以了解宫口扩张、胎头下降等情况（选 E）。第一产程临产后，指导产妇采取舒适体位，不严格限制体位（不选 A），宫缩不强且未破膜的产妇，可在室内适当活动，有利于产程进展（不选 B）。鼓励产妇每 2~4 小时排尿 1 次，以免膀胱充盈影响宫缩及胎先露下降（不选 D）。过去认为在临产初期为产妇行温肥皂水灌肠可促进产程进展，现已被证实是无效的操作（不选 C）。

7. C 化疗时须严格执行无菌操作，药液必须新鲜配制（不选 A），用完的注射器和空药瓶应单独处理（不选 E）。药液不慎溢出需要立即停止输注药液，保留针头接注射器回抽后，皮下注入解毒药再拔针，局部涂氢化可的松。根据药物特性，相应选择冷敷、热敷、局部封闭治疗等措施（选 C）。刺激性药物应加以稀释，长期治疗时应交替使用左右臂，促进静脉恢复（不选 B）。每周查 1 次血常规，白细胞、血小板减少时应给予相应处理（不选 D）。

8. D 胎盘早剥多发生于有妊娠期高血压疾病、慢性高血压的孕妇，典型表现为突发性持续性腹部疼痛，伴或不伴阴道流血，严重时可有面色苍白、四肢湿冷、脉搏细速、血压下降等休克症状，查体可见子宫大于妊娠周数，子宫收缩间歇期不能放松，压痛明显（选 D）。先兆子宫破裂宫体及下段之间出现病理缩复环（不选 A）。前置胎盘典型症状为无痛性、无诱因反复阴道流血（不选 B）。子痫表现为在子痫前期的基础上出现抽搐发作（不选 C）。不协调性子宫收缩过强包括强直性子宫收缩和子宫痉挛性狭窄环，强直性子宫收缩常见于缩宫素使用不当，可出现病理缩复环、血尿等先兆子宫破裂征象；子宫痉挛性狭窄环可在宫颈内口上方直接触及（不选 E）。

9. E 慢性肺源性心脏病患者在肺、心功能失代偿期，会出现呼吸衰竭和右心衰竭症状，一般在控制感染、改善缺氧后得到改善。若上述治疗无效，需要遵医嘱使用利尿药、正性肌力药或血管扩张药治疗心力衰竭。

10. E 单纯型肾病主要表现为大量蛋白尿、低白蛋白血症、水肿、高脂血症。肾炎型肾病除具备单纯型肾病的症状外，还可表现为血尿、反复或持续高血压、氮质血症或低补体血症等。

11. D 胆总管结石继发感染的患者，胆管梗阻和感染进一步加重时，出现休克和神经系统症状，如血压下降、脉搏细速、神志淡漠、嗜睡、昏迷等症状时，提示进展为急性梗阻性化脓性胆管炎。在非手术治疗期间应重点观察意识、血压。

12. E 保持呼吸道通畅是癫痫患者首要护理措施；发作时，应抱住患者缓慢就地放倒（不选 A），专人看护，勿用力按压抽搐肢体，不可强行约束肢体，防止骨折及关节脱位（选 E）；使用牙垫或压舌板防止舌咬伤（不选 C），放置保护性床挡；应取头低侧卧或平卧头侧位（不选 D），松开领带、衣扣和裤带（不选 B），防止过紧压迫呼吸，必要时给予氧气吸入，取下活动性义齿，将舌拉出，防止舌后坠阻塞呼吸道；不可强行喂药、喂水、喂食，防止误吸。

13. D 对抗肝素过量使用鱼精蛋白治疗时，注射鱼精蛋白速度不宜太快，以免抑制心肌引起血压下降（不选 A）、心动过缓（选 D，不选 C）和呼吸困难（不选 E）。快速输注时还可引起短暂面部潮红及温热感、肺动脉高压等（不选 B）。

14. B 法洛四联症 X 线检查可见心影呈“靴形”（选 B），即心尖圆钝上翘，肺动脉段凹陷（不选 A），肺门血管影缩小（不选 C），双肺纹理减少（不选 D），透亮度增加（不选 E），肺野呈网状纹理。

15. E 传统疝修补术后当天患者宜取平卧位，膝下垫软枕，使髋关节微屈，以降低腹股沟区切口张力和腹腔内压力，利于切口愈合和减轻切口疼痛（不选 A）。术后 1~2 天应卧床，其间鼓励床上翻身及活动肢体，一般术后 3~5 天可下床活动（选 E）。术后 6~12 小时无恶心、呕吐者可给予流质饮食，之后逐步恢复到软质饮食或普通饮食（不选 B）。用丁字带或阴囊托托起阴囊以预防阴囊水肿（不选 C）。术后应避免引起腹腔内压力增高的因素，指导患者咳嗽时用手掌按压切口部位（不选 D）。

16. D 肝癌患者的疼痛护理应注意观察患者疼痛特点、性质、持续时间及伴随症状（不选 C）。帮助患者减轻疼痛，对轻度疼痛者，减少对患者的不良刺激和心理压力（不选 A），教会患者一些放松和转移注意力的技巧（不选 B）；对中、重度疼痛者，遵医嘱使用镇痛药（选 D），亦可采用自控镇痛泵进行镇痛，患者在疼痛时通过按压计算机控制的微量泵按钮，向体内注射事先设定的药物剂量进行镇痛（不选 E）。

17. D 骨折患者现场急救程序为抢救生命、包扎伤口、妥善固定、迅速转运。初步检查即检查有无危及患者生命的情况，了解患者整体情况。

18. D 胺碘酮常见不良反应有窦性心动过缓、房室传导阻滞，静脉给药时低血压常见，少数患者可出现甲状腺功能亢进或减退。心外毒性最严重的为肺纤维化，长期使用可致死亡，用药后应严密监测患者呼吸功能，及早发现肺损伤。

19. E 病理性黄疸多于出生后 24 小时内出现并迅速加重（不选 A、B），血清胆红素＞ 12~15mg/dl，血清结合胆红素＞ 2mg/dl（选 E）；黄疸持续时间长，足月儿＞ 2 周，早产儿＞ 4 周（不选 C）；黄疸退而复现（不选 D）。

20. E 伤寒患者发热期间应给予营养丰富、清淡、易消化、少纤维的流质饮食（不选 A、B），避免刺激性和产气食物（不选 D）。热退后患者食欲好转，可由流质、半流质少渣饮食转为进食稀饭或软饭，逐渐恢复至正常饮食（不选 C），但仍可能并发肠道疾病，应节制饮食（选 E），密切观察进食后反应。

21. E 消化性溃疡患者应规律进食，定时定量，少食多餐，5~6 餐 / 天，细嚼慢咽，以中和胃酸（不选 B）。避免餐间零食，避免急食及过饱，以减少胃酸分泌；避免食用过咸、过甜、过硬、生冷、刺激性食物（如辣椒）或饮料（如浓茶、咖啡）、粗纤维食物（如芹菜、韭菜）和油炸食品（选 E，不选 D）。溃疡活动期以清淡、营养丰富、无刺激的饮食为主（不选 A）；缓解期给予高热量、高蛋白、高维生素、易消化的饮食；症状较重者以面食为主，因面食柔软易消化，且含碱，可有效中和胃酸（不选 C）。

22. E 急性支气管炎啰音的特点是易变，可在双肺闻及散在干啰音和粗、中湿啰音（不选 A、B），部位不固定（选 E），常在体位改变或咳嗽后减少甚至消失（不选 C、D）。

23. E 呼吸困难和窒息是甲状腺大部切除术后最危急的并发症，多发生于术后 48 小时内。常见原因有切口内出血、喉头水肿、气管塌陷、双侧喉返神经损伤等。

24. D 甲状腺危象表现为所有甲亢症状急剧加重和恶化，多发生于较重甲亢未予治疗或治疗不充分，导致大量 T_3、T_4 释放入血，引起高热、大汗、心动过速，常有心房颤动或心房扑动，烦躁、焦虑不安、谵妄，恶心、呕吐、腹泻，危重患者可有心力衰竭、休克及昏迷，病死率在 20% 以上。

25. C 小儿 3 个月时抬头较稳（选 C），4 个月时能伸手取物（不选 D）；3~4 个月时握持反应消失，头可转向声源，听到悦耳声时会微笑。

26. E 经腹输卵管绝育术适应证包括夫妇双方不愿再生育、自愿接受女性绝育手术且无禁忌证者；患有严重心脏病、肝病等全身性疾病不宜生育者（选 E）；患遗传性疾病不宜生育者。禁忌证包括生殖器官急性感染、盆腔感染、腹部皮肤感染（不选 A、B）；24 小时内有 2 次间隔 4 小时的体温在 37.5℃或以上；全身情况不良不能耐受手术者，如产后出血、心力衰竭（不选 C、D）；严重的神经官能综合征；各种疾病的急性期。

27. D 流行性腮腺炎的并发症有脑膜脑炎、睾丸炎、卵巢炎和胰腺炎等。脑膜脑炎是最常见的并发症，表现为发热、头痛、呕吐、颈强直、凯尔尼格征阳性等（不选 E）。睾丸炎多为单侧，表现为睾丸疼痛、肿胀、剧烈触痛等（不选 A）。卵巢炎症状多较轻，可出现下腹疼痛及压痛、月经不调等（不选 C）。胰腺炎较少见，表现为上腹部剧痛和触痛，伴发热、寒战、恶心、呕吐等（不选 B）。

28. E 硫酸镁是治疗子痫的一线药物，也是子痫前期预防子痫发作的关键药物。硫酸镁的治疗剂量与中毒剂量接近，易引起中毒，中毒时首先表现为膝腱反射减弱或消失，随着血镁浓度的增加可出现全身肌张力降低及呼吸抑制，严重者心跳可突然停止。

29. A 成熟畸胎瘤又称皮样囊肿，属于良性肿瘤，占生殖细胞肿瘤的 85%~97%，是最常见的卵巢良性生殖细胞肿瘤。

30. E 门静脉高压症患者脾切除术后 2 周内每天或隔天监测血小板计数，若血小板＞ 600×10^9/L 时，立即通知医生并遵医嘱应用肝素抗凝，以防静脉血栓形成，注意观察用药前后凝血时间的变化。

31. D 妊娠合并心脏病产妇分娩后 3 天，尤其是产后 24 小时是发生心力衰竭的危险时期，应严密监测产妇生命体征及心功能（不选 B）。产后 24 小时绝对卧床，取半坐卧位可促进恶露引流，在心脏功能允许的情况下，鼓励下床活动（不选 A）。心功能Ⅲ级或以上者，应及时退乳（选 D）；心功能Ⅰ～Ⅱ级者，可以母乳喂养，但应避免过劳。感染可诱发心力衰竭，应使用抗生素预防感染直至产后 1 周（不选 C）。指导产妇摄入清淡饮食，少食多餐，防止便秘，必要时遵医嘱给予缓泻药（不选 E）。

32. A 糖尿病神经病变以周围神经病变最为常见，呈对称性，下肢较上肢严重，表现为四肢麻木、刺痛感、蚁走感、袜套样感，感觉过敏或消失。

33. A 创伤性休克治疗的重点在于及时控制全身炎症反应的进展恶化，应尽早使用抗生素预防感染，其最佳时机是抢救开始时。

34. C 人乳矿物质易被婴儿吸收，如人乳中钙、磷比例适当(2:1)，有利于钙的吸收，同时含有较多乳糖。

35. B 行肾实质切开取石术或肾部分切除术后应绝对卧床休息 2 周，防止出血。

36. A 小儿热性惊厥多由上呼吸道感染引起，年龄通常在 6 个月至 5 岁，多发生在高热开始后 12 小时内，持续时间短暂，意识恢复快，神经系统检查阴性（选 A）。化脓性脑膜炎、病毒性脑膜炎脑膜刺激征阳性（不选 B、C）。中毒性脑病主要表现为不同程度的意识障碍（不选 D）。低钙惊厥一般无发热，发作时常伴有呼吸暂停和发绀（不选 E）。

37. B 急性黄疸型肝炎黄疸前期（持续 5~7 天）最突出的表现是消化道症状，常有食欲减退、厌油腻、恶心、呕吐等；可伴有病毒血症，畏寒、发热、疲乏及全身不适等；期末出现尿黄。黄疸期尿色加深呈浓茶样，巩膜、皮肤黄染；肝大，有压痛和叩痛。实验室检查可见血清胆红素、氨基转移酶升高，尿胆红素阳性。

38. A 血栓闭塞性脉管炎患者应绝对戒烟(不选 E)，防止受寒，注意保暖但患肢不可局部热敷（选 A，不选 B），原因是一方面可增加组织需氧量，加重病情；另一方面由于患者对热的敏感性降低，患肢用热水袋加温易导致烫伤。伯格运动是使患者平卧，先抬高患肢，再在床边下垂 2~3 分钟，并做足部旋转、伸屈活动，可促进患肢循环建立（不选 D）。疼痛严重者可遵医嘱给予镇痛药（不选 C）。

39. B 胆绞痛患者禁用吗啡，以免引起胆道 Oddi 括约肌痉挛性收缩，使胆囊内压提高，致上腹部不适甚至疼痛加重。

40. D 偏瘫患者平卧时患侧肩下垫软枕，使肩上抬，肩关节外展、外旋，上肢伸展；患侧髋部及股外侧垫枕，膝部稍垫起微曲，踝背曲。

41. D 尿毒症患者常有出血症状，皮肤瘙痒时不能用乙醇擦洗，以防止血管扩张，加重出血。

42. A 生育期、有性生活史的妇女，平素月经周期规则，一旦月经过期首先考虑妊娠。妊娠早期尿妊娠试验阴性，可能为假阴性结果。孕激素试验是利用孕激素在体内突然撤退能引起子宫出血的原理，对怀疑有早期妊娠的妇女，每天肌内注射黄体酮 20mg，连用 3~5 天；如停药后 7 天仍未出现阴道流血，则早期妊娠可能性大（选 A）。原发性闭经指年龄超过 14 岁，第二性征未发育；或年龄超过 16 岁，第二性征已发育，月经还未来潮（不选 C）。继发性闭经指正常月经建立后月经停止 6 个月，或按自身原有月经周期计算停止 3 个周期以上者，包括下丘脑性、垂体性（不选 D）、卵巢性（不选 E）、子宫性闭经等。

43. D 出血的第 1 天为月经周期的开始，两次月经第 1 天的间隔时间称月经周期。

44. A 慢性肾小球肾炎以蛋白尿、血尿、高血压和水肿为基本临床表现，水肿开始出现于组织疏松的部位如眼睑和颜面部，主要由肾小球滤过率降低，引起尿少和水、钠潴留所致。

45. E 肠外营养时不可经中心静脉导管给予抗生素、输血、给药等（不选 B、C），也不可在此处做穿刺采集血标本或测中心静脉压（不选 D）。暂停中心静脉输液时，为防止血液凝集在输液管内，可用 0.4% 枸橼酸钠生理盐水或肝素稀释液注入硅胶管封管（选 E），用无菌静脉帽塞住针栓孔，再用安全别针固定在敷料上。每天更换穿刺点敷料，用 0.9% 过氧乙酸溶液擦拭消毒硅胶管，常规消毒局部穿刺皮肤(不选 A)。

46. A 十二指肠残端破裂是毕Ⅱ式胃大部切除术后最严重的早期并发症，多发生于术后 24~48 小时，患者临床表现为右上腹突发剧痛、发热和腹膜刺激征(选 A)。吻合口梗阻表现为进食后上腹饱胀和溢出性呕吐（不选 C）。输入袢梗阻主要表现为上腹部剧烈腹痛伴频繁呕吐，呕吐物不含胆汁（不选 D）。输出袢梗阻主要表现为上腹饱胀，呕吐物含食物和胆汁(不选 E)。

47. C Ⅰ度轻型子宫脱垂为宫颈外口距离处女膜缘＜ 4cm，未达处女膜缘（不选 A）；Ⅰ度重型为宫颈外口已达处女膜缘，阴道口可见宫颈（不选 B）。Ⅱ度轻型为宫颈脱出阴道口外，宫体仍在阴道内（选 C）；Ⅱ度重型为宫颈和部分宫体已脱出阴道口外(不选 D)。Ⅲ度子宫脱垂为宫颈及宫体全部脱出阴道口外（不选 E）。

48. A 地高辛属强心苷类药物，对心脏具有高度的选择性，能显著增强心肌收缩力（选 A，不选 B）、增加心排血量，同时不增加心肌耗氧量（不选 C、D）；由于心每搏输出量增加，反射性兴奋副交感神经、抑制窦房结，可显著减慢心率（不选 E）。

49. E 脉率和脉压是判断甲状腺功能亢进症病情和治疗效果的重要指标。甲亢是甲状腺激素过多，引起以神经、循环、消化等系统兴奋性增高和代谢亢进为主要表现的一组临床综合征。其中心血管系统表现为心悸、胸闷、气短，第一心音亢进；每搏输出量增加可致收缩压增高，外周血管舒张，血管阻力下降，可致舒张压下降，导致脉压增大。

50. B 滴虫阴道炎典型分泌物特点为稀薄脓性、泡沫状、有异味（选 B）。细菌性阴道病有症状者多表现为稀薄阴道分泌物增多，伴鱼腥臭味（不选 C）。萎缩性阴道炎多表现阴道分泌物稀薄，淡黄色，严重时呈脓血性白带（不选 D）。外阴阴道假丝酵母菌病的阴道分泌物白色稠厚，呈凝乳状或豆渣样（不选 A）。

51. A 影响破伤风发病的主要因素是伤口内的缺氧环境。清洗伤口时使用 3% 过氧化氢溶液，可产生大量氧，消除缺氧环境，抑制破伤风梭菌的生长繁殖。

52. C 一级预防指发病前的预防，是脑血管疾病的三级预防中最关键的一环，在社区人群中首先筛选可干预的危险因素，找出高危人群，积极治疗相关疾病，进行预防干预。

53. E 铁剂一般需要用至血红蛋白达正常水平后 2 个月，以补足铁的贮存量（选 E，不选 D）。液体铁剂可使牙齿染黑，可用吸管服用，以防牙齿受损（不选 A）。铁剂服用宜从小剂量开始（不选 B），在两餐之间服用，注意观察疗效与不良反应。牛奶、茶、咖啡、钙剂及抗酸药等与铁剂同服均会影响铁的吸收（不选 C）。

54. D 缺铁性贫血患者铁剂治疗后，最早反映其治疗效果的是网织红细胞数，用药后 48~72 小时开始上升，5~7 天达高峰。

55. A 食管癌早期症状不明显，吞咽粗硬食物时可偶有不适，如胸骨后烧灼样、针刺样或牵拉摩擦样疼痛，食物通过缓慢，并有停滞感或异物感。进展期食管癌的典型症状为进行性吞咽困难（选 A），即先是难咽固体食物，继而半流质食物，最后液体也不能咽下。患者逐渐消瘦、脱水、无力（不选 B）。癌肿累及食管外组织出现持续胸痛或背痛（不选 D）。癌肿累及气管、支气管可形成食管气管瘘或食管支气管瘘，出现吞咽水或食物时剧烈呛咳（不选 E），并发生呼吸系统感染。

56. D 洋地黄中毒引起的室性心动过速不宜用电复律，以免引起心室颤动，应给予药物治疗。

57. A 淀粉酶测定是急性胰腺炎早期最常用和最有价值的检查方法。血淀粉酶于起病后数小时开始升高，8~12 小时标本最有价值，24~48 小时达高峰，持续 3~5 天后恢复正常（选 A）。血脂肪酶于起病后 24~72 小时开始升高，持续 7~10 天（不选 B）。

58. B 术后早期活动有利于增加肺活量，减少肺部并发症；改善全身血液循环，促进切口愈合；防止深静脉血栓形成等。

59. E 唐氏综合征患儿临床表现为智能低下（不选 A）、特殊面容（愚笨面容，不选 B）和生长发育迟缓（不选 C），并可伴有多种畸形，50% 伴有先天性心脏病（不选 D）。尿液、汗液有鼠尿味是因尿液和汗液中排出较多苯乙酸所致，多见于苯丙酮尿症（选 E）。

60. D 癌胚抗原（CEA）和糖类抗原 19-9（CA19-9）主要用于预测大肠癌的预后和监测复发，缺乏对早期结肠癌、直肠癌的诊断价值。

61. D 在我国，肝硬化最常见的病因是病毒性肝炎（选 D）；欧美国家以慢性乙醇中毒多见（不选 A）。其他病因还包括胆汁淤积、循环障碍、寄生虫感染、遗传和代谢性疾病等。

62. C 肝硬化患者应给予高热量、高蛋白（不选 D）、高维生素、易消化饮食，禁止饮酒，适当摄入脂肪。血氨增高或有肝性脑病先兆时，应限制或禁食蛋白质，病情好转后逐渐增加摄入量，并以植物蛋白为主（不选 A）。有腹水时限制钠盐 1.2~2.0g/d（不选 B）、24 小时液体入量＜1000ml（选 C）。指导患者禁酒、戒烟，避免导致营养状态下降的因素（不选 E）。

63. B 肝癌患者肝区胀痛，是由癌肿迅速生长使肝包膜被牵拉所致。癌结节破裂出血可致剧烈腹痛和腹膜刺激征，出血量大时可导致休克。

64. A 肾病综合征指由各种肾脏疾病所致的，以大量蛋白尿（尿蛋白＞3.5g/d）、低白蛋白血症（血浆白蛋白＜30g/L）、水肿、高脂血症为临床表现的一组综合征，其中前两项为诊断的必备条件。

65. C 肾病综合征患者一般给予正常量的优质蛋白（不选 A），足够的热量，多食富含多聚不饱和脂肪酸（如植物油、鱼油）的饮食及富含可溶性纤维的食物（如燕麦、豆类等）以控制高脂血症（选 C，不选 D），注意维生素及铁、钙等的补充（不选 E），给予低盐饮食以减轻水肿（不选 B）。

66. C 尿液中加入 0.5%~1% 甲苯的作用是保持尿液中的化学成分不变，适用于尿生化检查，如 24 小时尿蛋白、糖、电解质（钠、钾、氯）、肌酸、肌酐等定量检查（选 C）。加入浓盐酸的作用是保持尿液在酸性环境中，防止激素被氧化，适用于尿激素检查（如 17- 羟类固醇、17- 酮类固醇，不选 E）。加入 40% 甲醛的作用是防腐及固定尿中有机成分，适用于 12 小时尿细胞计数（阿迪计数，不选 A）。

67. D 急性肾损伤患者在少尿期或无尿期应采用无蛋白饮食或低蛋白饮食，供给足量碳水化合物、高维生素的清淡流质饮食或半流质饮食（选 D）。严禁进食含钾食物及服用含钾药物（不选 A、B）。避免输注库存血（不选 C），注意观察患者有无心律失常（不选 E），警惕心脏骤停的发生。

68. B 急性肾损伤少尿或无尿期，因尿排钾减少、酸中毒时细胞内钾转移至细胞外等因素常出现高钾血症。高钾血症可致各种心律失常，严重者可发生心室颤动或心脏骤停，是急性肾损伤少尿期最主要的电解质紊乱和最危险的并发症，是少尿期的首位死因。

69. C 胸外按压的部位是胸骨下段，即胸骨中下

1/3 处，乳头连线与胸骨交界处。

70. C 静脉给药起效快，药物直接进入血液循环，心脏骤停时首选静脉给药，有条件者建立中心静脉通道。

71. B 妊娠未达到 28 周、胎儿体重不足 1000g 而终止者，称为流产。难免流产表现为阴道流血量增多，阵发性腹痛加重；妇科检查宫口已扩张，但妊娠组织物尚未排出，子宫大小与停经周数基本相符或略小(选 B)。先兆流产时宫口未开，伴轻微下腹痛（不选 A）。不全流产是难免流产继续发展而来，部分妊娠物已排出宫腔，或胎儿排出后胎盘滞留宫腔或嵌顿于宫口，腹痛减轻；妇科检查可见阴道持续性流血，子宫小于停经周数（不选 C）。完全流产时宫口已闭，腹痛逐渐消失（不选 D）。先兆早产发生于妊娠 28 周但不足 37 周时（不选 E）。

72. E 难免流产一旦确诊，应尽早使胚胎及胎盘组织完全排出，即终止妊娠。早期流产(妊娠 12 周以前)应及时行清宫术。晚期流产（妊娠 12 周至不足 28 周）子宫较大，出血较多，可用缩宫素促进子宫收缩，必要时行刮宫术。

73. B 低渗性脱水的血钠＜ 130mmol/L，等渗性脱水的血钠为 130~150mmol/L（不选 A、D），高渗性脱水的血钠＞ 150mmol/L。重度脱水表现为呼吸深而快，无眼泪，前囟、眼窝凹陷明显，皮肤干燥，弹性极差，尿量极少或无尿（选 B）。

74. B 对伴有周围循环衰竭和休克的重度脱水患儿，应迅速输入 20ml/kg 的 2∶1 等张含钠液，于 30~60 分钟快速静脉滴注；其余累积损失量常在 8~12 小时内输入。

75. D 脱水补液治疗时应观察患儿的精神状态、皮肤黏膜、眼窝、前囟、尿量、呕吐、有无口渴、大便次数及量等，尤其要注意观察和记录输液后首次排尿的时间和尿量。

76. E 静脉滴注时液体中钾的浓度不能超过 0.3%，静脉滴注时间不应短于 8 小时，切忌静脉推注，以免发生心肌抑制而导致死亡。

77. B 消化性溃疡穿孔临床表现轻、腹膜炎体征趋于局限等患者可自行闭合或经非手术治疗而闭合（选 B）。饱餐后穿孔的患者宜手术治疗（不选 A）。消化性溃疡穿孔患者最重要的护理措施是禁食和胃肠减压（不选 E）。无休克者取半坐卧位，利于炎症在盆腔局限、吸收或引流（不选 C）。遵医嘱给予静脉补液，补充血容量，对穿孔患者给予抗生素以控制感染（不选 D）。

78. D 急性继发性腹膜炎患者最主要的临床表现为腹痛（不选 A），一般呈持续性剧烈腹痛，常不能忍受(不选 B)，深呼吸、咳嗽、转动身体时疼痛加剧(不选 C)，伴恶心、呕吐（不选 E）。体温开始正常，以后逐渐升高（选 D），可出现寒战、高热、脉速、呼吸浅快等感染中毒症状。

79. C 预防接种的异常反应包括过敏性休克、晕针、过敏性皮疹等。过敏性休克表现为接种后数秒或数分钟内出现烦躁不安、面色苍白、口周青紫、四肢湿冷、呼吸困难、脉搏细速、惊厥等表现。一旦发生过敏性休克，应遵医嘱立即皮下或静脉注射 1∶1000 肾上腺素 0.5~1ml，必要时重复注射。

80. B 接种反应分为一般反应、异常反应和偶合症，一般反应又包括局部反应和全身反应。局部反应表现为接种后数小时至 24 小时，注射部位会出现红、肿、热、痛，有时还伴淋巴结肿大（不选 C）。全身反应表现为接种疫苗 24 小时内出现发热，伴头晕、恶心、腹泻等反应(不选 A)。异常反应包括过敏性休克、晕针、过敏性皮疹等。过敏性休克表现为接种后数秒或数分钟内出现烦躁不安、面色苍白、口周青紫、四肢湿冷、呼吸困难、脉搏细速、惊厥等（选 B）。全身感染指有严重原发性免疫缺陷或继发性免疫功能遭受破坏者，接种活菌（疫）苗后可扩散为全身感染（不选 D）。偶合症指受种者正处于某种疾病的潜伏期，或者存在尚未发现的基础疾病，接种后巧合发病（不选 E）。

81. B 出血是肝癌术后常见的并发症之一，可造成失血性休克。患者表现为烦躁不安、面色苍白、肢体发凉、收缩压降至 90mmHg 以下、心率增快、脉压缩小。快速大量补充液体，迅速补充血容量是纠正休克患者组织低灌注和缺氧的关键，是纠正休克的基础。

82. A 上腹部有积血可表现为上腹部叩诊呈浊音。因失血过多所导致的低血容量性休克，可表现为红细胞计数、血红蛋白减少（选 A）。失液过多导致的休克因血液浓缩，红细胞计数、血红蛋白可增多(不选 B)。

83. A 对于肝、脾等腹腔实质性脏器出血所导致的失血性休克，应强调在恢复血容量的同时积极进行手术准备，实施紧急手术止血。

84. E 当患者血压下降但中心静脉压（CVP）增高时（CVP 正常值为 5~10cmH$_2$O），提示患者心力衰竭或血容量相对过多。应给予强心药，纠正酸中毒，舒张血管。

85. E 慢性阻塞性肺疾病（COPD）患者症状通常在冬春季节加剧，当合并感染时病情复发或加重，表现为原有咳嗽、咳痰加重，咳黄痰或痰黏稠不易咳出，伴有发热、喘息、不能平卧等；查体可有双肺底散在干、湿啰音，呼气延长，伴哮鸣音；胸部 X 线检查可表现为肺纹理增多及紊乱（选 E）。慢性支气管炎和阻塞性肺气肿是导致 COPD 最常见的病因（不选 D），当患者肺功能检查出现持续气流受限时，则可诊断为 COPD。支气管哮喘多见于青少年，典型表现为反复发作性伴哮鸣音的呼气性呼吸困难，咳白色黏痰，常伴过敏史（不选 A）。支气管扩张症典型表现为反复大量咳脓痰或反复咯血（不选 B）。慢性肺源性心脏病表现为咳嗽、咳痰、气促，常出现肺动脉压增高、右心室增大或右心衰竭的表现（不选 C）。

86. B 清理呼吸道无效主要是指由于支气管炎症、水肿及分泌物过多、痰液黏稠滞留呼吸道，或与患者气喘、咳嗽无效等因素有关。

87. D 慢性阻塞性肺疾病反复发作会引起肺血管床减少及缺氧，致肺动脉收缩和血管重塑，导致肺动脉高压、右心室肥厚扩大，引起慢性肺源性心脏病。

88. C 多数急性心肌梗死患者会出现严重心律失常，多发生在起病 1~2 天，以快速型心律失常多见（不选 A、B），如频发性室性期前收缩（选 C）、成对出现或短阵室性心动过速等，常为心室颤动的先兆。心室颤动是急性心肌梗死早期，特别是入院前患者死亡最主要的原因（不选 E）。

89. E 心肌梗死患者溶栓后溶栓成功的指标为胸痛 2 小时内基本消失（不选 A）；心电图抬高的 ST 段于 2 小时内回降＞ 50%（不选 B）；2 小时内出现再灌注性心律失常（不选 C）；血清肌酸激酶同工酶（CK-MB）峰值提前至发病后 14 小时内出现（不选 D）；根据冠状动脉造影直接判断冠状动脉是否再通。

90. A 急性心肌梗死患者进行康复训练时，运动以不引起任何不适为度，以心率增加 10~20 次 / 分为佳。若运动时心率增加＜ 10 次 / 分，可加大运动量，进入高一阶段的训练；若运动时心率增加＞ 20 次 / 分，应退回到前一运动水平，若仍不能纠正，应停止活动。

91. A 急性心肌梗死患者进行康复训练时，运动以不引起任何不适为度，以心率增加 10~20 次 / 分为佳（选 A）。若运动时心率增加＞ 20 次 / 分、收缩压下降＞ 15mmHg（不选 B）、出现心律失常（不选 C）、心电图 ST 段压低＞ 0.1mV 或上抬＞ 0.2mV（不选 D、E），则应退回到前一运动水平；若仍不能纠正，应停止活动。

92. B 流行性脑脊髓膜炎分为前驱期、脓毒症期、脑膜炎期和恢复期。前驱期表现为上呼吸道感染症状，如低热、鼻塞、咽痛等。脓毒症期出现高热、头痛及全身痛、精神极度萎靡等，皮肤、黏膜最典型的表现为鲜红色的瘀点或瘀斑，大小不一。脑膜炎期出现剧烈头痛、喷射性呕吐、烦躁不安以及颈强直、凯尔尼格征和布鲁津斯基征等脑膜刺激征阳性，重者出现谵妄、抽搐及意识障碍，应重点检查。

93. B 脑脊液检查是流行性脑脊髓膜炎确诊的重要方法。典型的脑膜炎期，脑脊液外观浑浊，压力升高，白细胞计数及中性粒细胞分类明显增多，蛋白质含量明显增多，糖含量明显减少。

94. E 系统性红斑狼疮患者血清中可以检测到多种自身抗体，抗核抗体几乎见于所有系统性红斑狼疮患者，抗双链 DNA 抗体是诊断系统性红斑狼疮的特异性抗体。患者活动期常见血红蛋白下降、白细胞和（或）血小板减少；可有发热、乏力、关节疼痛等全身表现；半数以上患者急性发作期出现多发性浆膜炎，包括双侧中小量胸腔积液及心包积液等；患者可伴发雷诺现象。

95. A 抗双链 DNA 抗体是系统性红斑狼疮的标志抗体之一，多见于活动期。大多数活动期患者可出现发热，以低、中度热为常见，应卧床休息。慢性期或病情稳定者可逐渐增加活动量，适当参与社会活动和日常工作，注意避免劳累，预防感染。

96. C 系统性红斑狼疮活动期的患者可出现各种热型的发热，以低、中度热最常见，此时首优护理问题是“体温过高　与免疫功能缺陷引起机体抵抗力低下有关”，采取降温处理。此外，系统性红斑狼疮患者的发热应除外感染因素，尤其是在免疫抑制药治疗中出现的发热。

97. A 肺结核主要表现为反复咳嗽、咳痰，全身症状以发热最常见，多为午后低热，部分患者可有乏力、食欲减退、盗汗和体重减轻等全身中毒症状；胸部 X 线检查常显示上叶尖后段、下叶背段和后基底段的病变，呈多态性，易形成空洞和播散病灶（选 A）。肺囊肿 X 线检查主要表现为多个边界纤细的圆形或椭圆形阴影，壁较薄，周围组织无炎症浸润（不选 B）。原发性支气管肺癌常无发热、盗汗等感染症状，X 线检查主要表现为偏心性厚壁空洞，内壁凹凸不平，空洞周围无炎症反应（不选 C）。慢性肺脓肿患者常呈贫血、消瘦等慢性消耗病态，X 线检查主要表现为薄壁小腔空洞（不选 D）。支气管扩张症继发感染的 X 线检查示囊状支气管扩张，气道表现为显著的囊腔，腔内可存在气液平面（不选 E）。

98. D 肺结核患者发生大咯血，为防止发生窒息，最关键的护理措施是保持呼吸道通畅。

99. B 腹部术后患者尿量至少为 50ml/h，若尿量少于 30ml/h，且有血压下降、脉搏增快、患者烦躁不安、有肛门坠胀感等，应考虑有腹腔内出血可能（选 B）。术后应监测生命体征，观察切口有无渗血、渗液（不选 C），观察引流管有无堵塞、引流液的性状及量。术后使用肝素预防下肢深静脉血栓形成（不选 A）。观察膀胱功能恢复情况，预防尿潴留（不选 E）。

100. E 宫颈癌、卵巢癌等疾病的手术范围较大，神经损伤难以快速恢复，可影响膀胱功能，导尿管需要保留 7 天或更久（选 E）。为预防尿路感染，可鼓励患者多饮水、多排尿，起到冲洗尿道的作用(不选 A)。保持会阴清洁，给予会阴擦洗，预防感染（不选 B）。密切观察尿量及性状(不选 D)，观察导尿管有无堵塞，保持引流通畅（不选 C）。

强化试卷八

1. D 复温是新生儿硬肿病的关键。肛温＜ 30℃，腋 - 肛温差＜ 0℃为重度患儿，应先将患儿置于比肛温高 1~2℃的暖箱中（不选 A），每小时提高箱温 1~1.5℃（不选 C），箱温不超过 34℃（选 D），在 12~24 小时内恢复正常体温（不选 E）。每 2 小时测腋温、肛温 1 次（不选 B）。

2. C 产后、手术后生殖器官炎症及伤口感染常见的病原体是葡萄球菌，为革兰阳性菌，以金黄色葡萄球菌致病力最强。

3. E 外阴阴道假丝酵母菌病典型阴道分泌物呈白色稠厚凝乳状或豆渣样（选 E）。滴虫阴道炎典型分泌物特点为稀薄脓性、泡沫状、有异味（不选 B）。

4. C 进入第二产程后，胎头在宫缩时显露于阴道口，间歇时又缩回阴道内，称为胎头拨露，是第二产程的表现(选C)。第二产程宫缩持续约 1 分钟或以上，宫缩间歇期仅 1~2 分钟，第一产程宫缩开始时持续约 30 秒，间歇 5~6 分钟（不选 A）。第二产程是胎儿娩出期，第三产程是胎儿娩出后，胎盘、胎膜娩出（不选 B）。一般宫口开大至 4~5cm 时，胎头达坐骨棘水平，第二产程胎头颅骨最低点在坐骨棘水平以下（不选 D）。第二产程初产妇需要 1~2 小时完成，经产妇一般数分钟即可完成，也有长达 1 小时者（不选 E）。

5. A 唐氏综合征患儿临床表现为智能落后、特殊面容以及生长发育迟缓，并可伴有多种畸形，其中智能落后是最突出、最严重的临床表现，故首要的护理问题是“自理缺陷　主要与患儿智能低下有关”(选 A)；其次是“焦虑（家长）　与患儿智力低下有关”(不选 C)；“知识缺乏　与家长缺乏对本病的认识有关”(不选 E)。

6. C 高钾血症患者出现心律失常时，可静脉缓慢推注 10% 葡萄糖酸钙溶液或 5% 氯化钙溶液，对抗钾离子对心肌的抑制作用，缓解心律失常。

7. E 碘剂常用于手术前准备和甲状腺危象患者，不用于甲状腺功能亢进症患者治疗（选 E）。甲亢为高代谢疾病，应给予高热量、高蛋白、高维生素及矿物质丰富的饮食（不选 A）。甲亢患者常引起突眼，应做好眼部护理（不选 C）。抗甲状腺药物可引起粒细胞缺乏症等严重的不良反应，用药期间应定期查血常规(不选 B)。

8. E 在我国，急性胰腺炎主要致病因素为胆道疾病，以胆石病多见。预防急性胰腺炎有重要意义的措施是防治胆道疾病。

9. C 口腔放疗 10 天左右出现黏膜水肿，呈灰色，光泽消失；15 天左右表现为黏膜充血，疼痛，口干；20 天左右出现假膜，味觉消失。出现假膜时可用 1.5% 过氧化氢溶液漱口。

10. B 宫颈刮片细胞学检查结果为巴氏Ⅲ级，是指发现可疑恶性细胞，为可疑癌，对怀疑有宫颈癌的患者，为明确诊断，应选择宫颈活组织检查（选 B）。宫颈刮片细胞学检查是筛查早期宫颈癌简便、经济的检查方法（不选 D）。宫颈锥切术是对宫颈活组织检查诊断不足或有怀疑时，实施的补充诊断手段，不是宫颈癌及其癌前病变诊断的必要步骤（不选 E）。诊断性刮宫主要用于诊断子宫内膜癌或异常子宫出血需要止血时（不选 A）。阴道涂片主要用于了解卵巢或胎盘功能（不选 C）。

11. D 黄体生成素（LH）能使初级母细胞完成第一次减数分裂，排出第一极体，成熟为次级卵母细胞；LH、卵泡刺激素（FSH）与黄体酮协同作用，激活卵泡液内蛋白溶酶活性，使卵泡壁隆起尖端部分的胶原消化形成排卵孔，协助卵泡排出（选 D）。卵泡外膜细胞为致密的卵巢间质组织，卵泡内膜细胞是产生雌、孕激素的场所（不选 A）。月经周期中雌激素在排卵前会达到一次高峰，在排卵后 7~8 天时再次达到高峰（不选 B）。孕激素主要代谢物为孕二醇，一般在排卵后 7~8 天孕激素达到峰值时，孕二醇也达到峰值（不选 C）。卵巢分泌的少量雄激素能够促进非优势卵泡闭锁（不选 E）。

12. C 宫颈内口松弛可引起胎膜早破，孕妇可于妊娠 14~16 周行宫颈环扎术，环扎部位应尽量靠近宫颈内口水平。

13. B 下肢牵引应抬高床尾 15~30cm，以保持反牵引力（对抗牵引力），达到更好的牵引效果。

14. C 双合诊是妇科检查中最重要的检查方法，目的在于检查阴道、宫颈、宫体、输卵管、卵巢、宫旁结缔组织和韧带，以及盆腔内壁情况，可用于有性生活、无阴道闭锁，能经阴道检查的患者。

15. E 幽门梗阻主要由十二指肠溃疡或幽门管溃疡引起，导致胃排空延迟，患者可感上腹饱胀不适，疼痛于餐后加重且有反复大量呕吐，呕吐物为酸腐味的宿食，不含胆汁。

16. E 急性白血病化疗缓解后巩固强化治疗的目的是继续消灭体内残存的白血病细胞，防止复发，延长缓解期和无病存活期，争取治愈。

17. D 冠状动脉发生病变时，侧支循环未充分建立，一旦血供急剧减少或中断，使心肌急性缺血达 20~30 分钟以上，即可发生急性心肌梗死。重体力活动、情绪激动、用力大便等会使左心室负荷明显加重，心肌耗氧量剧增，加大梗死面积。

18. A 前庭大腺在性兴奋时可分泌黏液，不受卵巢激素影响发生周期性变化（选 A）。卵巢的周期性变化包括卵泡期和黄体期。卵泡期变化主要是在雌激素的作用下，阴道黏膜变厚（不选 B）；宫颈黏液分泌增加，性状变稀薄，富有弹性，易拉成丝状（不选 C）；子宫内膜腺体和间质增生、修复（不选 D）；输卵管上皮的分泌活动增加（不选 E）。黄体期变化主要是在孕激素的作用下，阴道黏膜的表层细胞脱落；宫颈黏液分泌减少，质地变黏稠；子宫内膜由增殖期转化为分泌期；输卵管的活动被抑制。

19. B 阿托品为 M 胆碱受体阻断剂，可抑制副交感神经，阻断其末梢释放乙酰胆碱直接作用于胰腺的腺泡细胞，从而抑制胰液的分泌。

20. E 开放性气胸患者会出现明显呼吸困难，可造成纵隔扑动，影响腔静脉回心血流，导致循环功能障碍，甚至休克死亡。应首先封闭胸部开放性伤口防止病情进一步加重，将开放性气胸转变为闭合性气胸，可用无菌敷料或清洁器材在患者呼气末封盖伤口，再行抗休克、骨折固定等治疗。

21. B 心脏骤停是指心脏射血功能突然终止，造成全身血液循环中断、呼吸停止和意识丧失。导致心脏骤停的病理生理机制最常见的为快速型室性心律失常（心室颤动和室性心动过速），其次为缓慢型心律失常或心室停搏，较少见的为无脉性电活动（心脏电 - 机械分离）。

22. B 尿路结石患者应大量饮水，保证每天饮水量 2500~3000ml，以维持每天尿量＞ 2000ml，达到稀释尿液、延缓结石生成速度、冲洗尿路及预防感染的目的。

23. B 流行性腮腺炎患儿高热时给予物理降温，注意定时监测体温，腮腺炎肿胀处可局部冷敷（选 B）。给予营养丰富、易消化的清淡半流食或软食(不选 E)，多饮水，避免坚硬、有刺激性的食物，以免唾液分泌增多加重疼痛。水果、果汁会促进唾液分泌，加重疼痛，不宜多食用（不选 A、D）。采取呼吸道隔离至腮腺消肿后 3 天（不选 C）。

24. C 美国麻醉学医师协会（ASA）将手术患者病情分为 6 级。Ⅰ级为体格健康，发育营养良好，各器官功能正常（不选 A）。Ⅱ级为除外科疾病外，有轻度并存疾病，功能代偿健全（不选 B）。Ⅲ级为并存疾病较严重，体力活动受限，但尚能应付日常活动（选 C）。Ⅳ级为患者有危及生命的全身性疾病，丧失日常活动能力，经常面临生命威胁（不选 D）。Ⅴ级为无论手术与否，生命难以维持 24 小时的濒死患者（不选 E）。Ⅵ级确诊为脑死亡。

25. A 产后 4 小时内应让产妇排尿，若排尿困难，应首先协助产妇起床排尿，解除产妇怕排尿引起疼痛的顾虑（选 A）。排尿困难时可用温开水冲洗尿道外口周围诱导排尿(不选 B)；听流水声诱导排尿反射(不选 C)；针刺三阴交、关元、气海等穴位等（不选 D)；以上方法均无效时留置导尿管（不选 E）。

26. A 腓总神经损伤时导致小腿前、外侧伸肌群麻痹，出现踝背伸、外翻功能障碍，呈足内翻下垂畸形。

27. B 脐带的表面由羊膜覆盖，内有 1 条管腔大而管壁薄的脐静脉和 2 条管腔小而管壁厚的脐动脉。

28. B 低血糖反应指在服用降糖药或注射胰岛素后，通常在没有进餐的情况下，出现心悸、疲乏、饥饿感、出冷汗、脉搏增快、恶心、呕吐，重者抽搐、昏迷，甚至死亡。

29. B 蛋白质 - 能量营养不良是由各种原因引起的蛋白质和（或）能量摄入不足或消耗增多引起的营养缺乏病，多见于 3 岁以下婴幼儿。蛋白质 - 能量营养不良根据临床表现可分为水肿型、消瘦型和混合型。

水肿型营养不良主要由严重缺乏蛋白质所致，蛋白质摄入不足或丢失过多可使体内蛋白质代谢处于负平衡，当血清总蛋白浓度＜40g/L、白蛋白＜20g/L时，即可发生低白蛋白性水肿。

30. A 门静脉高压症患者行脾切除术后2周内每天或隔天监测血小板，若血小板＞600×10^9/L，立即通知医生并遵医嘱应用肝素抗凝，以防静脉血栓形成（选A）。分流术后易诱发肝性脑病，应限制蛋白质的摄入（不选C）。脾切除术后血小板灭活降低，导致凝血功能增强，此时不应补充维生素K（不选B）。避免给予具有肝脏损害作用的巴比妥类药物（不选E）。禁用肥皂水等碱性溶液灌肠，以防引起肝性脑病（不选D）。

31. A 结肠癌手术前3天口服新霉素或甲硝唑，同时加服维生素K，给予少渣半流质饮食，每晚口服缓泻药如液状石蜡或硫酸镁。术前2天给予无渣流质饮食，有肠梗阻者应禁食、补液。术前1天禁食，以减少大便，术前1天晚及术晨清洁灌肠。

32. C 流行性脑脊髓膜炎的临床特征为高热、寒战、头痛、精神萎靡、关节痛、颈部及全身疼痛、食欲减退、呕吐、烦躁不安等，脑膜刺激征阳性，脑脊液外观呈米汤样，压力明显增高，蛋白含量增多，糖和氯化物明显减少（选C）。流行性乙型脑炎脑脊液呈无色透明，压力仅轻度增高，白细胞计数增多，病初2~3天以中性粒细胞为主，以后单核细胞增多，糖正常或偏多，蛋白常轻度增多，氯化物正常（不选B）。结核性脑膜炎脑脊液外观透明或毛玻璃样，蛋白增多不明显，糖和氯化物减少（不选D）。脑膜炎时脑脊液压力轻度或明显升高，外观透明或浑浊，白细胞计数轻度或明显增多，以淋巴细胞为主，蛋白含量增多，糖和氯化物减少（不选A）。中枢神经系统感染不累及脑膜时脑膜刺激征为阴性，脑脊液压力正常或升高，外观清亮或浑浊，白细胞计数正常或轻度增多，蛋白正常或轻度增多，糖和氯化物正常或稍减少（不选E）。

33. C 慢性阻塞性肺疾病好发于中老年人，多有长期吸烟史，主要表现为慢性咳嗽、咳痰、气短或呼吸困难，并呈进行性加剧，急性加重期可有发热症状。PaO_2＜60mmHg且$PaCO_2$＞50mmHg，提示已发生Ⅱ型呼吸衰竭。慢性阻塞性肺疾病合并Ⅱ型呼吸衰竭患者由于缺氧和二氧化碳潴留可导致神经精神综合征，主要表现为意识障碍、谵妄等，可伴有面色潮红、球结膜水肿及发绀等症状。

34. E 发生心脏骤停时，首先应进行心肺复苏，行胸外按压（不选C）、开放呼吸道（不选A）、行人工呼吸(不选B)。心脏骤停时给药途径以静脉给药为主，有条件者建立静脉通道，无法建立静脉通道时可选择骨髓腔或气管给药（不选D）。复苏之后加强基础护理，严密观察患儿的意识状态、生命体征，记录出入量（选E）。

35. C 手术治疗是目前子宫肌瘤的主要治疗方法。在肌瘤较大、症状明显或经保守治疗无效时，可行肌瘤切除术或子宫切除术。肌瘤切除术适用于年轻又希望保留生育功能的患者（选C）。子宫切除术用于不要求保留生育功能或疑有恶变者，包括全子宫切除术和次全子宫切除术（不选D、E）。

36. A B超检查能够确定早期宫内妊娠，排除异位妊娠和滋养细胞疾病（选A）。尿妊娠试验能够辅助诊断早期妊娠，但有假阳性可能，导致误诊(不选B)。孕激素试验是利用孕激素在体内突然撤退能引起子宫出血的原理，协助诊断早期妊娠，但有假阳性可能(不选C)。宫颈黏液涂片干燥后，镜下见排列成行的椭圆体，同时不见羊齿状结晶时妊娠可能性大，但椭圆体结晶可见于黄体期或妊娠期，不能作为准确的判定早期妊娠的方法（不选D）。基础体温测定（BBT）双相型体温的妇女，停经后高温相持续3周不见下降者，则早期妊娠可能性大，但不是确诊检查（不选E）。

37. A 某些机械因素如外伤导致腹部直接被撞击或挤压、性交、外倒转术等均可诱发胎盘早剥。严重的胎盘早剥表现为突发性持续性腹痛，伴或不伴阴道流血，腹部检查见子宫硬如板状，胎位触不清。胎盘早剥以纠正休克、及时终止妊娠、防治并发症为原则。症状较轻，无胎儿宫内窘迫，短时间可结束分娩者，可经阴道分娩（不选E）；症状严重，短期内不能分娩者，应剖宫产终止妊娠（选A）。

38. A 为心力衰竭的患儿补液时应控制输液速度，一般20~30滴/分，应＜5ml/(kg·h)，即每小时小于5ml×10kg=50ml。

39. C 慢性子宫颈炎有症状者可表现为阴道分泌物增多，淡黄色或脓性，或有性交后出血。妇科检查可见宫颈充血、水肿、黏膜外翻，宫颈糜烂样改变。根据临床表现可初步做出慢性子宫颈炎的诊断，但应通过宫颈刮片细胞学检查，排除宫颈上皮内瘤变和宫颈癌。

40. B 再生障碍性贫血患者由于口腔黏膜和牙龈的出血、高热状态下唾液分泌减少以及长期应用广谱抗生素等原因，使细菌易在口腔内滋生、繁殖而继发感染，因此，需要重点观察口腔并加强口腔护理，预防继发感染。

41. D 配方奶粉是以牛奶为基础的改造奶制品，使宏量营养素成分尽量接近人乳，使之适合于婴儿的消化能力和肾功能。不能进行母乳喂养时，配方奶粉应作为优先选择的乳类来源。

42. E 肾结核典型症状为尿频、尿急、尿痛，还可出现洗米水样脓尿、终末血尿等症状。尿培养结核分枝杆菌阳性，是诊断肾结核的主要依据。肾结核对普通抗炎治疗无效，需要规范抗结核治疗。疑似肾结核病例应当在确诊检查同时行试验性抗结核治疗。

43. B 消化性溃疡急性穿孔主要表现为弥漫性腹膜炎，突发上腹部刀割样剧痛，并迅速波及全腹，有明显压痛和反跳痛，腹肌紧张，肝浊音界缩小，可有移动性浊音，腹部 X 线检查膈下可见新月形游离气体。对于急性穿孔患者应禁食，胃肠减压，以减少胃内容物继续外漏（选 B，不选 A）；应用抗生素以预防和控制感染（不选 C）；输液，纠正水、电解质失衡（不选 E）；做好紧急手术的准备（不选 D）。

44. A 肝硬化患者移动性浊音阳性提示腹水形成，目前最主要的护理诊断为“体液过多　与门静脉高压、低白蛋白血症导致的水、钠潴留有关”。

45. A 血容量骤然增加（如输液过多、过快）是诱发心力衰竭的原因之一。急性左心衰表现为突发严重呼吸困难，呼吸频率增快（30~50 次 / 分），咳嗽频繁并咳出大量粉红色泡沫样痰。应协助患者取端坐位，双腿下垂以减少静脉回心血量，降低心脏前负荷。

46. E 女性法律规定结婚年龄为 20 岁，晚婚是指按法定年龄推迟 3 年及以上结婚，即 23 周岁。男性法定结婚年龄为 22 岁，晚婚年龄为 25 周岁。

47. E 破伤风患者的并发症包括窒息、肺不张、肺部感染等；应做好呼吸道管理，定时协助患者翻身、叩背（不选 B），以利于排痰，避免呛咳、误吸（不选 D），必要时行气道雾化、湿化、冲洗等（不选 C）。对抽搐频繁、药物又不易控制的严重患者，应尽早进行气管切开（选 E），以便改善通气，清除呼吸道分泌物，必要时可行人工辅助呼吸（不选 A）。

48. B 体内任何部位的原发性癌均可能转移到卵巢，乳腺、肠、胃、生殖道、泌尿道等是常见的原发肿瘤器官。其中最常见的原发部位为胃和肠道，以胃癌占绝大多数。

49. B 前囟是两块额骨与两块顶骨间形成的菱形间隙，其大小是测量菱形对边中点连线的距离。

50. E 妊娠合并心脏病产妇经阴道分娩者，在胎儿娩出后，立即腹部放置沙袋 24 小时，以防腹压骤降诱发心力衰竭（选 E）。妊娠合并心脏病产妇第一产程可遵医嘱适当应用地西泮、哌替啶等镇静药，消除紧张情绪（不选 A）。麦角新碱可直接收缩动、静脉血管，引起血压升高，增加心脏负荷，禁用于妊娠合并心脏病及其他心血管病变者（不选 C）。感染可诱发心力衰竭，应用抗生素预防感染直至产后 1 周（不选 D）。妊娠合并心脏病时，对有产科指征及心功能Ⅲ ~ Ⅳ级者均应择期剖宫产（不选 B）。

51. B 乳腺癌扩大根治术即在乳腺癌根治术的基础上，同时切除第 2、 3 肋软骨及相应的肋间肌，胸廓内动、静脉及胸骨旁淋巴结，最容易损伤胸膜。

52. C 穿无菌手术衣和戴无菌手套后，其无菌区为肩以下、腰以上、双手、双臂、腋中线以前的区域，双手应保持在腰以上、胸前及视线范围内。

53. D 感染患者全身治疗内容包括合理应用抗生素，对症及支持疗法（选 D）。患部制动（不选 A）、物理治疗（不选 B）、手术切开引流治疗（不选 C）、局部用药为局部治疗的内容（不选 E）。

54. B 空腹及餐后 2 小时血糖升高是诊断糖尿病的主要依据，是判断糖尿病病情和控制情况的主要指标。

55. D 接种活疫苗、菌苗时，不可使用其他消毒剂消毒，只可用 75% 乙醇消毒皮肤，待干后才可接种，防止消毒剂杀死疫苗（选 D）。接种前严格执行查对制度，包括儿童姓名、年龄及疫苗名称（不选 A），生物制品的名称、批号、有效期及生产单位等(不选 B)。接种麻疹疫苗时应选择上臂外侧皮下注射（不选 C）。及时记录及预约，保证接种及时、全程、足量，避免重种、漏种（不选 E）。

56. A 体弱、易感患儿及使用免疫抑制药或免疫缺陷的患儿，应在接触水痘患儿 72 小时内肌内注射水痘 - 带状疱疹免疫球蛋白，可起到被动免疫作用。

57. B 小儿暂时性反射多数于出生后即出现，消失的时间分别为：迈步反射 2 个月，握持反射 3~4 个月，拥抱反射 3~6 个月，吸吮反射和觅食反射 4~7 个月。

58. B 下尿路感染的主要表现为尿频、尿急、尿痛等膀胱刺激症状。

59. D 新生儿败血症的患儿应维持其体温稳定（不选 A），保持皮肤清洁干燥，有脐炎时先用 3% 过氧化氢清洗，再涂碘伏，并用抗生素油膏外敷（选 D，不选 C）。吸吮无力者可用滴管、管饲或静脉营养，以保证热量和营养的供给（不选 B）。密切观察患儿病情，注意生命体征、神志、瞳孔变化（不选 E）。

60. E 休克患者应采取中凹卧位，抬高头胸 20°~30°，抬高下肢 15°~20°，以增加回心血量。

61. A 淀粉酶测定是急性胰腺炎早期最常用和最有价值的检查方法。血淀粉酶于起病后数小时开始升高，8~12 小时标本最有价值，24~48 小时达高峰，持续

3~5 天后恢复正常（选 A）。血脂肪酶于起病后 24~72 小时开始升高，持续 7~10 天（不选 B）。

62. E 腹痛是急性胰腺炎的主要表现和首发症状，患者应绝对卧床休息，取弯腰、前倾坐位或屈膝侧卧位，以缓解疼痛（不选 B）。腹痛剧烈者，遵医嘱给予哌替啶镇痛（选 E），需要注意反复使用可致成瘾（不选 D）。禁用吗啡（不选 A），以防引起 Oddi 括约肌痉挛，加重病情（不选 C）。

63. B 急性胰腺炎患者急性期应禁食 3~5 天，明显腹胀者行胃肠减压。当轻症胰腺炎患者症状消失、体征缓解、肠鸣音恢复正常、出现饥饿感时可给予少量无脂、低蛋白流质饮食，无须等待淀粉酶完全恢复正常。

64. E 在我国，急性胰腺炎主要致病因素为胆道疾病，以胆石病多见。预防急性胰腺炎有重要意义的措施是防治胆道疾病。

65. A 急性肾盂肾炎的临床特征为高热、寒战、明显的尿路刺激征（尿频、尿急、尿痛）、腰痛等，轻症患者全身症状可不明显，仅有发热、尿路刺激征和尿液变化（选 A）。急、慢性肾小球肾炎的临床特征为血尿、蛋白尿、水肿和高血压（不选 B、C）。肾病综合征的临床特征为水肿、蛋白尿、低白蛋白血症、高脂血症（不选 D）。肾衰竭的临床特征为乏力、食欲减退、恶心、呕吐、少尿或无尿、血肌酐和血尿素氮明显增高、内生肌酐清除率明显下降（不选 E）。

66. D 肾盂肾炎最常见的感染途径是上行感染，致病菌多为大肠埃希菌，经尿道进入膀胱，甚至沿输尿管播散至肾脏（选 D）。而血行感染较少见，多为体内感染灶的致病菌侵入血液循环后累及泌尿系统，致病菌多为金黄色葡萄球菌（不选 A）。

67. A 急性肾盂肾炎患者给予高蛋白、高维生素和易消化的清淡饮食。鼓励患者多饮水，每天饮水量不少于 2000ml，以增加尿量，冲洗膀胱和尿道，促进细菌和炎性分泌物排出。

68. E 慢性支气管炎急性发作期是指在 1 周内出现脓性或黏液脓性痰，痰量明显增加，或伴有发热、白细胞计数增高等炎症表现，或 1 周内咳嗽、咳痰、喘息中任何一项症状明显加剧（选 E）。急性肺脓肿的典型表现为高热、咳嗽和咳大量脓臭痰（不选 A）。支气管哮喘的典型表现为反复发作性伴哮鸣音的呼气性呼吸困难（不选 B）。支气管扩张症的典型症状是慢性咳嗽、咳大量脓痰和反复咯血（不选 C）。革兰阴性杆菌肺炎常呈下叶支气管肺炎型，易形成多发性小脓腔（不选 D）。

69. B 清理呼吸道无效主要是由于支气管炎症、水肿及分泌物过多、痰液黏稠滞留呼吸道，或与患者气喘、咳嗽无效等因素有关。

70. C 慢性支气管炎急性发作期的治疗包括病因治疗和对症治疗，最主要的治疗是病因治疗即控制感染。其次是祛痰镇咳、解痉平喘、雾化吸入等对症治疗。

71. C 晚期产后出血是指分娩 24 小时后，在产褥期内发生的子宫大量出血。胎盘、胎膜残留为晚期产后出血最常见的病因，多发生于产后 10 天左右，黏附在宫腔内的小块胎盘组织发生变性、坏死、机化可形成胎盘息肉，B 超检查可见宫腔内无血流信号残留物，当坏死组织脱落时，基底部血管开放，引起大量出血。

72. D 疑有胎盘、胎膜残留者，应做好手术准备，给予刮宫术。由于阴道流血时间长加上侵入性操作等原因易造成子宫感染，此时首优的护理诊断为"有感染的危险"，在刮宫术后应使用抗生素预防感染。

73. C 伤寒患者易出现肠出血、肠穿孔等并发症，应重点观察腹部体征，如腹胀、腹壁紧张、腹部压痛和反跳痛。

74. C 肠穿孔是伤寒最严重的并发症，多见于病程第 2~3 周，好发于回肠末段；主要表现为突发右下腹痛，伴恶心、呕吐以及休克症状。

75. D 伤寒患者腹胀时要给予少糖、低脂饮食，必要时可用松节油涂腹部及肛管排气（不选 C）；禁用新斯的明，因其可引起剧烈肠蠕动，诱发肠出血或肠穿孔（选 D）。

76. D 血培养是伤寒确诊的依据，病程第 1~2 周的阳性率最高（80%~90%），第 3 周约为 50%，第 4 周不易检出，复发时血培养可再度阳性。为提高检查阳性率，应在抗菌药物使用前采血。

77. C 血清学检查 HIV-1/HIV-2 抗体阳性是艾滋病确诊的金标准。艾滋病主要传播途径包括性传播；血液 - 体液传播，如共用针具静脉吸毒、输入被 HIV 污染的血制品及介入医疗操作等；母婴传播，如通过胎盘、阴道分娩、产后血性分泌物和哺乳等。隔离措施主要是血液 - 体液隔离。

78. A 艾滋病患者应给予高热量、高蛋白、高维生素、易消化饮食，少食多餐；呕吐者于餐前 30 分钟给予止吐药；腹泻者应提供少渣、少纤维素的流食或半流食，多饮水或果汁、肉汁等。

79. B 齐多夫定的不良反应主要有骨髓抑制、恶心、头痛、疲劳、药物热、皮疹、肌炎等，用药期间注意有无严重的骨髓抑制和耐药等不良反应；定期检查血常规，血红蛋白＜ 80g/L 或骨髓抑制时可输血，中性粒细胞＜ $0.5×10^9$/L 时应停药。

80. D 脑出血多见于 50 岁以上男性，常有高血压病史，活动中或情绪激动时突然发生，无前驱症状，有肢体瘫痪、失语、感觉障碍等局灶定位症状和颅内压增高表现，意识障碍出现迅速，可见病理征如巴宾斯基征阳性。

81. B 失语多为优势半球皮层下损伤所致，而由非优势半球皮层下损伤引起的失语为交叉性失语。有学者认为人在幼年时代语言中枢在双侧脑半球，由于人类的日常生活、学习、劳动，逐渐以一侧肢体为主（多以右利手为主），语言中枢逐渐向一侧转换，而形成优势半球。右利手的优势半球在左侧，左侧大脑出血患者除出现右侧肢体瘫痪、感觉障碍外，还可出现失语。

82. E 脑出血量大者发病后立即昏迷，全脑症状明显，出现脑水肿或脑疝（不选 A）；意识障碍患者卧床休息会并发压疮（不选 B）、尿路感染（不选 C）、口腔溃疡；还会并发上消化道出血等（不选 D）。

83. A 脑疝是指颅内疾病引起颅内压增高以及颅内压增高加剧的一种危象，是脑出血患者最常见的直接死亡原因，如患者出现剧烈头痛、喷射性呕吐、烦躁不安、血压升高、脉搏减慢、意识障碍进行性加重、双侧瞳孔不等大、呼吸不规则等脑疝的先兆表现时，应立即报告医生。

84. B 尿频是良性前列腺增生最常见的早期症状(选 B)。进行性排尿困难是良性前列腺增生最重要、最典型的症状(不选 C)。良性前列腺增生还可出现尿潴留、充溢性尿失禁等表现（不选 E)。良性前列腺增生合并感染或或结石时，可出现尿频、尿急（不选 D)、尿痛等症状（不选 A)。

85. E 前列腺切除术后 1 周逐渐离床活动，但无须绝对卧床 1 周（选 E)。前列腺术后用生理盐水持续冲洗膀胱，以防止血凝块形成致导尿管堵塞（不选 A)。冲洗速度可根据尿色而定，色深则快、色浅则慢（不选 B)。保持管路通畅，若血凝块堵塞管道致引流不畅，可采用挤捏导尿管、加快冲洗速度、调整导尿管位置等方法；如无效可用注射器吸取无菌生理盐水反复抽吸冲洗，直至引流通畅（不选 C)。留置导尿管期间鼓励患者多饮水，可稀释尿液、冲洗尿路以预防尿路感染（不选 D)。

86. D 重度脱水表现为呼吸深而快，无眼泪，前囟、眼窝凹陷明显，皮肤干燥，弹性极差，尿量极少或无尿（不选 A、B)。低渗性脱水的血钠＜ 130mmol/L（选 D)，等渗性脱水的血钠为 130~150mmol/L（不选 C)，高渗性脱水的血钠＞ 150mmol/L（不选 E)。

87. B 对伴有周围循环衰竭和休克的重度脱水患儿，应迅速输入 2∶1 等张含钠液，按 20ml/kg，总量不超过 300ml，于 30~60 分钟快速静脉滴注；其余累积损失量常在 8~12 小时内输入。

88. D 小儿脱水补液时，累积损失量应在 8~12 小时内输入（每小时 8~10ml/kg，重度脱水扩容时 20ml/kg，选 D)。记录 24 小时出入液量（不选 B)，液体出量包括尿量（不选 E)、呕吐和大便丢失的水量（不选 A)、不显性失水量。尤其要注意观察和记录输液后首次排尿的时间和量（不选 C)。

89. C 预防接种的不良反应包括一般反应和异常反应，一般反应又包括局部反应和全身反应。全身反应表现为接种疫苗 24 小时内出现发热，伴头晕、恶心、腹泻等反应（选 C)。局部反应表现为接种后数小时至 24 小时或稍后，注射部位出现红、肿、热、痛，有时可伴淋巴结肿大(不选 B)。异常反应包括过敏性休克、晕厥、过敏性皮疹、血管神经性水肿等。

90. A 全身反应轻者适当休息，重者可对症处理，注意休息，多饮水。如高热持续不退应及时就诊。

91. B 婴幼儿急性上呼吸道感染以发热等全身症状为主，局部症状较轻。发热时主要护理问题为体温过高，应及时给予药物或物理降温。

92. A 患儿体温＞ 38.5℃时可给予物理降温，也可口服对乙酰氨基酚或布洛芬等退热药，避免应用阿司匹林（不选 C)。为高热患儿降温时，冰袋置于前额或头顶(选 A)，冰囊可置于体表大血管分布处，如腋下、腹股沟，以增加散热（不选 E)。体温＞ 39.5℃时可采用温水拭浴、乙醇拭浴（不选 B)。足底禁止冷敷，防止反射性末梢血管收缩影响散热或引起一过性冠状动脉收缩（不选 D)。

93. C 急性上呼吸道感染发热的患儿应注意休息，保证充足的营养和水分摄入（不选 B、D)，提倡母乳喂养（选 C)，及时添加换乳期食物，保证摄入足量的蛋白质及维生素。保持室内空气清新，温度、湿度适宜，以减少空气对呼吸道黏膜的刺激（不选 A)。症状消失后按时预防接种（不选 E)。

94. C 硬膜外阻滞后不会引起头痛，但交感神经阻滞后血压多受影响，应取平卧位（可不去枕)。

95. B 术后第 2 天生命体征平稳后建议采取半坐卧位，能够降低腹部肌张力，有利于伤口的愈合，还可减轻疼痛；也利于深呼吸，增加肺活量，减少肺不张情况的发生；同时，半坐卧位有利于腹腔引流，减少渗出液对膈肌和脏器的刺激。

96. A 甲状腺危象是甲状腺功能亢进症的严重并发症，多发生于手术后12~36小时，主要表现为高热（>39℃）、心率增快（>120次/分），同时合并严重的神经、循环及消化系统功能紊乱，出现烦躁、谵妄、大汗、呕吐、腹泻等。

97. C 甲状腺危象的发生与术前准备不足、甲状腺功能亢进症未能很好控制及手术应激有关，充分的术前准备和轻柔的手术操作是预防的关键。

98. E 甲状腺术后出现甲状腺危象时，应给予碘剂以降低循环血液中甲状腺激素水平；给予利血平、普萘洛尔等，以降低周围组织对甲状腺激素的反应；给予镇静药如苯巴比妥等（不选C）；降温，保持体温在37℃左右（不选B）；静脉大量输注葡萄糖溶液，并迅速纠正电解质及酸碱平衡失调（不选D）；给氧以减轻组织缺氧（不选A）；心力衰竭者加用洋地黄类药物。肾上腺素可使交感神经兴奋，心肌收缩力增强，心率增快，机体耗氧量增加，加重患者症状（选E）。

99. E 月经周期主要受下丘脑-垂体-卵巢轴的神经内分泌调节，该轴的生理活动受大脑皮质神经中枢影响。精神分裂症患者的闭经可能与大脑皮质功能紊乱有关，其多巴胺功能亢进从而抑制下丘脑促性腺激素释放激素（GnRH）的分泌，引发闭经。

100. D 诊断性刮宫做子宫内膜活组织检查可直接了解子宫内膜周期性变化（选D）。月经周期第6~7天至排卵期时宫颈黏液检查可见羊齿状结晶，排卵后结晶逐渐模糊，至月经周期第22天左右完全消失，代之以排列成行的椭圆体，可间接推测子宫内膜的变化（不选A）；正常女性排卵后基础体温可升高0.3~0.5℃，基础体温测定可推测子宫内膜变化（不选B）；雌激素含量随卵泡、黄体的发育和萎缩发生周期性波动，可监测激素水平以推测子宫内膜变化（不选C）；孕激素可使阴道黏膜的表层细胞脱落，可借助阴道脱落细胞的变化了解体内激素水平，间接推测子宫内膜的变化（不选E）；以上检查均可用于推测子宫内膜周期性变化，但易受其他因素影响出现变化，只能作为辅助判断。

强化试卷九

1. C 由于新生儿新陈代谢旺盛和交感神经兴奋性增高，故心率较快，随年龄增长心率逐渐减慢。新生儿正常心率为120~140次/分，1岁以内为110~130次/分，2~3岁为100~120次/分，4~7岁为80~100次/分，8~14岁为70~90次/分。

2. E 主动或被动吸烟是血栓闭塞性脉管炎发生和发展的重要环节，烟碱可使血管收缩，戒烟有助于改善患者血液循环（不选D）。肢体保暖、使用血管扩张药均可促进血液循环（不选A、C）。伯格运动是使患者平卧，先抬高患肢，再在床边下垂2~3分钟，并做足部旋转、伸屈活动，可促进患肢侧支循环建立（不选B）。吗啡有助于减轻患者疼痛，但不能改善肢体血液循环（选E）。

3. C 产后出血的原因包括子宫收缩乏力、胎盘因素、软产道裂伤和凝血功能障碍，应针对出血原因，迅速止血（不选B）；有失血性休克征象者，应做好配血、输血准备（不选D）。因胎盘、胎膜残留导致产后出血者，应行钳刮术或刮宫术；胎盘粘连者可徒手剥离胎盘后协助娩出（选C）。子宫收缩乏力所致产后出血，应按摩子宫，促进宫缩（不选A）。软产道裂伤所致产后出血应根据解剖部位，逐层缝合，彻底止血（不选E）。

4. D 肺癌好发于40岁以上中老年人，咳嗽是最早出现的症状，多为刺激性干咳或咳少量黏液痰，肿瘤向管腔生长时可有间歇或持续性痰中带血，肿瘤组织坏死可引起发热，胸部X线检查可见边缘不清或呈分叶状的块状阴影。痰脱落细胞学检查敏感性<70%，即使已有3次阴性，仍不能排除肺癌诊断。

5. D 麻疹多在发热3~4天后出现皮疹，开始为不规则红色斑丘疹，疹间皮肤正常，皮疹按出疹的先后顺序消退，疹退后皮肤遗留棕色色素沉着及糠麸样脱屑。

6. E 胆总管结石合并感染时，表现为典型的查科（Charcot）三联征，即腹痛、寒战高热和黄疸。腹痛发生于剑突下或右上腹，呈阵发性绞痛或持续性疼痛阵发性加剧。

7. E 对于已接受抗反转录病毒治疗的患者在治疗的第1年内应每3个月检测1次CD4⁺T淋巴细胞数（选E），治疗1年以上且病情稳定的患者可改为每半年检测 1 次。针对艾滋病无症状感染者及患者，应广泛开展宣传教育和综合治理，加强性道德教育（不选 A），严禁献血（不选 C），严禁捐献器官、精液，性生活应使用避孕套，预防机会性感染（不选 B），出现症状、并发感染或恶性肿瘤者应住院治疗，已感染 HIV 的育龄妇女应避免妊娠（不选 D），减少母婴传播。

8. C 帕金森病患者康复指导包括保证充足的睡眠、保持头部直立，预防畸形，卧床时尽量不要垫枕头，应定时取仰卧姿势（选 C）；坚持主动运动，如散步、打太极拳等，保持关节活动的最大范围（不选 A），做力所能及的家务劳动，温水浴、按摩等物理治疗有助于缓解肌肉僵硬（不选 D、E），并可预防痉挛；指导患者目视前方，不要将注意力集中于地面，尽量跨大步，以舒展的步伐行走（不选 B），双臂自然摆动，足抬高，足跟先着地。

9. B B 超检查是肝癌筛查和早期定位的首选检查，具有方便易行、经济、无创等优点，能检出肝内直径＞ 1.0cm 的占位性病变（选 B）。甲胎蛋白（AFP）是诊断肝癌的特异性指标，也是肝癌的定性检查，广泛用于普查、诊断、判断治疗效果及预测复发（不选 A）。CT 检查具有较高的分辨率，可提高直径＜ 1.0cm 小肝癌的检出率（不选 C）。MRI 检查能清楚显示肝细胞癌内部结构特征，应用于 CT 检查未能发现病灶时（不选 D）。

10. C 保持牵引针位置固定，骨牵引时若牵引针向一侧偏移，可消毒后调整牵引针的位置（不选 B）。为保持反牵引力，在行颅骨牵引时应抬高床头；下肢牵引时，应抬高床尾 15~30cm（不选 A）。为预防牵引针眼感染，可在骨牵引针两端套上软木塞或胶盖小瓶；针孔处每天滴 75% 乙醇 2 次；及时去除针眼处分泌物或痂皮，血痂可自行脱落，强行撕脱可引起出血（选 C）。牵引时应保持肢体在功能位（不选 D）。骨折复位固定后，应按循序渐进、动静结合、主动与被动运动相结合的原则行患肢功能锻炼，初期以肌肉等长舒缩运动为主（不选 E）。

11. D 产力包括子宫收缩力、腹肌及膈肌收缩力和肛提肌收缩力。其中子宫收缩力是临产后的主要产力，贯穿于整个产程。

12. D 腹部损伤如伴有腹腔内脏器或组织自腹壁伤口突出，可用消毒碗覆盖保护，切勿强行回纳，以免加重腹腔污染，回纳应在手术室经麻醉后进行。

13. E 腹腔手术后采取半坐卧位可使腹腔渗出液流入盆腔，减少炎症扩散和毒素吸收，便于引流，同时防止感染向上蔓延引起膈下脓肿。

14. E 肝颈静脉反流征阳性常见于右心衰竭，右心衰竭时因右心房淤血或右心室舒张受限，不能完全接受回心血量，按压肝脏致颈静脉充盈更为明显。

15. C 剖宫产常采取的麻醉方式为蛛网膜下腔阻滞，为避免低颅压性头痛，术后去枕平卧 6~8 小时；术后 24 小时改为半坐卧位，利于恶露引流（选 C）。指导产妇在翻身、咳嗽时轻按腹部两侧或系腹带（不选 A、E），能降低腹部表面张力，减少切口疼痛，促进切口愈合。切口疼痛剧烈时可遵医嘱使用镇痛药（不选 B）。肛门未排气时胃肠道还没有恢复正常功能，应禁饮牛奶等产气食物，以免加重胃肠道负担（不选 D）。

16. D 颅内压增高的躁动者如强制约束可引起患者情绪激动，血压骤升而加重颅内压增高，诱发脑疝。

17. E 子宫内膜从形态学上可分为功能层和基底层。基底层靠近肌层，不受卵巢激素的周期性调节，不发生剥脱，在月经来潮后再生并修复子宫内膜创面，重新形成子宫内膜功能层（选 E）。子宫内膜功能层是胚胎植入的部位，受卵巢激素变化的调节，具有周期性增殖、分泌和脱落性变化（不选 B）。

18. D 急性肾损伤患者在少尿期或无尿期应采用无蛋白饮食或低蛋白饮食，供给足量碳水化合物、高维生素的清淡流质饮食或半流质饮食（选 D）。严禁进食含钾食物及服用含钾药物（不选 A、B）。避免输注库存血（不选 C），注意观察患者有无心律失常（不选 E），警惕心脏骤停的发生。

19. B 心房颤动时整个心房失去协调一致的收缩，心排血量降低，血流淤滞易形成附壁血栓，血栓整体或部分脱落形成栓子，随血流运行，可引起动脉栓塞，尤以脑栓塞发生率最高、危害最大。

20. C 新生儿颅内出血的主要护理措施是绝对静卧、保持安静，头肩抬高 15°~30°，头偏向一侧（选 C，不选 A）。治疗、护理操作尽可能集中，操作要轻、稳、准，减少对患儿的移动和刺激，防止颅内出血加重（不选 B）。维持体温恒定，合理用氧（不选 D）。遵医嘱给予苯巴比妥治疗惊厥，顽固性抽搐者加用地西泮或加用水合氯醛灌肠（不选 E）。

21. B 切口感染是阑尾切除术后最常见的并发症（选 B），其他并发症包括出血（不选 A）、粘连性肠梗阻（不选 E）、肠瘘 / 粪瘘等（不选 C）。

22. C 急性盆腔炎患者应减少不必要的妇科检查，以避免炎症扩散（选 C）。抗生素治疗是急性盆腔炎主要的治疗手段（不选 A）。高热时采用物理降温（不选 B），给予高热量、高蛋白、高维生素流质或半流质饮食（不选 E）。协助患者取半坐卧位，有利于脓液积聚于直肠子宫陷凹，使炎症局限，同时利于引流（不选D）。

23. C 急性上呼吸道感染的发生发展不仅取决于入侵病原体的种类、毒性和数量，还与宿主的防御功能和环境因素密切相关。加强身体锻炼，改善营养状况，提高环境卫生，对预防急性上呼吸道感染十分重要。

24. D 甲状腺危象多继发于较重甲状腺功能亢进症未予治疗或治疗不充分的患者，常见诱因有感染、手术、创伤、精神刺激等。临床表现为高热或超高热，大汗，心动过速（心率＞140次/分），烦躁、焦虑、不安，谵妄，恶心、呕吐、腹泻等，严重患者可有心力衰竭、休克及昏迷等。

25. C 检查胸膜腔闭式引流管是否通畅的最简单方法是观察水封瓶长玻璃管中水柱波动的情况。在肺未完全复张的情况下，长玻璃管内的水柱会随着呼吸运动过程中胸膜腔内压力变化而上下波动。

26. D 颅腔、脑组织、脑脊液和血液是颅内压形成的物质基础，由于有颅骨的限制，闭合的颅腔内保持一定的压力，称为颅内压，成人正常值为70~200mmH_2O。脑组织很难被压缩，颅内压力主要依靠脑脊液的分布、分泌和吸收调节。颅底骨折脑脊液漏时，严禁堵塞、冲洗、滴药入鼻腔、经鼻置管等治疗护理操作，防止脑脊液逆流造成颅内感染；避免用力咳嗽、挖耳、抠鼻、用力排便等行为，防止鼻、耳腔的空气进入颅腔造成颅内感染。腰椎穿刺时脑脊液流出，在颅腔密闭的前提下，可形成颅底骨折部位的负压，使鼻漏或耳漏的脑脊液回流至颅内或空气进入颅腔，有颅内感染的风险。颅底骨折是由外界暴力造成颅骨正常结构的改变，如合并脑损伤、颅内血肿，有可能会形成脑水肿，腰椎穿刺可使颅腔与椎管内压力差加大，脑组织向下移位，诱发脑疝，但本题未提及合并其他颅脑损伤，脑疝不是最佳答案。颅内压降低可引起头痛（前额和后枕部尤为明显）、呕吐、血压下降等表现，颅底骨折常合并脑脊液漏，使颅内压降低，腰穿可使脑脊液进一步丢失，使颅内压力更低，但相比颅底骨折的原有疾病及可能导致的颅内感染，颅内压降低并不是严重的后果，不应该是本题的命题意图，且另一个选项头痛与本选项接近，会使答案不唯一。

27. A 白血病患者服用化疗药物造成大量白血病细胞破坏，血清和尿液中尿酸浓度增高，可发生尿酸性肾结石，严重者可发生急性肾损伤。此时嘱患者多饮水（每天饮水量＞2000ml）并碱化尿液（选A），遵医嘱给予别嘌醇抑制尿酸合成（不选D）。记录24小时出入量，注意观察有无腰痛、血尿（不选C）。化疗给药前、后的一段时间里遵医嘱给予利尿药(不选E)，定时检查血、尿中尿酸的含量（不选B）。

28. B 上消化道出血患者应绝对卧床休息，取平卧位并将下肢略抬高，以保证脑部供血；发生呕血时，取头低足高位，头偏向一侧，防止误吸，保持呼吸道通畅（选B）。此时应立即止血、补充血容量，嘱患者禁食，建立静脉通道，及时输液、输血（不选A）。使用冰盐水加血管收缩药灌洗止血（不选E）。呕血后及时清除血迹、污物，以减少对患者的不良刺激（不选C），做好心理护理（不选D）。

29. B 前置胎盘高危因素包括多次流产史、宫腔操作史等，典型症状为妊娠晚期或临产后发生无诱因、无痛性反复阴道流血；腹部检查大小与妊娠周数相符，胎方位清楚，胎心可正常（选B）。胎盘早剥表现为突发性持续性腹痛，伴或不伴阴道流血（不选A）。子宫破裂表现为突感下腹撕裂样剧痛，常有腹膜刺激征（不选C）。宫颈息肉可见宫颈外口有单个或多个红色息肉（不选D）。

30. E 糖尿病酮症酸中毒（DKA）由于血糖、高血酮和酸性代谢产物引起渗透性利尿，酮体从肺排出带走大量水分，摄入水分减少等因素，患者细胞内外均处于脱水状态，此时补液是抢救DKA的首要和关键措施，只有在组织灌注得到改善后，胰岛素的生物学效应才能充分发挥。补液量和速度的掌握非常重要，DKA失水量可达体重10%以上（不选A），开始时输液速度较快，在2小时内输入生理盐水1000~2000ml（不选B）；当血糖下降至13.9mmol/L时，可改为5%葡萄糖溶液或葡萄糖盐水（不选C），按每4g葡萄糖加入1U短效胰岛素；鼓励清醒患者饮水（不选D），以减少静脉补液量；每1~2小时检测血糖、血酮、血钾、血钠及尿糖、尿酮；密切观察，防止并发休克、心力衰竭、心律失常、肾衰竭、脑水肿等。DKA的酸中毒主要由酮体中的酸性代谢产物引起，经补液及胰岛素治疗后，酮体水平下降，酸中毒可自行纠正，一般不必补碱，但严重酸中毒（pH＜7.1）影响心血管、呼吸和神经系统功能，应采用等渗碳酸氢钠溶液静脉输入，一般仅给1~2次，且不宜过快，以免诱发或加重脑水肿（选E）。

31. A 会阴又称会阴体，是指位于阴道口和肛门之间的楔形软组织，尖朝上，底朝下，厚3~4cm(选A)，由表及里为皮肤、皮下脂肪、筋膜、部分肛提肌和会阴中心腱（不选B、D）。会阴由外向内逐渐变窄（不选C），伸展性大，妊娠后期组织变软，利于分娩（不选E）。

32. D 癫痫全面强直-阵挛性发作（大发作）表现为意识突然丧失、跌倒在地；强直期眼球上翻或凝视，咀嚼肌收缩出现张口，随后突然闭合，可咬伤舌尖，喉部肌肉痉挛易导致呼吸抑制，颈部和躯干肌肉收缩使颈和躯干先屈曲后反张，上肢由上举后旋转为内收、前旋，下肢先屈曲后猛烈伸直；阵挛期全身抽搐，发作后期造成牙关紧闭和大小便失禁，意识逐渐清醒，不能回忆。

33. C 营养不良患者常伴低白蛋白血症（＜30g/L），可引起组织水肿，影响愈合；此外，营养不良者抵抗力低下，易并发感染。应当予以适当的营养支持改善患者的营养状况之后再施行手术治疗（选 C）。对于血压低于 160/100mmHg 者，可不做特殊准备（不选 A）。患者空腹血糖较正常值偏高，术前无须特殊准备（不选 E）。

34. E 接种反应包括一般反应和异常反应，一般反应又包括局部反应和全身反应。局部反应表现为接种后数小时至 24 小时或稍后，注射部位出现红、肿、热、痛，有时可伴淋巴结肿大；红晕直径＜2.5cm 为弱反应，2.6~5cm 为中等反应，5cm 以上为强反应（不选 D）。全身反应表现为接种疫苗 24 小时内出现发热，伴头晕、恶心、腹泻等（不选 C）。异常反应包括过敏性休克、晕针、过敏性皮疹等。过敏性休克表现为接种后数秒或数分钟内出现烦躁不安、面色苍白、口周青紫、四肢湿冷、呼吸困难、脉搏细速、惊厥等（选 E）。晕针是儿童在空腹、疲劳等情况下，在接种时或接种后几分钟内，出现头晕、面色苍白、心率和血压变化等表现（不选 A）。全身感染指有严重原发性免疫缺陷或继发性免疫功能遭受破坏者，接种活菌（疫）苗后可扩散为全身感染（不选 B）。

35. A 脑血栓形成早期溶栓是目前最重要的恢复血流措施，在发病后 4.5 小时内使用人重组组织型纤溶酶原激活物（rt-PA）或 6 小时以内使用尿激酶进行溶栓治疗，使血管再通，可以挽救脑梗死周围仅有功能改变的缺血半暗带组织，避免梗死范围扩大。

36. D 尿道外伤后常并发尿道狭窄，预防尿道狭窄的有效措施是拔导尿管后定期行尿道扩张术（选 D）。尿道扩张术是将金属探条由细到粗依次插入尿道内（不选 A），逐渐扩张尿道，使其狭窄段变粗，达到排尿通畅的目的。

37. E 破伤风发作期典型症状是肌紧张性收缩及阵发性强烈痉挛，咀嚼肌最先受累，表现为牙关紧闭，张口困难（选 E）；随后依次累及面部表情肌和颈、背、腹、四肢肌，最后为膈肌，此时可出现苦笑面容（不选 A），颈强直（不选 B）、角弓反张（不选 C），上肢屈曲、下肢伸直等表现（不选 D）。

38. C 在脊髓休克期应留置导尿管，持续引流尿液并记录尿量，以防膀胱过度膨胀。2~3 周后改为每 4~6 小时开放 1 次导尿管，或白天每 4 小时导尿 1 次，晚间每 6 小时导尿 1 次，以防膀胱萎缩。

39. E 全子宫切除术后患者 3 个月内应禁止性生活，此时切口未愈合，以免造成切口裂开和出血、感染等。

40. B 缺铁性贫血患者注射铁剂时的方法包括深层肌内注射（不选 C），并经常更换注射部位（不选 D），减少疼痛与硬结形成；注射时应注意不要在皮肤暴露部位注射（不选 E）；抽取药液后，更换针头注射；注射前须计算补铁总量，以免剂量过大导致铁中毒（选 B，不选 A）。

41. A 羊水是充满于羊膜腔内的液体。妊娠早期的羊水是由母体血清提供（不选 E），血清经胎膜过滤为透析液进入羊膜腔；妊娠中期以后，胎儿尿液就成为羊水的重要来源（选 A）。

42. D 乳腺癌术后 24 小时内开始活动手指和腕部，3 天内肩部制动（选 D）。术后 1~2 周，待皮瓣基本愈合后，开始做肩关节活动，以肩部为中心，前后摆臂。患侧腋窝淋巴结切除后，易发生上肢淋巴回流不畅，应避免在患侧上肢测血压、抽血或输液（不选 A）。术后患侧上肢垫枕抬高 10°~15°（不选 B），肘关节轻度屈曲（不选 C），以促进淋巴回流。肿胀严重者，可使用弹力袖或弹力绷带，以利于回流（不选 E）。

43. D 肾盂肾炎最常见的感染途径是上行感染，致病菌多为大肠埃希菌，经尿道进入膀胱，甚至沿输尿管播散至肾脏（选 D）。而血行感染较少见，多为体内感染灶的致病菌侵入血液循环后累及泌尿系统，致病菌多为金黄色葡萄球菌（不选 A）。

44. C 卵巢子宫内膜异位囊肿的陈旧性血液聚集在囊内形成咖啡色黏稠液体，似巧克力样，俗称卵巢巧克力囊肿，不属于生殖器炎症性病变（选 C）。盆腔炎性疾病包括输卵管炎、输卵管卵巢脓肿、盆腔腹膜炎、慢性盆腔结缔组织炎等（不选 D、E）。输卵管积水是慢性输卵管炎的病理改变（不选 A）。输卵管卵巢囊肿为炎性积液，常有盆腔炎性疾病病史（不选 B）。

45. C 评估肢体血液循环是石膏固定护理中最重要的内容，注意评估“5P”征（疼痛、苍白、感觉异常、麻痹及脉搏消失），一旦出现应立即放平肢体并报告医生，做好切开减压的准备。

46. A 月经期或阴道流血者、孕妇及产后 7 天内的产妇禁止坐浴（选 A）。促进排尿的措施包括按摩膀胱，刺激膀胱肌收缩（不选 B）；针刺关元、三阴交等穴位（不选 C）；肌内注射新斯的明，兴奋膀胱逼尿肌促进排尿（不选 D）；以上方法均无效时留置导尿管（不选 E）。

47. E 必须优先抢救的急症主要包括心脏骤停（不选 A）、窒息（不选 B）、大出血（不选 C）、开放性或张力性气胸（不选 D）、休克等。

48. C 枕先露时胎头在下方耻骨联合部，对应的胎心在母体腹部下侧。当枕骨位于母体骨盆左前方时，相应的胎背也位于母体腹部左前方。听胎心音最清楚的部位为胎背，则在孕妇脐左下方贴紧腹壁处能闻及清楚的胎心音。

49. B 控制饮食是治疗糖尿病最基本的措施，根据患者性别、年龄、理想体重、工作性质、生活习惯计算每天所需要的总热量（不选 C）。三餐应定时、定量（不选 A），胰岛素治疗的患者也应配合饮食治疗（不选 D）。饮食治疗中碳水化合物摄入量通常应占总热量的 50%~60%（选 B）。运动时，可随身携带甜食预防低血糖（不选 E）。

50. C 小儿抗惊厥首选缓慢静脉推注地西泮，每次 0.3~0.5mg/kg 静脉注射；如发作持续，必要时 5~10 分钟后可重复 1 次。过量可致呼吸抑制，应重点观察呼吸情况。

51. C 肺炎患者出现脓毒血症时可导致循环障碍、组织灌注不良而并发感染性休克，表现为血压下降、脉搏细速、皮肤湿冷、尿量减少、嗜睡、淡漠、烦躁不安等。应严密观察血压变化，可以及早判断休克早期征象，及时治疗可能出现的并发症。

52. E 临床上主要以宫口扩张程度及胎头下降程度来判断产程的进展，其中胎头下降程度是最重要的判断标志。

53. B 上腹部疼痛是消化性溃疡的主要症状（选 B），可为钝痛、灼痛、胀痛甚至剧痛，多数患者还有反酸、嗳气、恶心、呕吐、食欲减退等消化不良表现（不选 D）。消化性溃疡最常见的并发症是出血，与溃疡侵蚀基底血管有关（不选 A）；反复多次或持续少量的失血可增加铁的丢失，引起缺铁性贫血(不选 E)。营养不良与疼痛致摄入量减少及消化吸收障碍有关(不选 C)。

54. C 心绞痛的疼痛部位主要是在胸骨体中、上段之后（选 C），或波及心前区（不选 A），界限不清，常放射至左肩、左臂内侧达环指和小指，或至颈、咽、下颌部。

55. E 心脏骤停时最常见的心律失常是心室颤动，一旦心电图显示心室颤动或心室扑动，应立即非同步电除颤(选 E)。肾上腺素可用于电击无效的心室颤动、无脉性室性心动过速、无脉性电活动、心室停搏（不选 C）。

56. C 新生儿硬肿病最先出现硬肿的部位是小腿，依次至大腿外侧→整个下肢→臀部→面颊→上肢→全身。

57. B 新生儿化脓性脑膜炎的病原菌以革兰阴性菌和金黄色葡萄球菌为主（不选 A）；多表现为嗜睡、前囟饱满与张力增高、头围增大等（选 B），脑膜刺激征不明显（不选 C）；脑脊液检查可见压力增高（不选 D）；血常规可见白细胞明显增多，以中性粒细胞为主（不选 E）。

58. A 洋地黄中毒最重要的反应是各类心律失常，以室性期前收缩最常见，多呈二联律或三联律（选 A）；神经系统反应主要表现为头痛（不选 E）、头晕、视物模糊、黄视、绿视等（不选 C）；消化道反应可出现食欲减退、恶心、呕吐等（不选 D）。心尖区舒张期奔马律为左心衰竭的体征，与洋地黄中毒无直接关系(不选 B)。

59. D 维生素 D 缺乏性手足搐搦症是维生素 D 缺乏性佝偻病的伴发症状之一。维生素 D 继续缺乏，血钙持续下降而甲状旁腺不能代偿性分泌增加，以致血钙继续降低。血钙分为非扩散钙和可扩散钙，可扩散钙主要为游离钙离子，发挥生理作用的主要是游离钙离子，当血游离钙浓度降低时，神经肌肉兴奋性增高，可引起抽搐。

60. D 麻疹疫苗于 8 月龄开始接种，7 岁时须加强 1 次。

61. E 类风湿关节炎患者活动期发热或关节疼痛明显时应卧床休息，限制受累关节活动（选 E），保持正确的体位，但不宜绝对卧床。晨僵是类风湿关节炎的突出症状，为观察本病活动性的重要指标；类风湿关节炎活动期护理应观察受累关节是否有晨僵现象（不选 A）。非甾体抗炎药在服用后易出现胃肠道反应，改善病情抗风湿药的不良反应主要有胃肠道反应、脱发、口腔溃疡、肝损害和骨髓抑制等，应密切观察血象变化，用药期间应注意用药的不良反应（不选 B）。病变发展至关节强直时，应保持关节功能位(不选 D)，以保持肢体生理功能。晨僵患者戴手套保暖，晨起后温水浴或用热水浸泡僵硬关节 15 分钟，加强皮肤护理（不选 C）。

62. A 阿司匹林属非甾体抗炎药，具有镇痛抗炎作用，是改善关节炎症状的常用药。阿司匹林可通过直接刺激局部胃黏膜细胞和抑制胃壁组织 COX-1 生成前列腺素，损伤胃黏膜，因此多在餐后服用。

63. E 关节畸形是类风湿关节炎的结局，最常见的关节畸形有腕和肘关节强直、手指尺侧偏斜、掌指关节半脱位、天鹅颈样及纽扣花样改变等。病情缓解后，为防止肢体畸形最重要的是鼓励患者及早进行功能锻炼，运动量要适当，循序渐进，由被动运动过渡到主动运动，防止关节僵硬和肌肉萎缩。注意训练手的灵活性和协调性，练习手部抓握、搓揉动作，伸腰、踢腿及其他全身性伸展运动等。

64. E 常用脉率 / 收缩压（mmHg）计算休克指数，帮助判定有无休克及轻重程度。休克指数≥ 1.0 提示休克；＞ 2.0 提示严重休克。

65. D 休克患者应采取中凹卧位，抬高头胸 20°~30°，抬高下肢 15°~20°，以增加回心血量。

66. D 尿量是反映组织灌流情况最佳的定量指标，也是判断血容量是否补足简单而有效的指标。尿量＜ 25ml/h、尿比重增高，提示肾血管收缩或血容量不足；若血压正常，尿量仍少且尿比重低，提示急性肾损伤；尿量＞ 30ml/h 提示休克好转。

67. B 肺炎链球菌肺炎患者发病前常有受凉、淋雨、疲劳、醉酒、病毒感染史，起病急骤，呈急性病容。主要表现为寒战、高热、咳嗽、咳铁锈色痰等，查体可见皮肤灼热、干燥，鼻翼扇动，口角及鼻周有单纯疱疹等。X 线检查常表现为大片炎症浸润阴影或实变影。

68. D 肺炎患者胸痛时应采取患侧卧位，以减轻疼痛，改善健侧通气。

69. C 肺炎患者出现脓毒血症时可导致循环障碍、组织灌注不良而并发感染性休克，表现为血压下降、脉搏细速、皮肤湿冷、尿量减少、嗜睡、淡漠、烦躁不安等。应严密观察血压变化，可以及早判断休克早期征象，及时治疗可能出现的并发症。

70. B 肺炎链球菌属革兰阳性球菌，其致病力是由于高分子多糖体的荚膜对组织的侵袭作用。治疗首选青霉素（选 B）；若对青霉素过敏或耐药，可应用喹诺酮类（如氧氟沙星）抗生素。红霉素属大环内酯类抗生素，我国肺炎链球菌对大环内酯类药物耐药率高(不选 A)。庆大霉素属氨基糖苷类抗生素，主要对革兰阴性杆菌和金黄色葡萄球菌有较强抗菌活性(不选 D)。万古霉素属糖肽类抗生素，仅用于严重革兰阳性菌感染，尤其是耐甲氧西林金黄色葡萄球菌和耐甲氧西林表皮葡萄球菌感染（不选 C）。

71. D 妊娠合并心脏病早期心力衰竭的征象包括轻微活动后即有胸闷、心悸、气短；休息时心率＞ 110 次 / 分，呼吸＞ 20 次 / 分；夜间常因胸闷而坐起呼吸，或到窗口呼吸新鲜空气；肺底部出现少量持续性湿啰音，咳嗽后不消失。妊娠晚期发生心力衰竭的孕妇，原则是待心力衰竭控制后再行产科处理；若为严重心力衰竭，经内科各种治疗措施均未能奏效，继续发展必将导致母儿死亡时，也可控制心力衰竭的同时紧急剖宫产，取出胎儿，减轻心脏负担，挽救孕妇生命。

72. C 妊娠合并心脏病的产妇，心功能Ⅰ～Ⅱ级可以母乳喂养，但应避免过劳；Ⅲ级或以上者不宜哺乳，应及时退乳（选 C）。指导产妇产后取半坐卧位或左侧卧位，保证充足的休息，在心功能允许的情况下，鼓励下床适当活动（不选 D）。产后以清淡饮食为宜，合理饮食，少食多餐(不选 A)。积极防治贫血和感染(不选 B)，应用抗生素至产后 1 周（不选 E）。

73. C 妊娠合并心脏病产妇分娩后 3 天内，尤其产后 24 小时是发生心力衰竭的危险时期，产妇应充分休息并密切监护，产后 24 小时绝对卧床，取半坐卧位或左侧卧位。在心脏功能允许的情况下，鼓励早期下床活动，预防深静脉血栓形成。

74. E 化疗期间白细胞降至 3.5×10^9/L 时，需要暂停用药，服用升血细胞药。

75. D 分化程度低的肺癌，尤其是小细胞癌对化疗特别敏感，鳞癌次之，腺癌最差。

76. E 维生素 D 缺乏性佝偻病是维生素 D 不足引起钙、磷代谢紊乱，产生的一种以骨骼病变为特征的全身慢性营养性疾病。初期主要表现为神经兴奋性增高，如易激惹、烦躁，汗多刺激头皮，致婴儿摇头擦枕，出现枕秃；实验室检查与骨骼 X 线检查是诊断维生素 D 缺乏性佝偻病的可靠指标，初期实验室检查示血清 25-(OH)D_3 下降，甲状旁腺激素升高，血钙稍低(不选 B)、血磷降低(不选 C、D)，碱性磷酸酶正常或升高(选 E)；骨骼 X 线检查可见正常或钙化带模糊（不选 A）。

77. E 维生素 D 摄入过量可引起中毒，中毒剂量的个体差异大，儿童服用 20 000~40 000U/d 或 2000U/（kg · d），连续数周或数月即可发生中毒；敏感儿童服用 4000U/d，连续 1~3 个月也可发生中毒。怀疑维生素 D 过量中毒时应立即停服维生素 D，如血钙过高应限制钙的摄入，包括减少富含钙的食物摄入。

78. E 维生素 D 缺乏性佝偻病补充维生素 D 时应注意防止维生素 D 中毒，预防量一般为 400U/d，用药时应严格掌握维生素 D 用量（选 E）。必要时先检查血清钙、磷、碱性磷酸酶水平，再决定是否需要用维生素 D。向家长介绍佝偻病预防及护理的相关知识，给予患儿富含维生素 D、钙、磷和蛋白质的食物（不选 B），注意保护性隔离以预防感染（不选 D），指导正确进行户外活动（不选 A）、服用钙剂及矫正骨骼畸形的方法（不选 C）。

79. B 维生素D缺乏性手足搐搦症是维生素D缺乏性佝偻病的伴发症状之一，主要表现为惊厥、手足抽搐和喉痉挛，若不及时治疗可发生窒息而死亡，此时首优的护理问题为有窒息的危险。

80. C 肝硬化时，合成糖皮质激素的重要原料胆固醇酯减少，糖皮质激素合成不足；促皮质素释放因子受到抑制，导致肾上腺皮质功能减退、促黑色生成激素增加；表现为面部和其他暴露部位皮肤色素沉着(选C)。肝脏对醛固酮和血管升压素灭活功能减退，醛固酮和血管升压素增多，导致腹水形成（不选B、E）。肝脏对雌激素的灭活功能减退，雌激素增多，男性患者常有性功能减退、不育等；女性患者可有月经失调、闭经、不孕等；部分患者出现蜘蛛痣和肝掌(不选D)。

81. D 在我国，肝硬化最常见的病因是病毒性肝炎（选D）；欧美国家以慢性乙醇中毒多见（不选A）。其他病因还包括胆汁淤积、循环障碍、寄生虫感染、遗传和代谢性疾病等。

82. B 肝癌患者肝区胀痛，由于癌肿迅速生长使肝包膜被牵拉所致。癌结节破裂出血可致剧烈腹痛和腹膜刺激征，出血量大时可导致休克。

83. D 肠梗阻的治疗原则为纠正因肠梗阻所引起的全身生理紊乱和解除梗阻，单纯性肠梗阻首先采取非手术治疗，包括禁饮、禁食，胃肠减压（不选A），纠正水、电解质及酸碱平衡紊乱（不选B），防治感染和中毒（不选E），酌情应用解痉药、镇痛药等（不选C）。若发展为绞窄性肠梗阻，应立即手术治疗，争取在肠坏死以前解除梗阻，恢复肠管血液循环（选D）。

84. D 机械性肠梗阻患者术前护理最重要的措施为禁饮、禁食，保持有效的胃肠减压，并严密观察引流液的颜色、性状和量（不选B）。拔除胃管指征为梗阻解除，患者肛门排气（选D）。患者呕吐时嘱坐起或头偏向一侧，及时清除口腔内呕吐物；呕吐后给予漱口，保持口腔清洁（不选A、E）。严密观察患者的生命体征及腹痛、腹胀和呕吐等（不选C），并积极做好术前准备。

85. A PaO_2＜60mmHg伴$PaCO_2$＞50mmHg，提示Ⅱ型呼吸衰竭。慢性肺源性心脏病合并Ⅱ型呼吸衰竭患者应持续低流量（1~2L/min）、低浓度（28%~30%）吸氧，保持PaO_2在60mmHg以上，防止高浓度吸氧抑制呼吸，加重缺氧和二氧化碳潴留。

86. B 长期缺氧及CO_2潴留使呼吸中枢的化学感受器对CO_2敏感性降低，患者呼吸主要靠缺氧对外周化学感受器（颈动脉体、主动脉体）的刺激来维持。若吸入高浓度氧，使血氧迅速上升，解除了缺氧对外周化学感受器的刺激，便会抑制患者呼吸。

87. A 应指导并教会患者及家属合理的家庭氧疗方法及注意事项。一般采用鼻导管持续低流量（1~2L/min）吸氧（不选E），吸氧时间＞15h/d（选A），夜间不可间断（不选B）；避免高流量吸氧抑制患者呼吸（不选D）。定时清洁、定期更换氧疗装置，增强患者免疫力，预防感染（不选C）。

88. B 胸骨体中、上段之后及心前区剧烈疼痛是急性心肌梗死最早出现和最突出的症状，常无明显诱因，患者常伴有大汗、呼吸困难、恐惧和濒死感。实验室检查可见肌钙蛋白、肌酸激酶同工酶等血清标志物增高。心电图检查是急性心肌梗死最有意义的辅助检查，特征性改变表现为在面向透壁心肌坏死区的导联上出现宽而深的Q波（病理性Q波）、ST段弓背向上抬高、T波倒置。

89. D 急性心肌梗死患者发病12小时内应绝对卧床休息（选D，不选A），有利于降低心肌耗氧量和交感神经兴奋性，缓解疼痛；合并低氧血症患者及时吸氧(不选B)；心电监护，密切观察患者血压、呼吸、心率等指标，严重循环衰竭者应监测肺毛细血管压和静脉压（不选E）；遵医嘱使用镇痛药，用药期间注意预防呼吸抑制和血压降低等不良反应；无禁忌证者起病后4~12小时内可给予流质饮食，逐步过渡到低脂、低胆固醇清淡饮食（不选C）。

90. C 脑出血后48小时脑水肿达高峰，维持3~5天后逐渐降低，可持续2~3周或更长。脑水肿可使颅内压增高，并致脑疝形成，是导致患者死亡的直接原因。

91. C 脑出血患者需要绝对卧床休息，但要定时给予翻身预防压力性损伤（选C）。密切观察患者动态生命体征（不选A），保持呼吸道通畅（不选B），吸氧，保持肢体的功能位，进行关节被动运动(不选D)，通过鼻饲维持营养供给（不选E），积极预防感染，维持水、电解质平衡等。

92. A 缺铁性贫血主要表现为皮肤、黏膜苍白，食欲减退等，实验室检查可见血红蛋白降低，红细胞减少，呈小细胞低色素性贫血。铁摄入不足是小儿缺铁性贫血的主要原因，出生后一般以乳类食品为主，此类食品含铁量极低，若喂养不当，6个月后未添加富含铁的饮食则易出现缺铁性贫血。

93. C 铁剂是治疗缺铁性贫血的特效药，若无特殊原因，应采用口服给药。维生素C等还原物质可增加铁的吸收，铁剂与维生素C同服可提高补铁效果。

94. B 卵巢过度刺激综合征是辅助生殖技术的并发症，中度可表现为明显下腹胀痛、恶心、呕吐或腹泻，有明显腹水，少量胸腔积液，腹围增大，体重增加≥3kg，双侧卵巢增大（直径可达5~10cm）。

95. C 中重度卵巢过度刺激综合征患者应住院治疗，给予静脉滴注白蛋白（不选 A）、低分子右旋糖酐（不选 B）、前列腺素拮抗药治疗，米索前列醇是前列腺素类药物，不宜使用（选 C）。严密监测患者生命体征，检测血细胞比容、白细胞计数、肾功能等，可适量饮水，以缓解血液高凝状态（不选 E）。告知患者卵巢过度刺激综合征是自限性疾病，随着体内激素水平的下降，病情会趋于好转，但妊娠会明显加重病情（不选 D）。

96. C 急性肾盂肾炎最典型的症状为突发高热和膀胱刺激征，合并全身中毒症状，可有单侧或双侧腰痛、肾区叩击痛及肋脊角压痛。抗生素治疗原则为病情较轻者，可在门诊口服药物治疗，疗程 10~14 天。严重感染全身中毒症状明显者需要住院治疗，应静脉给药，可于热退后继续用药 3 天再改为口服抗生素，完成 2 周疗程；一般尿液检查阴性后再用药 3~5 天。

97. A 急性肾盂肾炎治愈标准为症状消失、尿培养阴性，疗程结束后 2 周、6 周复查尿培养仍阴性。住院者出院后仍须定时复查尿培养（选 A），有感染征象者及时就医。用抗生素应当按照其种类、剂量及疗程规范使用（不选 D）。无感染客观证据，不提倡长期应用抗生素，以免发生不良反应或诱发耐药（不选 B）。肾盂肾炎患者膀胱刺激征和血尿明显时，可口服碳酸氢钠碱化尿液，缓解症状，不宜长期使用（不选 C）。

98. A 人工流产综合征是指患者在术中或手术刚结束时出现恶心、呕吐、心动过缓、心律不齐、血压下降、面色苍白、头晕、胸闷、大汗淋漓，甚至出现晕厥和抽搐等副交感神经兴奋症状，多数在手术停止后会逐渐恢复。

99. E 人工流产综合征主要是由宫颈和宫体受到机械性刺激引起迷走神经兴奋所致（选 E，不选 C）。此外，也与受术者精神紧张、不能耐受宫颈过度牵拉和过高的负压有关。

100. D 一旦发生人工流产综合征，应立即停止手术，首选阿托品静脉注射，缓解症状。术前给予患者精神安慰，术中动作轻柔，掌握适当负压，减少不必要的反复操作，均是降低人工流产综合征发生率的措施。

强化试卷十

1. C Ⅱ度子宫脱垂患者主要症状是在腹压增加时，阴道口有一肿物脱出，还可有腰骶部酸痛，站立过久或劳累后症状明显，卧床休息以后症状减轻，伴膀胱、尿道膨出的患者易出现排尿困难、尿潴留或压力性尿失禁。

2. B 完全肠外营养（TPN）治疗时营养液的配制应加强无菌操作（不选 A），营养液中严禁添加其他治疗用药（选 B）。输注时注意控制输注速度，避免输注过快导致并发症（不选 C）；输液过程中加强巡视，注意保持输液通畅（不选 E）。静脉管路停止输注时用肝素稀释液，并采用脉冲式正压封管，防止回血凝固致导管堵塞（不选 D）。

3. B 胆管切开取石术后 10~14 天可试行夹闭 T 管 1~2 天（不选 A）。若无腹胀、腹痛、发热及黄疸等症状（选 B，不选 C），可行 T 管造影，造影后继续引流 24 小时以上。如胆道通畅、无结石和其他病变，再次夹闭 T 管 24~48 小时，无不适症状方可拔管。术后 T 管引流胆汁量 200~300ml/d（不选 D），胆汁呈黄绿色、清亮（不选 E）。

4. E 癫痫患者护理措施：保持呼吸道通畅是首要措施；发作时，应抱住患者缓慢就地放倒，专人看护，勿用力按压抽搐肢体，不可强行约束肢体，防止骨折及关节脱位（选 E）；使用牙垫或压舌板防止舌咬伤（不选 B），放置保护性床挡（不选 A）；应取头低侧卧或平卧头侧位（不选 C），松开领带、衣扣和裤带（不选 D），防止过紧压迫呼吸，必要时给予氧气吸入；取下活动性义齿，将舌拉出，防止舌后坠阻塞呼吸道；不可强行喂药、喂水、喂食，以防误吸。

5. B 乙肝疫苗接种途经为肌内注射（选 B）。卡介苗为皮内注射（不选 A）。麻疹疫苗为皮下注射（不选 C）。白喉类毒素和破伤风类毒素有吸附制剂采用肌内注射，无吸附制剂采用皮下注射（不选 D、E）。

6. D 测量骶耻外径时孕妇取左侧卧位，右腿伸直，左腿屈曲，测量第 5 腰椎棘突下凹陷处（相当于腰骶部米氏菱形窝的上角）至耻骨联合上缘中点的距离，正常为 18~20cm，此径线可间接推测骨盆入口前后径长短，是骨盆外测量中最重要的径线（选 D）。对角径也称骶耻内径，是自耻骨联合下缘至骶岬上缘中点的距离，正常为12.5~13.0cm（不选A）。髂棘间径是指两侧髂前上棘外缘的距离，正常为23~26cm（不选B）。髂嵴间径是指两髂嵴外缘最宽的距离，正常为25~28cm（不选C）。坐骨结节间径又称出口横径，是两侧坐骨结节内侧缘之间的距离，正常为8.5~9.5cm（不选E）。

7. D 社区医疗保健人员在产妇出院后3天内和产后14天、 28天做产后访视，产妇产后6周（42天）携婴儿至医院行全面检查（选D）。产后6周内禁止性生活，恢复性生活应采取合适的避孕措施（不选A）。嘱产妇坚持母乳喂养，强调母乳喂养的重要性（不选E）。乳汁分泌量与产妇营养、睡眠、情绪和健康状况密切相关，保证产妇充分休息、足够睡眠和饮食丰富，并避免精神刺激，保持心情愉悦（不选B）。产妇与婴儿同步休息，保证产妇的精力与休息（不选C）。

8. C 长期家庭氧疗的指征为：$PaO_2 \leq 55mmHg$，或$SaO_2 \leq 88\%$，或无高碳酸血症；合并肺动脉高压、右心衰竭者PaO_2为55~60mmHg，或$SaO_2 < 89\%$也是氧疗的指征。氧疗的目的是使患者在静息状态下，达到$PaO_2 \geq 60mmHg$和(或）使SaO_2升至90%以上。

9. B 预防结核病传播的措施有：管理传染源，关键在于早期发现和彻底治愈肺结核患者。切断传播途径，做好呼吸道隔离，单人病室，保持空气对流，每天使用紫外线消毒病室。咳嗽或打喷嚏时用双层纸巾遮掩；将痰吐在纸上用火焚烧是最简便有效的处理方法，接触痰液后用流水清洗双手（不选C）。保护易感人群，接种卡介苗是最有效的预防措施（不选D），可使人体产生对结核分枝杆菌的获得性免疫力。加强卫生宣教，介绍结核病相关预防知识（不选E），建立结核病防控网络（不选A）。

10. A 改变生活方式是冠心病治疗的基础。应指导患者合理膳食，宜摄入低热量（不选C）、低脂（不选D）、低胆固醇（不选B）、低盐饮食（不选E），多食蔬菜、水果和粗纤维食物如芹菜、糙米等，避免暴饮暴食，注意少食多餐。

11. D 卵黄囊瘤（内胚窦瘤）属高度恶性肿瘤，多见于儿童及青少年，多为单侧、体积较大的肿块，易发生破裂，其瘤细胞能够产生甲胎蛋白（AFP），易早期转移，预后差但对化疗敏感。

12. D 身高（长）是反映骨骼发育的重要指标（选D）。胸围反映肺和胸廓的发育（不选A）。体重易于准确测量，是最易获得的反映儿童生长与营养状况的指标（不选B）。牙齿的发育与骨骼发育有一定关系，但牙齿与骨骼的生长不完全平行(不选C)。骨缝闭合，前囟大小及前、后囟闭合时间可用于评价颅骨的发育（不选E）。

13. B 获得性免疫缺陷综合征的治疗原则包括抗病毒治疗、抗机会性感染和肿瘤治疗、支持与对症治疗、预防性治疗。

14. D 肿瘤患者因文化背景、心理特征、病情及对疾病的认知程度不同，会产生不同的心理反应。患者初悉病情后，眼神呆滞，不言不语，知觉淡漠甚至晕厥，继之极力否认，甚至辗转多家医院就诊、咨询，此时患者心理特点属否认期。对此期患者，应鼓励家属给予其情感上的支持和生活上的关心，使之有安全感。

15. B 腹部空腔脏器损伤者因空腔脏器内容物进入腹腔，主要表现是弥漫性腹膜炎，多出现持续性剧烈腹痛，恶心、呕吐，伴全身性感染症状，最突出的体征为腹膜刺激征（选B），因肠麻痹出现腹胀，肠鸣音减弱或消失（不选C）。腹腔实质性脏器损伤主要表现为腹腔内或腹膜后出血（不选A），腹腔穿刺抽出不凝血（不选E）。

16. E 腹外疝术后，用丁字带或阴囊托托起阴囊，减轻渗血，促进淋巴回流，以预防阴囊水肿(不选D)。术后应避免引起腹腔内压力增高的因素，注意保暖，防止受凉引起咳嗽（不选A）；术后3个月内避免重体力劳动或提举重物等（选E）；调整饮食习惯，保持排便通畅（不选C）；若出现便秘、排尿困难应及时处理（不选B）。

17. A 高渗性脱水血钠> 150mmol/L，失水大于失钠，补液应首选5%葡萄糖溶液或0.45%氯化钠溶液。

18. C 急性蜂窝织炎常见致病菌为溶血性链球菌，为革兰阳性球菌，首选青霉素或磺胺类药物，合并厌氧菌感染时用甲硝唑。

19. E 门静脉高压症患者分流术后应给予高热量、高维生素的无渣软食，限制蛋白质的摄入（选E）。术后48小时内，需要取平卧位或低半坐卧位（不选A），一般术后需要卧床1周（不选B），防止血管吻合口破裂出血。术后2周内每天或隔天监测血小板(不选C)，若血小板$> 600 \times 10^9/L$时，立即通知医生并遵医嘱应用肝素抗凝，以防静脉血栓形成。禁用肥皂水灌肠，以免引起肝性脑病（不选D）。

20. B 月经来潮的第1天为月经周期的开始，两次月经第1天的间隔称为一个月经周期（选B）。月经初潮时，中枢对雌激素的正反馈机制尚未成熟，为无排卵性月经(不选A)。月经周期可分为3期，即增殖期、分泌期、月经期，其中分泌期为月经周期的第15~28天，一般为14天，对月经周期长短无影响（不选C）。经量为每次月经的总失血量，经量超过80ml为月经过多（不选D）。经血含有来自子宫内膜的大量纤维蛋白溶酶，可溶解纤维蛋白，故经血不凝；若出血速度过快，也可形成血块（不选 E）。

21. C 急性腹膜炎最主要的临床表现是腹痛。腹痛若诊断未明确或需要观察时，暂不能使用镇痛药，以免掩盖病情，延误诊断。

22. C 呼吸困难和窒息是甲状腺切除术后最危急的并发症，常见原因有切口内出血、喉头水肿、气管塌陷、双侧喉返神经损伤等（选 C）。单侧喉返神经损伤常表现为声音嘶哑（不选 A）。喉上神经内支损伤常表现为饮水呛咳（不选 B）；喉上神经外支损伤常表现为声带松弛、音调降低（不选 D）。甲状腺危象常表现为高热、大汗、心动过速等（不选 E）。

23. D 急性肾损伤少尿期或无尿期，液体不能排出，水分大量蓄积可引起高血压、肺水肿、脑水肿等，应严格限制液体入量，记录 24 小时液体出入量，坚持“量出为入，宁少勿多”的补液原则。

24. C 单纯性突眼的特征有瞬目减少（不选 A），眼球向前突出，突眼度一般＜ 18mm（不选 B）；双眼视近物时，辐辏不良（不选 D）；上眼睑挛缩，睑裂增宽（不选 E）；双眼向下看时，上眼睑不能随眼球同时下垂；向上看时，前额皮肤不能皱起。浸润性突眼的特征是眼睑闭合困难、常有异物感（选 C）、畏光、流泪、眼球活动度变小甚至固定、球结膜及角膜外露。

25. B 结肠癌首发症状为排便习惯和大便性状改变，表现为大便次数增多、血便、腹泻、便秘等。

26. E 经腹输卵管绝育术的禁忌证包括生殖器官急性感染、盆腔感染、腹壁皮肤感染（不选 B、C）；24 小时内有 2 次间隔 4 小时的体温在 37.5℃或以上（选 E）；全身情况不良不能耐受手术者，如产后出血、心力衰竭（不选 A）；严重的神经衰弱综合征（不选 D）；各种疾病的急性期。

27. B 惊厥持续状态指惊厥发作持续 30 分钟以上或 2 次发作间歇期意识不能恢复者（选 B，不选 A）。由于惊厥时间长，可引起颅内压增高（不选 D）、缺氧性脑损害（不选 E）、脑水肿甚至死亡（不选 C）。

28. B 抗甲状腺药物的不良反应有粒细胞缺乏症、皮疹、皮肤瘙痒、中毒性肝病和血管炎等。粒细胞缺乏症是最严重的不良反应，可发生在服药的任何时间，表现为发热、咽痛、全身不适等，严重者可出现菌血症或脓毒症，甚至死亡。

29. C 破伤风患者若能有效控制痉挛发作可明显减少并发症而获治愈，最重要的措施是使用镇静解痉药，解除因持续肌肉收缩导致的剧痛，减少痉挛发作频度与严重程度，并降低患者对外界刺激的敏感性，控制或减轻痉挛。

30. A 维生素 C、稀盐酸、氨基酸、果糖可与铁剂或含铁食品同服，促进铁的吸收（选 A）；茶（不选 B）、咖啡（不选 D）、牛奶（不选 E）、蛋类、钙片（不选 C）、麦麸等可抑制铁的吸收，应避免与含铁食品同食。

31. A 流行性出血热发热期的“三痛”为头痛、腰痛、眼眶痛。

32. D 慢性肾小球肾炎的临床表现有蛋白尿、血尿（不选 C）、高血压（不选 B）和水肿（不选 A）等肾功能损害症状（不选 E）。尿路刺激征可见于尿路感染（选 D）。

33. B 肝素是 DIC 首选的抗凝治疗药物。在 DIC 高凝期即应开始抗凝治疗（不选 E）。DIC 晚期患者凝血因子大量消耗，出现凝血功能障碍，使用肝素抗凝同时应补充凝血因子（不选 D）。肝素抗凝治疗时，凝血时间短于 12 分钟，提示肝素剂量不足（不选 A）；若超过 30 分钟，提示肝素过量（选 B）；凝血时间在 20 分钟左右表示肝素剂量合适。肝素过量可缓慢静脉注射鱼精蛋白拮抗（不选 C）。

34. A 胎膜早破典型症状是孕妇突感较多液体自阴道流出。胎膜早破而胎先露未衔接者，应绝对卧床休息（选 A），并抬高臀部，防止脐带脱垂引起胎儿窘迫。胎膜早破者应及时应用抗生素（不选 E），预防感染，保持外阴清洁，会阴擦洗 2 次 / 天（不选 D），勤换会阴垫。严密监测母胎情况，评估孕妇生命体征、胎心、羊水性质及羊水量（不选 B、C），指导孕妇自我监测胎动情况。

35. A 脑震荡主要表现为伤后立即出现短暂的意识丧失，持续时间一般不超过半小时，同时伴有面色苍白、出冷汗、呼吸浅慢等自主神经和脑干功能紊乱的表现。意识恢复后，出现逆行性遗忘，神经系统检查多无明显阳性体征。

36. D 类风湿关节炎患者活动期发热或关节疼痛明显时应卧床休息（不选 A），限制受累关节活动（选 D），保持正确的体位，但不宜绝对卧床；病变发展至关节强直时，应保持关节功能位（不选 C），以保持肢体生理功能，避免肢体受压；晨僵患者戴手套保暖，晨起后温水浴或用热水浸泡僵硬关节 15 分钟（不选 E）。

37. D 头痛是蛛网膜下腔阻滞（腰麻）术后最常见的并发症，为腰椎穿刺时刺破硬脊膜和蛛网膜，脑脊液漏出，导致颅内压降低和颅内血管扩张所致。腰麻手术后患者应常规去枕平卧 6~8 小时，以预防腰麻后头痛。

38. E 腰椎间盘突出症主要表现为腰痛和坐骨神经痛，坐骨神经痛常为放射性疼痛，从臀部、大腿后外侧、小腿外侧至足跟部或足背部放射，最重要的体征是直腿抬高试验和加强试验阳性，伴感觉异常、反射异常等。对于初次发作、病程较短且经休息后症状明显缓解，影像学检查无严重突出者可行非手术治疗，一般严格卧床休息3周，3周后戴腰围逐步下地活动（不选A）；保持有效的牵引，可使椎间隙增大，减轻对椎间盘的压力和对神经的压迫（不选C）；理疗、推拿、按摩有助于缓解肌肉痉挛（不选B）；3个月内避免弯腰（不选D）。

39. B 短暂性脑缺血发作患者应给予低盐、低脂、足量蛋白质和丰富维生素饮食，如多食入谷类和鱼类、新鲜蔬菜、水果（不选C）、豆类、坚果等，限制盐摄入量，每天不超过6g（选B）。指导患者仰头或头部转动时应缓慢且转动幅度不宜太大（不选A），外出有家人陪伴，不独自开车(不选D)，积极控制高血压、糖尿病、高血脂等（不选E）。

40. C 唐氏综合征特征性表现为智能落后、特殊面容以及生长发育迟缓，并可伴有多种畸形。特殊面容表现为表情呆滞，眼距宽、睑裂小、双眼外眦上斜，可有内眦赘皮，鼻梁低平，唇厚舌大，常张口伸舌，流涎多等；生长发育迟缓表现为身材矮小，韧带松弛，关节可过度弯曲等；有特殊皮肤纹理，如手掌可出现猿线（通贯手）等。

41. D 急性肾小球肾炎护理评估需要了解患儿有无前驱感染史；重点了解目前主要症状（水肿或血尿的情况）、体征（神志、生命体征、水肿情况）。如有条件还应了解目前的用药情况、实验室检查结果等。

42. D 新生儿黄疸分为生理性黄疸和病理性黄疸。生理性黄疸的患儿一般情况良好，体温、食欲及大小便均正常；足月儿出生后2~3天出现黄疸，血清胆红素＜221μmol/L；早产儿出生后3~5天出现黄疸，血清胆红素＜256.5μmol/L（选D）。病理性黄疸患儿一般情况较差，出生后24小时内即出现黄疸，黄疸程度重、持续时间长，黄疸退而复现（不选E）。

43. E 消化性溃疡的治疗目标为去除病因（不选A），控制症状（不选B），促进溃疡愈合（不选C）、预防复发和避免并发症（不选D）。对于并发大出血经内科治疗无效、急性穿孔、瘢痕性幽门梗阻、胃溃疡疑有癌变及正规治疗无效的顽固性溃疡可选择手术治疗（选E）。

44. D 麻疹多在发热3~4天后出现皮疹，首发于耳后发际，逐渐累及额、面、颈部，自上而下蔓延至躯干、四肢，最后累及手掌、足底。

45. E 缺铁性贫血患者经铁剂治疗后，若症状很快减轻，网织红细胞计数逐渐上升，表明治疗有效。成人血红蛋白恢复正常后仍需要服用铁剂3~6个月（选E），以补充贮存铁。其注意事项还包括从小剂量开始，于两餐之间服用；可与维生素C或各种果汁同服，但避免与茶、咖啡、牛奶、植酸盐等同服（不选B、C），以免影响铁吸收；向患者说明服用铁剂可出现黑便（不选A）；口服液体铁剂使用吸管（不选D），服后漱口，避免牙齿染黑。

46. C 二度Ⅱ型或Ⅲ型房室传导阻滞患者如心室率缓慢或伴有血流动力学障碍，甚至出现阿-斯综合征时，应及早给予临时或永久心脏起搏器治疗。

47. A 包扎疗法适用于小面积或肢体部位创面（不选B），缺点是细菌容易生长繁殖（选A），不适于大面积烧伤或严重感染者，更换敷料时有一定痛苦。其优点是包扎敷料具有引流吸收渗液作用（不选D），可保护创面（不选C），避免外伤或污染，便于患肢保持功能位（不选E），对病室环境要求较低。

48. B 吻合口瘘是食管癌术后最严重的并发症，表现为呼吸困难、胸痛、胸腔积液和全身中毒症状，如高热、寒战，甚至休克等。

49. D 手术日晨体温升高者和女性患者月经来潮时应延迟手术（选D，不选A）。手术日晨准备包括认真检查、确定各项准备工作的落实情况；进入手术室前，指导患者排尽尿液（不选C）；根据患者情况留置导尿管、胃管；遵医嘱给予术前用药；取下活动性义齿、眼镜、发夹和其他贵重物品（不选B）；备好手术需要的病历、影像学资料、特殊用药或物品等，随患者带入手术室等（不选E）。

50. B 术后切口裂开时应稳定患者情绪，避免惊慌（不选A）；告知患者勿咳嗽和进食饮水；有肠管、内脏脱出者，切勿将其直接回纳至腹腔，以免引起腹腔感染（选B）；应用无菌生理盐水纱布覆盖切口（不选C），用腹带轻轻包扎（不选D），立即送往手术室重新缝合（不选E）。

51. A 格列齐特（达美康）为第二代口服磺酰脲类降血糖药，可刺激胰岛素分泌，对2型糖尿病患者有降低血糖作用。

52. E 糖尿病饮食治疗中碳水化合物摄入量占总热量50%~60%，蛋白质占10%~15%（保证优质蛋白超过50%，以动物蛋白为主，不选C），胆固醇摄入量＜300mg/d，少食动物脂肪（不选D），提倡食用粗制米、面等低血糖指数食物（不选B）。每天三餐分配一般为1/5、2/5、2/5或各1/3分配（不选A）。患者运动锻炼时，可随身携带甜点，发生低血糖时及时进食（选E）。

53. D 长期 CO_2 潴留对中枢神经系统的影响表现为先兴奋后抑制。肺性脑病患者在缺氧早期，由于脑血管扩张、血流量增加，表现为搏动性头痛、注意力分散、昼睡夜醒、烦躁不安等；严重 CO_2 潴留时抑制大脑皮质活动，出现意识障碍（神志淡漠、嗜睡和昏迷）、肌肉震颤、间歇抽搐等。

54. B 维生素 D 缺乏性手足搐搦症发生喉痉挛者，应立即将患儿舌头拉出口外，同时协助其取平卧位，松开衣领，头稍后仰、偏向一侧，清除口鼻分泌物，保持呼吸道通畅，防止窒息。

55. C 与活动有关的疼痛和血尿是上尿路（肾和输尿管）结石的主要表现，血尿常发生于疼痛之后。

56. E 颅骨间膜状缝隙称颅缝，两顶骨之间为矢状缝，头先露时胎头先通过产道，经颅骨重叠，胎头变形，周径变小，利于胎头娩出，矢状缝和囟门是确定胎位的重要标志。

57. C 心功能Ⅲ级的患儿，体力活动明显受限，稍事活动或轻于日常活动如平地步行 100~200m 或以正常速度上 3 层楼梯以下的高度时，即可引起明显的气促、乏力和心悸。患儿应限制日常体力活动，以卧床休息为主，鼓励或协助患儿自理日常生活。

58. E 猩红热患儿应呼吸道隔离至连续 3 次咽拭子培养阴性，隔离期限不少于 7 天，有化脓性并发症的患儿应隔离至治愈为止。

59. B 常用脉率 / 收缩压（mmHg）计算休克指数，帮助判定有无休克及轻重程度。休克指数≥ 1.0 提示休克；＞ 2.0 提示严重休克。

60. D 血栓闭塞性脉管炎患者疼痛严重者可适当使用吗啡或哌替啶（选 D）。血栓闭塞性脉管炎坏疽期下肢已发生溃疡或坏死时，运动、热水泡脚及足底放热水袋保暖可增加组织需氧量，加重症状或烫伤患者（不选 A、B、C、E）。

61. C 心绞痛的疼痛部位主要是在胸骨体中、上段之后（选 C），或波及心前区（不选 A），界限不清，常放射至左肩、左臂内侧达环指和小指，或至颈、咽、下颌部。

62. C 心绞痛常因体力劳动或情绪激动诱发，疼痛主要位于胸骨体中、上段之后或波及心前区，持续时间多为 3~5 分钟，一般不超过 15 分钟。

63. A 改变生活方式是治疗冠心病的基础。应指导患者合理膳食，宜摄入低热量（不选 C）、低脂（不选 D）、低胆固醇（不选 B）、低盐饮食（不选 E），多食蔬菜、水果和粗纤维食物如芹菜、糙米等，避免暴饮暴食，注意少食多餐。

64. D 内生肌酐清除率是评价肾小球滤过功能最常用的方法，24 小时内生肌酐清除率正常为 80~120ml/min，50~80ml/min 提示肾功能代偿期，20~50ml/min 提示肾功能失代偿期，10~19ml/min 提示肾衰竭期，＜ 10ml/min 提示尿毒症期。尿毒症患者常有出血症状，皮肤瘙痒时不能用乙醇擦洗，以免血管扩张，加重出血。

65. E 肾衰竭血液透析治疗时为预防感染，置管处应每天换药(选 E)、各项操作应严格遵守无菌原则(不选 A)。禁止在内瘘侧肢体测血压、抽血、静脉注射、输血或输液（不选 B）。为防止低血压，透析期间应严格控制体重增加水平（不选 C）。透析结束后，穿刺部位应压迫止血（不选 D）。

66. C HBV DNA 位于 HBV 的核心部分，是反映 HBV 感染最直接、最特异和最灵敏的指标，其定量检测阳性提示 HBV 的存在、复制，传染性强（选 C）。肝功能检查中丙氨酸氨基转移酶（ALT）最常用，是判断肝细胞损害的重要指标（不选 A）。甲胎蛋白是诊断肝癌的特异性指标（不选 D）。乙肝五项是入院、手术患者的常规检查，用于判断是否有乙型肝炎病毒感染（不选 E）。

67. E 肝炎患者要注意休息、加强营养（不选 A），保持心情舒畅（不选 B），培养良好的生活习惯，戒烟、戒酒(选 E)，注意饮食卫生，避免感染(不选 C)，遵医嘱合理用药，避免使用损害肝脏的药物，给予低盐、低脂、高碳水化合物、高维生素饮食（不选 D）。

68. B 子痫前期在妊娠 20 周后可出现血压≥ 140/90mmHg，尿蛋白（＋），伴头痛、水肿及上腹不适等症状；如进一步出现突发性持续性腹部疼痛，伴或不伴阴道流血，多是并发胎盘早剥，腹部检查可见子宫硬如板状，子宫收缩间歇期不能放松，胎位触不清，胎心音消失（选 B，不选 A）。前置胎盘典型症状为妊娠晚期或临产时出现无诱因、无痛性反复阴道流血（不选 C）。子宫肌瘤红色变性表现为剧烈腹痛，伴呕吐、发热及局部压痛（不选 D）。先兆早产表现为规则或不规则宫缩，伴宫颈管进行性缩短(不选 E)。

69. E 胎盘早剥严重时表现为突发性持续性腹痛，伴或不伴阴道流血，妇科检查见子宫硬如板状。血管病变是胎盘早剥最主要的病因，多发生于妊娠期高血压疾病、慢性肾脏疾病或全身血管病变的孕妇。主要由于底蜕膜螺旋小动脉痉挛或硬化，引起远端毛细血管变性坏死甚至破裂出血，血液在底蜕膜层与胎盘之间形成胎盘后血肿，致使胎盘与子宫壁分离，引发胎盘早剥。

70. C 轮状病毒肠炎多见于6个月至2岁的婴幼儿，病初1~2天即出现呕吐，大便次数多，量多，呈黄色或淡黄色，水样或蛋花样。

71. E 长期大量腹泻、呕吐，可导致体液丢失过多或摄入不足，引起脱水。小儿中度脱水表现为眼泪少，皮肤干燥、苍白、弹性差，精神萎靡或烦躁不安等，首要的护理问题为体液不足，应及时补液。

72. C 流行性腮腺炎通常以一侧腮腺肿大为首发症状，最具有特征性，以耳垂为中心，向前、后、下发展；可有不同程度发热；胰腺炎多在腮腺肿大数天后发生，表现为恶心、呕吐和中上腹疼痛、压痛等。

73. C 流行性腮腺炎患儿血、尿常规多正常（不选A），血、尿淀粉酶增高程度往往与腮腺肿胀程度成正比。血脂肪酶增高有助于胰腺炎的诊断（选C）。

74. E 流行性腮腺炎患儿高热时给予物理或药物降温（不选A），腮腺肿胀处局部冷敷（选E）；可暂禁食以免刺激唾液分泌加重疼痛（不选B）；也可注射阿托品抑制腮腺分泌（不选C）；早期可使用抗病毒药如利巴韦林(不选D)，重症可短期使用糖皮质激素治疗。

75. E 结核菌素（PPD）试验是以结核菌素纯蛋白衍生物0.1ml（5U）于左或右前臂内侧行皮内注射；皮试后48~72小时测量和记录皮试处周围皮肤红晕、硬结反应面积。

76. E 结核菌素试验48~72小时测量皮肤硬结直径，硬结直径＜5mm阴性（－）；5~9mm阳性（＋）；10~19mm中度阳性(＋＋)；≥20mm强阳性(＋＋＋)；局部除硬结外，还有水疱、破溃、淋巴管炎及双圈反应等为极强阳性（＋＋＋＋）。七轮内科护理学P48关于PPD试验的数据有变，硬结直径＞15mm或局部出现双圈、水疱、坏死或淋巴管炎为强阳性，但考试未采用。

77. A 肺结核的传播途径主要为呼吸道传播，患者咳嗽排出的结核分枝杆菌悬浮在飞沫核中，被人吸入后即可引起感染。此外，结核病还可通过消化道、母婴或皮肤伤口感染等传播。痰培养阳性提示患者有传染性，应行呼吸道隔离。

78. D 将痰吐在纸上用火焚烧是杀灭结核分枝杆菌最简便有效的处理方法。痰中结核分枝杆菌经曝晒2~7小时或煮沸5分钟、紫外线灯照射30分钟、70%乙醇浸泡2分钟也可使其灭活，但不是最简单易行的灭活方法。

79. D 有机磷农药中毒救治原则包括迅速清除毒物，立即将患者撤离现场，迅速脱去衣物（不选C），用肥皂水彻底清洗污染的皮肤、毛发、手部、指甲、外耳道，禁用热水或乙醇（选D）。口服中毒者反复洗胃（不选E），直到洗出液清亮为止，眼部污染者可用2%碳酸氢钠连续冲洗（不选B）。在清除毒物的过程中，同时应用胆碱酯酶复能药和胆碱受体阻断剂(如阿托品，不选A）治疗。

80. D 阿托品中毒和“阿托品化”的剂量接近，因此用药过程中应密切观察，阿托品中毒可表现为瞳孔极度扩大、烦躁不安、谵妄、抽搐、心动过速、皮肤干燥、颜面紫红、高热等。

81. D 腰椎间盘突出症的主要症状为腰痛和坐骨神经痛，坐骨神经痛常为放射性疼痛，从臀部、大腿后外侧、小腿外侧至足跟部或足背部放射，可伴感觉迟钝或麻木（选D）。腰椎结核常有乏力、午后低热等结核全身中毒症状（不选C）。强直性脊柱炎早期主要表现为下腰痛或骶髂部不适、疼痛或僵硬（不选B）。骨关节炎主要症状是关节疼痛，初期为轻微钝痛，以后逐步加剧（不选A）。

82. C MRI检查可显示椎管形态，全面反映出各椎体、椎间盘有无病变及神经根和脊髓受压情况，对腰椎间盘突出症有较大诊断价值（选C）。X线检查为常规检查，可反映腰部有无侧突、椎间隙有无狭窄等(不选B)。神经电生理检查有助于腰椎间盘突出的诊断，并可推断神经受损的节段（不选D）。

83. C 肝动脉栓塞化疗术后由于肝动脉血供突然减少，可产生栓塞后综合征，临床表现为腹痛、发热、恶心、呕吐等，实验室检查示肝功能异常，有血白蛋白降低、氨基转移酶升高。

84. A 白蛋白主要由肝脏产生，肝癌患者肝动脉栓塞化疗术后，因肝缺血影响肝糖原储存和蛋白质的合成，使血白蛋白降低。术后1周应特别注意补充白蛋白，防止血浆胶体渗透压降低而引起水肿。

85. B 脑血管疾病的诊断早期首选CT检查，以鉴别脑出血或脑梗死。头颅CT对急性脑出血定位准确，表现为高密度影，出血可破入脑室或合并脑积水。

86. C 脑出血患者多急性起病，患者常有高血压病史，由于颅内压升高，常有头痛、呕吐和不同程度的意识障碍，如嗜睡或昏迷等，常伴局灶性神经系统体征，如偏瘫、失语等（选C）。短暂性脑缺血发作主要表现为一过性黑矇、晕厥、肢体麻木无力等，持续时间短暂，可完全恢复不留后遗症状，反复发作（不选A）。脑血栓形成是脑梗死最常见的类型，表现为脑缺血症状，可突然出现偏侧上下肢麻木无力、口眼歪斜、言语不清等症状，多无意识障碍（不选B）。蛛网膜下腔出血典型表现为突然发生的持续性剧烈头痛、呕吐、脑膜刺激征阳性（不选 D）。癫痫持续状态典型表现为全面强直 - 阵挛发作反复发生，可伴不同程度的意识障碍（不选 E）。

87. A 膀胱移行细胞癌Ⅰ级，分化较好，不足 5% 的病例侵犯黏膜固有层，根据 TNM 分期，T_a 为非浸润性乳头状癌，T_1 为肿瘤浸润黏膜固有层，Tis、T_a、T_1 期的肿瘤称为非肌层浸润性膀胱癌。经尿道膀胱肿瘤切除术是非肌层浸润性膀胱癌的主要治疗方法，切除范围包括肿瘤基底部分周边 2cm 的膀胱黏膜。

88. C 尽管经尿道膀胱肿瘤切除术可完全切除非肌层浸润性膀胱癌，但术后仍存在复发或进展为肌层浸润性膀胱癌的风险，术后应辅助膀胱灌注化疗或免疫治疗，且在术后 24 小时内即刻膀胱灌注化疗药物（选 C）。术后留置导尿患者应教会其有关集尿袋的护理（不选 E）；术后应注意加强营养、进食清淡食物（不选 A）；指导患者戒烟（不选 B）；指导患者定期复查，每 3 个月行 1 次膀胱镜检查，2 年无复发者，改为每半年 1 次（不选 D）。

89. C 放置宫内节育器后应休息 3 天（不选 A），1 周内避免重体力劳动（不选 B），2 周内禁止性生活及盆浴（选 C），3 个月内月经期或排便时注意有无节育器脱落（不选 D）。放置后分别于 1、 3、 6、 12 个月各复查 1 次，以后 1 次 / 年，在月经干净后复查（不选 E）。

90. D 带器妊娠多见于宫内节育器异位或嵌顿者，易发生流产，一旦确诊，宜在行人工流产的同时取出宫内节育器，早期带器妊娠时首选行负压吸引术的同时取出宫内节育器。

91. E 早期妊娠终止的方法包括手术流产和药物流产。妊娠 7 周内，一般选择药物流产（不选 A）。妊娠 7~10 周，优先选择负压吸引术（选 E）。妊娠 10~14 周，优先选择钳刮术（不选 D）。中期妊娠终止方法可选用水囊引产或依沙吖啶引产（不选 B、C）。

92. E 人工流产术后应在观察室卧床休息 1~2 小时（选 E），注意观察腹痛及阴道流血情况（不选 C）。术后 1 个月内禁止盆浴和性生活（不选 D）。负压吸引术后休息 3 周（不选 A），钳刮术后休息 4 周。术后有发热、腹痛、持续阴道流血时应及时就诊（不选 B）。

93. B 刮宫术、宫腔镜检查等由于手术所致生殖道黏膜损伤、出血、坏死，可导致病原体上行感染，引起急性盆腔炎；常见症状为下腹痛、发热、异常阴道分泌物或异常阴道流血，严重时可见患者急性病容，体温升高，下腹部压痛、反跳痛及肌紧张（选 B）。急性子宫颈炎全身症状较轻，主要临床表现为阴道分泌物增多，呈黏液脓性，阴道分泌物可引起外阴瘙痒及灼热感；妇科检查见宫颈充血、水肿，用棉拭子擦拭宫颈管时，易诱发出血（不选 A）。

94. B 急性盆腔炎患者应卧床休息，给予半坐卧位，有利于脓液积聚于直肠子宫陷凹，使炎症局限。

95. C 粘连性肠梗阻多由腹腔内手术、炎症、创伤等引起，临床表现为腹痛、腹胀和停止排气排便等，查体可见肠型和肠蠕动波，肠鸣音亢进，可闻及气过水声或金属音（选 C）。急性完全性肠梗阻多为绞窄性，表现为持续性腹痛和呕吐等，呕吐物呈棕褐色或血性（不选 B）。

96. D 粘连性肠梗阻在非手术治疗期间，最重要的是保持有效的胃肠减压，禁食，纠正水、电解质紊乱及酸碱平衡失调，应用抗生素防治腹腔感染，酌情应用解痉药、镇痛药，如梗阻还未解除再考虑手术。

97. D 颅内压增高常以头痛、呕吐、视神经乳头水肿为典型表现，称为颅内压增高“三主征”。

98. D 颅内占位性病变便秘患者用力排便可使颅内压增高，诱发脑疝。能进食者应鼓励其多吃蔬菜和水果等粗纤维素类食物（不选 E），可行腹部按摩或使用开塞露（不选 A、B），必要时用缓泻药（不选 C），禁止灌肠（选 D）。

99. A 颅内出血是颅脑手术后最危险的并发症，多发生于术后 24~48 小时，患者表现为意识清醒后又逐渐嗜睡、反应迟钝甚至昏迷。术后应密切观察，一旦发现有颅内出血征象，应及时报告医师，并做好再次手术止血的准备。

100. D 出现脑脊液鼻漏患者应预防颅内感染，避免咳嗽、打喷嚏（选 D），勿挖鼻、回吸鼻涕，避免捏鼻鼓气，禁止自行鼻腔填塞（不选 B），切勿冲洗鼻腔及滴药入鼻腔（不选 C、E）。取头高位（不选 A），借助重力作用使脑组织移向颅底，封闭漏口。